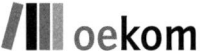

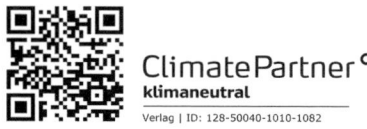

ClimatePartner°
klimaneutral
Verlag | ID: 128-50040-1010-1082

Dieses Buch wurde klimaneutral hergestellt.
CO_2-Emissionen vermeiden, reduzieren, kompensieren –
nach diesem Grundsatz handelt der oekom verlag.
Unvermeidbare Emissionen kompensiert der Verlag
durch Investitionen in ein Gold-Standard-Projekt.
Mehr Informationen finden Sie unter: www.oekom.de

Bibliografische Information der Deutschen Nationalbibliothek:
Die Deutsche Nationalbibliothek verzeichnet diese Publikation
in der Deutschen Nationalbibliografie; detaillierte bibliografische
Daten sind im Internet über http://dnb.d-nb.de abrufbar.

Lektorat der Reihe »Stoffgeschichten«: Dr. Manuel Schneider
»Milch – Vom Mythos zur Massenware«
in der Reihe »Stoffgeschichten«

© 2013 oekom
Gesellschaft für ökologische Kommunikation mbH
Waltherstraße 29, 80337 München

Gestaltung und Satz Innenteil: Reihs Satzstudio, Lohmar
Umschlaggestaltung: www.buero-jorge-schmidt.de
Umschlagabbildung: © Tooga/gettyimages (Cow sitting in milk bowl)

Druck: fgb. freiburger graphische betriebe
Dieses Buch wurde auf FSC-zertifiziertem Papier gedruckt.
FSC® (Forest Stewardship Council) ist eine nichtstaatliche,
gemeinnützige Organisation, die sich für eine ökologische und
sozialverantwortliche Nutzung der Wälder unserer Erde einsetzt.

Alle Rechte vorbehalten
Printed in Germany
ISBN 978-3-86581-311-4

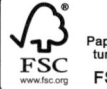

MIX
Papier aus verantwortungsvollen Quellen
FSC
www.fsc.org FSC® C106847

Stoffgeschichten – Band 8
Eine Buchreihe des Wissenschaftszentrums Umwelt der Universität Augsburg in Kooperation mit dem oekom e.V.

Herausgegeben von Prof. Dr. Armin Reller und Dr. Jens Soentgen

Die Dinge und Materialien, mit denen wir täglich hantieren, haben oft weite Wege hinter sich, ehe sie zu uns gelangen. Ihre wechselvolle Vorgeschichte wird aber im fertigen Produkt ausgeblendet. Was wir an der Kasse kaufen, präsentiert sich uns als neu und geschichtslos. Wenn man seiner Vorgeschichte nachgeht, stößt man auf Überraschendes und Erstaunliches. Auch Verdrängtes und Unbewusstes taucht auf. Gerade am Leitfaden der Stoffe zeigen sich die Konflikte unserer globalisierten Welt.

Deshalb stellen die Bände der Reihe *Stoffgeschichten* einzelne Stoffe in den Mittelpunkt. Sie sind die oftmals widerspenstigen Helden, die eigensinnigen Protagonisten unserer Geschichten. Ausgewählt und dargestellt werden Stoffe, die gesellschaftlich oder politisch relevant sind, Stoffe, die Geschichte schreiben oder geschrieben haben. *Stoffgeschichten* erzählen von den Landschaften, von den gesellschaftlichen Szenen, die jene Stoffe, mit denen wir täglich umgehen, durchquert haben. Sie berichten von den globalen Wegen, welche viele Stoffe hinter sich haben.

Milch – Vom Mythos zur Massenware ist der achte Band der Reihe. »Die Milch macht's!« – sagt die Werbung. Aber was macht die Milch eigentlich? Wer macht sie? Beim Milchmachen entstehen nicht nur Milch, Molke, Butter und Käse, sondern auch Landschaften, Lebensformen, Wirtschaftsimperien. Selbst das Klima wird vom Milchmachen beeinflusst. Diese Hintergründe bleiben meist undurchsichtig wie ein Milchglas. Das vermeintlich natürliche, unschuldig weiße Getränk hat es in sich. Debatten über das Klima, über Tierschutz, über Landschaft, Heimat und über Gesundheit kreuzen sich in der Milch und schlagen Wellen, schaukeln sich hoch. Dieses Buch erzählt die Geschichte der Milch – von ihren Anfängen, als die Herauslösung aus dem Naturzusammenhang und aus einer religiös gebundenen Wirtschaftsweise im Mittelpunkt stand, bis zur Moderne, in deren Verlauf aus einem leicht verderblichen Nahrungsmittel ein immer verfügbarer und zugleich höchst umstrittener Rohstoff geworden ist.

Andrea Fink-Keßler

Milch – Vom Mythos zur Massenware

EINLEITUNG 9

KAPITEL I
Quelle des Lebens – Die heilige Milch 17
Milchopfer für die große Muttergöttin 19
Mythos Kuh 25
Maria lactans und die Milch Gottes 30

KAPITEL II
Frei und wild – Die Milch der Hirten und Nomaden 37
Über Hirten, Käse und den Beistand der Götter 39
Die Kraft der Milch – Siegreiche Nomaden 47

KAPITEL III
Neue Heimat – Die bäuerlich-häusliche Milch 57
Milch – der lange Weg in den Alltag 59
Milch als Handelsware oder wie die Butter die Reformation beflügelte 71
Milch und Frau – eine besondere Beziehung 83
Gute Milch – schlechte Milch 92

KAPITEL IV
Weißer Fortschritt – Die gewerbliche Milch 101
Milch und Klee – die neue Allianz 103
Butter und Käse für den Weltmarkt 109
Die Milch verlässt den Hof 113
Milch in der Stadt und für die Stadt 121
Konflikte und Streit um die Milchqualität 134

KAPITEL V
Moderne Massenware – Die industrielle Milch   147
Milch muss modern werden   149
Das »weiße Erdöl« – Milch wird Massenware   164
Folgen und Nebenwirkungen – Die Modernisierung der Milch   184

KAPITEL VI
Rohstoff oder Lebensmittel – Die globale und die vielfältige Milch   203
Globalisierung der Milch   205
Vielfalt zwischen Design und Bio   216
Renaissance der Rohmilch und die Grenzen des Wachstums   229

Alte Träume, neue Wege – ein Ausblick   241

ANHANG
Steckbrief (Kuh-)Milch   250
Grundrezept fürs Käsen   253
Anmerkungen   254
Literatur und Quellen   265
Bildnachweise   283
Dank   284
Über die Autorin   285

Einleitung

»Diese erste ursprüngliche Nahrung ist das offenbare Geheimnis, der sinnfällige Begriff der Speise« schrieb der Philosoph Ludwig Feuerbach 1866 über die Milch. Für Feuerbach saugte das Kind noch das »Wesen der Mutter« über die Milch ein. Weniger dramatisch ausgedrückt ist Milch die erste Nahrung für Menschen und für viele Tiere. Sie verbindet uns »Säugetiere« und ist ein Zeichen der Fruchtbarkeit des Lebens. Sie zeigt sich nur dann, wenn ein neues Leben geboren wird.

Über diese Dinge denken wir (meistens) nicht nach, wenn wir morgens Milch in das Müsli oder in den Kaffee gießen. Heute kommt Milch aus der Tüte und diese Milchtüte kaufen wir im Supermarkt. Dort steht sie im Kühlregal neben den anderen Milchfrischprodukten, neben Butter und Käse. Das ist zumindest in Europa und Nordamerika so, zunehmend aber auch in den städtischen Zentren der Länder des Südens und Asiens.

Heute über Milch zu sprechen ist kompliziert geworden. Schon das Erwähnen von Milch ruft schnell und in fast jeder Runde eine sehr kontroverse Diskussion hervor. Mindestens eine Person ist in der Gruppe, die auf Milcheiweiß allergisch reagiert oder eine Laktoseintoleranz aufweist, das heißt den Milchzucker nicht abbauen kann (oder die einen kennt, der das nicht kann). Ein anderer stellt den Milchkonsum aus Tierschutzgründen infrage und möchte sich lieber vegan ernähren. Eine weitere Person bringt die Milch und die Kühe mit dem Klimawandel in Verbindung und ein Sozialaktivist ist empört darüber, dass die subventionierten EU-Milchexporte Kleinbauernexistenzen in Afrika vernichten. Es ist aber oft auch eine Person dabei, die Erfahrung hat mit dem Selbstzubereiten von Joghurt oder seit Jahren nur noch Biomilch kauft und sich noch daran erinnert, wie man die Milch früher offen im Blechkännchen nach Hause getragen hat. Und nicht zuletzt wagt einer die Frage, ob das mit dem Homogenisieren und Pasteurisieren und diese ganzen komplizierten Begriffe wie ESL-Milch und H-Milch, ob ihm das jetzt mal einer wirklich erklären könnte.

Die meisten von uns sind heute weit weg von jeder Erfahrung mit der landwirtschaftlichen Erzeugung von Milch und ihrer Verarbeitung zu

Milchprodukten. Als Symbol für diese Entfremdung steht die »Lila Kuh« von Milka. Angeblich malen Kinder Kühe lila. In den Werbespots der Milchunternehmen fließt die Milch aus hölzernen Kübeln und wird direkt zu Schokolade oder zu Milchschnitten. Schlanke und freundliche Frauen öffnen Kühlschränke und gönnen sich und dem Mann einen kleinen Milchsnack für den »unbeschwerten Genuss zwischendurch«. Im Kühlregal der Supermärkte verliert man sich in der Vielfalt der Joghurt- und Dessertangebote, der Milchmixgetränke und der Tütchen mit bereits in Scheiben geschnittenem Käse. Hier riecht nichts mehr nach Stall oder Kuh.

Erst als im Mai 2008 in Deutschland, und dann auch in den anderen europäischen Ländern, die Milchbauern und Milchbäuerinnen auf die Straße gingen, um auf ihre prekäre Situation aufmerksam zu machen, als sie ihre Milch wegschütteten und aufs Feld ausbrachten, erst dann bekam für viele Städter die Milch wieder einen Hintergrund: Nun waren da Bauern, die von dem Milchgeld nicht mehr leben und ihre Schulden bezahlen können; Laufställe, in denen immer mehr enthornte Hochleistungskühe leben, die oftmals keine Weide mehr sehen, dafür aber Melkstände, Melkroboter und Tankwagen, die nur noch alle drei Tage die Milch auf dem Hof abholen; Molkereien, die mit ihren Riesensilos Fabriken gleichen, und Milchpreise, die durch die Discountmärkte und den globalisierten Milchpulverhandel so tief gesunken sind, dass ein Liter Mineralwasser teilweise teurer ist als ein Liter Frischmilch. In Erscheinung getreten sind plötzlich die Verhandlungsrunden dieser umsatzstärksten Branche der Ernährungsindustrie mit dem Einzelhandel sowie Politiker und Verwaltungsbeamte, die sich mit den Bauernorganisationen über Milchquoten und Referenzpreise streiten. Hat die Milch einen gerechten Preis? Wer kann von der Milch noch leben? Welche Folgen hat es für Tiere, Umwelt und Klima, wenn es immer weniger Milchbauern und immer größere Kuhherden gibt?

Eine Geschichte der Milch zu schreiben ist eigentlich ein unmögliches Unterfangen. Sie müsste eine Universalgeschichte sein und hätte dennoch Mühe mit ihrem Gegenstand »Milch«. Welche Milch? Geschichtlich betrachtet ist es nur ein kurzer Moment, seitdem unter »Milch« im nördlichen Europa und in den USA meistens »Kuhmilch« verstanden wird. Schaf- und Ziegenmilch waren einst auch nördlich der Alpen mehr verbreitet als Kuhmilch und sie erleben aktuell wieder eine Renaissance. Die Milch von Pferden, Eseln, Kamelen, Dromedaren, Büffeln, Yaks – auch über ihre Geschichte müsste man schreiben. Und vergessen wir dabei nicht die wichtigste Milch, die Frauenmilch? Bis ins 19. Jahrhundert hinein war es selbstverständlich, dass, wenn über Milch geschrieben wurde, die Frauenmilch im Zentrum stand. Tiermilch war Ersatz für die Frauenmilch, Ammenmilch Ersatz für mütterliche Milch.

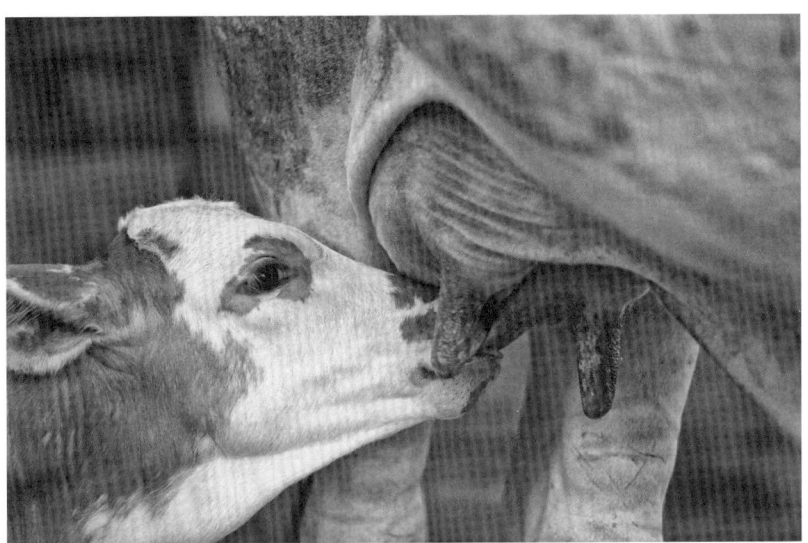

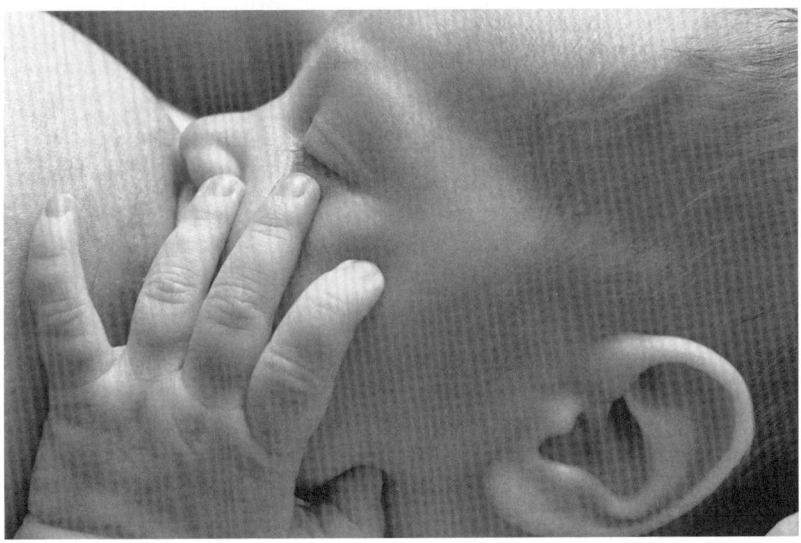

1 & 2 Lebenselixier Milch. Ob Säugling oder Kalb – Milch macht
das Leben von Säugetieren erst möglich.
Und sie zeigt sich nur dann, wenn neues Leben geboren wird.

Im Zentrum dieser Geschichte der Milch steht notwendigerweise die nordeuropäische Milch der Tiere. In dieser Region hat die Kuhmilch ihren Ausgangspunkt genommen, um heute als universeller Rohstoff die Welt zu erobern. Entlang der nördlichen Küstenregionen und im Alpenraum hatte die Kuhmilch begonnen sich zu entfalten und wurde Teil der wirtschaftlichen, kulturellen und politischen Entwicklung dieser Regionen. Von dort gelangte sie in die USA, in englische und holländische Kolonien. Im Zusammenspiel dieser nun weltweit lokalisierten Akteure wurde sie schließlich zu dem, was sie heute ist: Nahrungsmittel, Handelsware, ein ökonomischer Faktor vieler Volkswirtschaften sowie Gegenstand staatlicher wie globaler (Agrar-)Politik.

Die »Wiege« der tierischen Milch als menschliches Nahrungsmittel liegt jedoch in Vorderasien. Von dort aus fand sie den Weg nach Europa, Indien, Afrika und in die Steppen Asiens. Und über lange Zeit ließ sie »milchfreie« Zonen bestehen, wie zum Beispiel Südostasien oder Südamerika. Einst war die Milchgewinnung und -verarbeitung ein kultureller Akt, tief eingebunden in die Mythen und religiösen Vorstellungen, die jede Kultur über sich selbst und ihre Nahrung entwickelt hatte. Zahllose Techniken und Gebräuche haben sich im Verlauf von Jahrtausenden entwickelt, um die leicht verderbliche Milch nicht nur haltbarer sondern auch verdaulicher zu machen. Wo kein Ackerbau mehr möglich ist, leben heute noch Hirten und Nomaden in den Steppen dieser Erde von Milch und Fleisch. In vielen anderen Regionen nimmt die Milch eher eine dienende Rolle bei Alltags- wie Festspeisen ein, während sie in Indien ihre sakralen Aspekte bis heute behalten hat.

Die Vielfalt der Milch machte es daher notwendig, dass für diese Stoffgeschichte viele Aspekte, die auch interessant gewesen wären, nicht aufgenommen oder nur gekürzt oder wieder im Verlauf der Geschichte gekappt werden mussten. Dies betrifft vor allem die Milch der Schafe und Ziegen, aber auch die Frauenmilch.

Die Recherchen für das vorliegende Buch zeigten, dass sich über viele Jahrhunderte immer wieder Menschen aufgemacht haben, das aktuell verfügbare Wissen über Milch festzuhalten. Zugleich aber befassten sich die Historiker der Nachkriegszeit auffällig wenig mit der Geschichte der Milch und des Milchkonsums (Ausnahme: Günter Wiegelmanns Arbeiten über Butter!). Für sie bildeten das männlich konnotierte Fleisch und die Höhe des Fleischkonsums oftmals die alleinigen Achsen ihrer Argumentation, ohne dass sie beachteten, dass es ohne Milch kein Fleisch gibt. Die im Reich der Frauen und Kinder verortete Milch fand hingegen erst in den letzten 20 Jahren teilweise durch die Frauenforschung (zum Beispiel Heide Wunder), neuere historische Forschung in Großbritannien (zum Beispiel Deborah Valenze) beziehungsweise Irland (Patricia Lysaght) sowie aktuell durch die Erforschung der Wissensgeschichte (Barbara Orland) eine stärkere Beachtung. Aktuelle Arbeiten aus den USA, wie die von Melanie DuPuis oder Ron Schmid hingegen erhalten ihren Impuls aus der Kritik, die sich gegenwärtig an der Milch als Nahrungsmittel entfaltet.

Die vorliegende Geschichte des Stoffes »Milch« wurde im Kern von der Frage angetrieben, wie die Milch zu dem Stoff geworden ist, den wir heute kennen. Ich wollte die Bedingungen erkunden, unter denen Milch von Kühen aber auch von Schafen und Ziegen gewonnen, verarbeitet und gehandelt wurde und wie dabei (ess-)kulturelle, (agrar-)ökonomische, technische, politische und gesellschaftliche Entwicklung ineinandergegriffen haben. Welche Akteure haben die Entwicklung besonders beeinflusst? Und was ist in anderen Zeiten über Milch gedacht und geschrieben, wie ist ihre Qualität betrachtet worden?

Dass ich als Agraringenieurin oftmals mehr Wert auf die produktionstechnische und ökonomische Seite gelegt habe als es vielleicht ein Kulturhistoriker gemacht hätte, oder weniger über ernährungsphysiologische Aspekte referierte als es einen Konsumenten interessieren würde, sei mir nachgesehen. Der Prozess des Schreibens, des Erkundens hat mir selbst ein tieferes Verständnis für die vergangenen Milchgeschichten beschert und ich habe mich bemüht, nicht nur die Ergebnisse der Entwicklung, sondern auch Teile des Prozesses selbst zu zeigen.

Meine Geschichte über den Stoff »Milch« ist weitgehend chronologisch angelegt. Sie beginnt mit der Frage, wie die Milch der Tiere überhaupt zu den Menschen gelangen konnte und welche Mythen und religiöse Vorstellungen sich mit der Milch ursprünglich verbanden. In früher Vorzeit gehörte die Milch den Göttern, die alles Leben auf der Erde bestimmten. Es ist nach damaliger Vorstellung die (weibliche) Erde, die als Ausdruck des heiligen Lebens den Menschen die Milch und die Fruchtbarkeit gibt. Später greift das Christentum diesen Aspekt auf und verbindet ihn unter anderem mit der Gottesmutter Maria.

Das zweite Kapitel ist den Hirten und Nomaden der Welt gewidmet. Sie leben – auch heute noch – von ihren (Milch-)Tieren, und über Jahrhunderte betreuten Hirten auch die Milchtiere Nordeuropas. Hirten hüteten auch im hellenistischen wie im römischen Reich die Herden der Grundherren und kümmerten sich um die Milch der Schafe und Ziegen. Käse fand eine hohe Wertschätzung und entfaltete hier seine erste Blüte.

Wir folgen weiter im dritten Kapitel der Geschichte einer »bäuerlich-häuslichen« Milch als Teil der europäischen Landwirtschaft. Ab dem Mittelalter sind die Milchtiere tiefer eingebunden in die Feldwirtschaft und ihre Weide unterliegt strengen Regeln. Milch ist nur saisonal vorhanden, ihr Gebrauch in den Küchen ist regional sehr unterschiedlich. In den Grünlandzonen entlang der Nordsee und in den Alpen beginnt sich die Herstellung von Butter und Käse auf überregionale Märkte hin auszurichten. Dabei bleiben die Milch und ihre Verarbeitung eingebettet in das alte magische Weltbild; nur langsam erfolgt eine Neubetrachtung und Neubewertung der Milch durch die Naturwissenschaften der Neuzeit.

Das vierte Kapitel über die »gewerbliche Milch« erzählt vom großen Umbruch des 19. Jahrhunderts, als die Milchverarbeitung mit Einführung der Zentrifuge die Hauswirtschaft verlässt. Flankiert von neuen Energiequellen, Technologien und Wissen macht sich die frische Milch in den industriellen Zentren Europas auf, die gewachsenen städtischen Märkte mit Nahrung zu versorgen. Sie gerät dabei in zahllose Konflikte: ihre Qualität, ihr Nährwert werden infrage gestellt, Preiskämpfe erschüttern die lokalen Trinkmilchmärkte. Der Staat wird aufgefordert, Marktregeln zu setzen, um die verschiedenen Interessen in Ausgleich zu bringen.

Das fünfte Kapitel handelt von der Modernisierung der Milch(-wirtschaft) und ihrer Integration in die Industriegesellschaft. Das Leitbild der »weißen hygienischen Molkereimilch« hilft dabei, und am Ende des Prozesses steht eine Milch, die von der Molkerei kommt. Die Milchbauern liefern nur noch den Rohstoff. Die Rationalisierung von Erzeugung, Verarbeitung und Vermarktung macht Milch zu einem günstigen Nahrungsmittel für alle und so gelingt ihr in den Zeiten des Wirtschaftswunders der Nachkriegsjahre der große Aufstieg zur Massenware. Damit jedoch verändern sich auch die Begriffe von Milchqualität. Mehr noch: Der Stoff »Milch« selbst verändert sich als Folge der neuen Produktions- und Verarbeitungsweisen. Dabei werden erste Schattenseiten der veränderten Milcherzeugung und -verarbeitung erkennbar.

Das sechste Kapitel befasst sich mit der Milch heute. Die Milchwirtschaft ist international und Milch ist mehr denn je zum globalen Rohstoff geworden. Eine weitere technische Revolution erlaubt es, Einzelbestandteile herauszufiltern, neu zu formen und daraus neue Milchprodukte zu schaffen. Das Ende der standardisierten Massenware ist erreicht und die alten Ordnungen lösen sich im postindustriellen Zeitalter auf. Die Milch differenziert sich wie die Ernährungsstile der Konsumenten. Immer mehr Milchqualitäten erscheinen auf dem Markt und die Biomilch etabliert sich als Alternative zur bisherigen »Normal«-Milch. Alte, einst mühsam staatlich gezogene Grenzen, wie die zwischen Butter und Margarine, werden fließend. Neue gesellschaftliche Konflikte tauchen auf: Der Nähr- und Gesundheitswert der Milch wird erneut in Frage gestellt und der bestehende Konsens in der Risikoverteilung zwischen Milcherzeuger, Milchindustrie und Handel von den Produzenten aufgekündigt.

Wo geht es hin? Im letzten Kapitel wage ich einen Ausblick. Die globalen Folgen eines weltweiten Milch-Business drängen ebenso wie Klima-, Umwelt- und Tierschutzaspekte darauf, neue gesellschaftliche Lösungen für den so alten Stoff »Milch« zu finden. So gesehen ist die Krise, in die die Milch geraten ist, Teil der großen gesellschaftlichen Auseinandersetzung um die Zukunft und die notwendige Neugestaltung unseres lokalen wie globalen Ernährungs- und Agrarsystems. Dabei steht die Milch heute an zahllosen Kreuzungspunkten von Beziehungen, die weit über das globale Dorf hinausreichen. Sie alle wollen gesehen und anerkannt werden – nicht nur die Menschen und die Tiere, sondern auch die Erde und ihre Fruchtbarkeit.

Kassel, im Herbst 2012
Andrea Fink-Keßler

KAPITEL I

Quelle des Lebens – Die heilige Milch

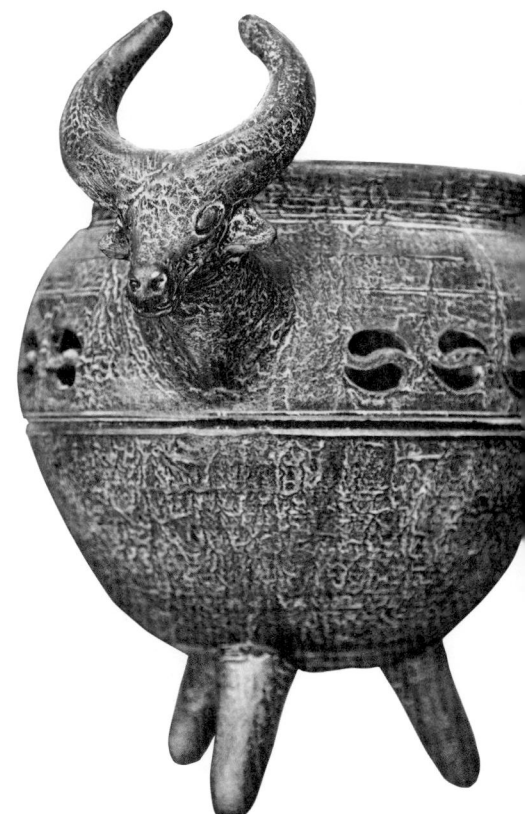

*I*n ihrem kulturgeschichtlichen Ursprung galt die Milch als heilig – wie das Leben selbst. Sie war Ausdruck und Sinnbild der Fruchtbarkeit der Erde (»Magna Mater«), von der alles Leben stammt und die alles Leben nimmt. Milch war zunächst die bevorzugte Nahrung der Götter, nicht die der Menschen. Es brauchte einige Zeit, bis einige Tiere und die Menschen gelernt hatten, gleichsam in Symbiose miteinander zu leben und zu arbeiten – zum Nutzen beider: Die Tiere erhielten Schutz und Nahrung, die Menschen im Gegenzug einen Teil ihrer Milch – ein Geben und Nehmen, das die Grundlage auch der späteren Agrikultur darstellte (Abschnitt 1).

Auch in vielen der indoeuropäisch geprägten Schöpfungsmythen spielen daher Kühe und ihre Milch eine wichtige Rolle. Sie verbinden sich mit den großen Mutter- und Fruchtbarkeitsgöttinnen, die der Vorstellung von der Großen Mutter (»Magna Mater«) folgten. Diesen Göttinnen wird weiterhin Milch geopfert (Abschnitt 2).

Milch und Honig sind die typischen Opfergaben der Hirten und Nomaden. Im Juden- und Christentum werden sie zum Inbegriff des »Goldenen Zeitalters« und des Paradieses. Vor allem im Christentum kommt der Muttergottes eine besondere Rolle zu. Durch die Milch Marias offenbart sich die göttliche Weisheit. Die Milch Marias heilt die Menschen und bringt ihnen die göttliche Gnade. So wurde Maria zur heimlichen Hoffnung der Menschen auf Trost durch die Rückkehr der »Großen Göttin« und ihrer nährenden Milch (Abschnitt 3).

Milchopfer für die große Muttergöttin

Milch ist die erste Nahrung für Menschen und andere Säugetiere. Sie kam vor 65 Millionen Jahren während der Erdneuzeit zusammen mit den Säugetieren auf die Welt. Zuvor waren die Dinosaurier ausgestorben und hatten damit diesen neuen Arten Lebensraum eröffnet. So vielfältig wie die Welt der Säugetiere, so vielfältig ist die Milch dieser Welt: Löwenmilch, Kängurumilch, Beutelratten- und Mäusemilch. Nur wenige dieser Tiermilchen hat sich der Mensch zusätzlich zur eigenen Milch nutzbar gemacht. Doch immer hat die Milch eine Bedingung: Erst wenn Mann und Frau, Stier und Kuh, Widder und Schaf zusammengekommen sind und das Leben fruchtbar geworden ist, erst dann fließt Milch aus Brüsten und Eutern, erst dann ist das neue Leben geboren. »Die weißen Quellen des Lebens« nennt der Milchwissenschaftler Ulrich Neuhaus sein 1954 erschienenes Buch über Milch[1] und er forderte dazu auf, »sich in das Reich der Mütter« zu begeben, wenn wir mehr erfahren wollen über die Ursprünge der Milch.[2]

Das »Reich der Mütter«

Die Venus von Willendorf (Abbildung 1) gehört zu den ältesten Darstellungen des Weiblichen und auch Göttlichen. Sie stammt aus der Altsteinzeit. Zwischen ihr und der stolz auf dem Leopardenthron sitzenden Göttin aus dem türkischen Hochland (Abbildung 2) liegen mindestens 17 000 Jahre. In dieser Zeit haben Menschen im fruchtbaren Halbmond der Levante, dem heutigen Vorderasien, erstmalig den Übergang von der Jäger- und Sammlergesellschaft zu Ackerbau und Viehhaltung gewagt. Das »Reich der Mütter« aber herrschte immer noch. Die Brüste der dargestellten Frauen sind daher groß und prall, das Becken breit und fruchtbar. Anders als die Venus von Willendorf schaut die Göttin auf dem Leopardenthron dem Betrachter nun jedoch selbstbewusst ins Gesicht.

Seitdem die Menschen die Erde bearbeiten und Getreide anbauen erleben sie den Zyklus der Jahreszeiten stärker als zuvor. Die große Muttergöttin, die »Magna Mater«, ist nun zur Fruchtbarkeitsgöttin der Erde geworden. Sie wurde zur Erde selbst. Alle Natur war belebt und von ihrer Kraft durchwoben. Die große Muttergöttin brachte nicht nur alles Leben hervor; sie zerstörte es auch wieder und zog es zu sich hinab in die Unterwelt. Dort wohnte sie ebenso wie im Himmel und auf der Erde. Sie war Licht und Dunkelheit, Leben und Tod zugleich. Ihr Symbol war der Mond, der die Gezeiten, das Pflanzenwachstum und die weibliche Fruchtbarkeit bestimmt. Und ihre Dreieinigkeit von Himmel, Erde und Unterwelt spiegelte sich in den drei Phasen des Mondes wieder: dem aufgehenden weißen Sichelmond, dem roten Vollmond und dem unsichtbar schwarzen Neumond des Todes. So gliederte sich auch das Jahr in die Phasen des Naturkreislaufes. Die Rituale der Priesterinnen begleiteten und erleichterten diese Übergänge. Da der Tod nur ein schöpferischer Durchgang zu neuem Leben war, wurden Blutopfer gebracht, um die Welt fruchtbar zu halten. Das war schon zu früheren Zeiten so: Wurde der Erde etwas genommen, musste ihr etwas zurückgegeben werden. Diese elementare Regel des Nehmens und Gebens, der Mahlzeit und des mit ihr verbundenen Opfers gelten bis heute in traditionellen, agrarisch geprägten Gesellschaften. Sie erneuerten die Gemeinschaft der Menschen und ihre Verbindung mit den großen Mächten: jedes Opfer ist zugleich Fest und Festmahl.

Blut und Milch waren in der Vorstellung der Menschen eng verbunden. Das Ausbleiben der monatlichen Blutung zeigt die Schwangerschaft an und so glaubte man, dass das zurückgehaltene Blut nach der Geburt – in Milch transformiert – den Brüsten entströmt. Das Milchopfer konnte so an die Stelle des Blutopfers treten. Zusammen mit Honig war Milch das traditionelle Opfer der Hirten und Viehzüchter, so wie Bier und Öl die Opfergaben der Ackerbauern wurden. Da zum Ritual berauschende Getränke und andere Drogen gehörten, wurde die Milch mit Honigwein versetzt. Erst in der Antike wurde dieses berauschende Getränk von Wein während der Durchführung des Rituals abgelöst. Heute noch wird in Indien zum Hochzeitsritus ein Honigwein – Madhuparka – aus Dickmilch, Butterfett (Ghee), Zucker und Honig gereicht; und der Brautvater gibt symbolisch noch eine Kuh dazu.[3] Im Osten Europas hat sich unter den Reiternomadenvölkern die vergorene Stutenmilch (Kumys) auch als Opfergabe an die Götter lange gehalten.

Die Göttin auf dem Leopardenthron wird auf 8000 v. Chr. datiert und sie stammt aus dem Dorf Çatalhöyük auf dem anatolischen Hochplateau der heutigen Türkei. Die Kultstätte ist das Zentrum der Gemeinschaft. Ausgrabungen fanden hier auch erstmalig Zeugnisse eines zum Hausrind weitergezüchteten wilden Urrindes. Ebenso wie die Schafe und Ziegen, mit denen die Menschen bereits 2500 bis 3000 Jahre früher eine »Kooperation« eingegangen waren, diente das Rind dem rituellen Opfer. Rinder wurden auch den Toten mit auf den Weg gegeben, zumindest denjenigen Toten, die hohes Ansehen genossen hatten. Mit seinen sichelförmigen, den Mondphasen gleichenden Hörnern wurde das Rind zum Symbol und Emblem der großen Göttin, der Magna Mater.

Wie die Milch der Tiere zum Menschen kam

Es war ein langer Weg, bis einige wenige Tiere den Menschen etwas von ihrer Milch abgaben und dafür Schutz vor räuberischen Tieren erhielten.[4] Er begann in den fruchtbaren Steppen des Vorderen Orients – einem Gebiet, das sich vom heutigen Palästina nach Norden über Syrien ins anato-

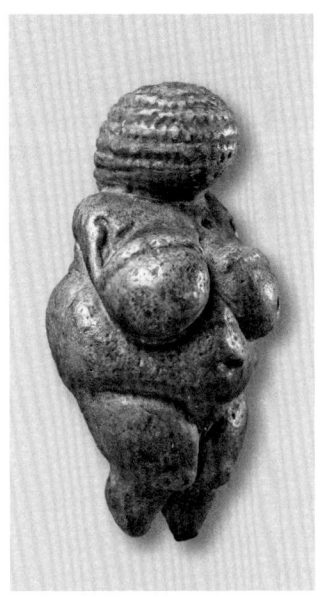 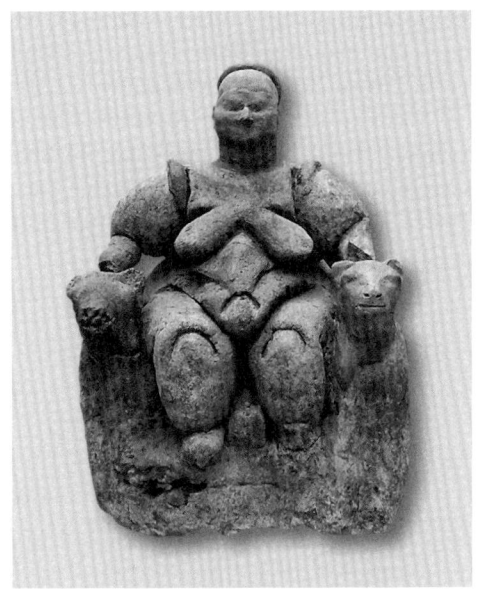

1 Die Venus von Willendorf wurde am Donauufer gefunden. Sie ist über 25 000 Jahre alt und stammt aus der letzten Eiszeit (Jungpaläolithikum).

2 Die Göttin auf dem Leopardenthron stammt aus Çatalhöyük (Türkei) und ist während der Jungsteinzeit (circa 8000 v. Chr.) entstanden.

lische Hochland erstreckte und nach Osten in die Gebirgslandschaften von Taurus und Zagros, welche weite Teile des heutigen Irans umfassen und nahezu bis nach Afghanistan reichen. Im Süden waren es die feuchten und nährstoffreichen Niederungen entlang des Euphrat und Tigris (Irak/Zweistromland) bis hin zum Persischen Golf. Dieser sogenannte »fruchtbare Halbmond« war eine der Regionen dieser Welt, in der die Menschen begonnen hatten, nicht nur die Erde zu kultivieren, sondern ihr vormalig unabhängiges Leben mit dem Leben einiger Tiere zu verschränken. Gemeinsam gingen sie den Weg zur Agrikultur.

Seit dem Ende der letzten Eiszeit gab es Tiere in Hülle und Fülle. Eine Periode reicher Niederschläge hatte die Savannen bis weit in die Sahara hinein erblühen lassen. Auf den Berghöhen grasten die Ziegen, auf den Steppen die wilden Schafe und in den feuchten Tälern herrschte der wilde und über drei Meter große Auerochse, der Ur. Menschen hatten begonnen, den Tieren auf ihren Wegen zu Futter- und Wasserplätzen zu folgen. Hunde, die schon tausende Jahre zuvor zum Menschen gekommen waren, begleiteten und schützten die Tiere. Die frühesten Funde von Schafen und Ziegen als »Haustiere« stammen von 11 000 v. Chr. aus dem Taurus-Gebirge. Frühe Funde von Hausrindern weisen darauf hin, dass das Rind bereits sehr früh in der Sahara und hier im Vorderen Orient domestiziert worden war und mindestens zwischen 8000 bis 6000 v. Chr. auch die Milcherzeugung durchaus eine Rolle spielte. Um Opfertiere zum richtigen Zeitpunkt verfügbar zu haben, wurden einige von ihnen in einfachen Umzäunungen aus Dornsträuchern oder Steinwällen in der Nähe der festen Wohnplätze gehalten. Die eigentliche Viehhaltung aber blieb, wie schon die biblische Geschichte von Kain und Abel erzählt, den nomadischen Viehzüchtern und Hirten vorbehalten. Sie tauschten ihre Milch und Tiere gegen Getreide der Ackerbauern.

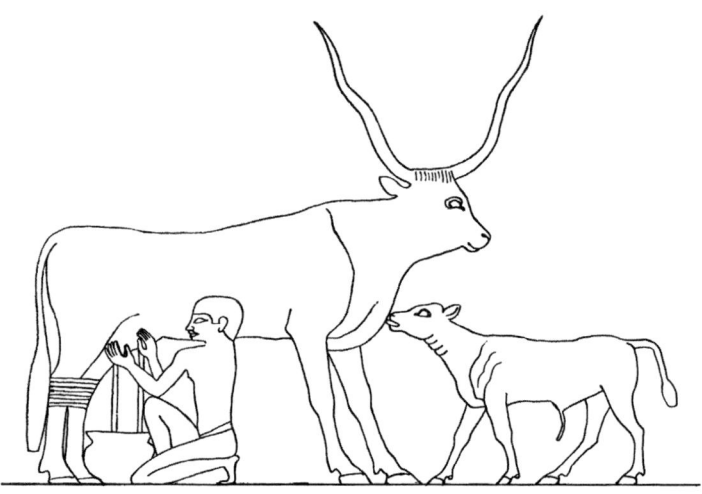

3 Melken im alten Ägypten. Das Kalb leckt die Mutter und regt so den Milchfluss an. Damit die Kuh überhaupt gemolken werden konnte, band man ihr die Hinterbeine zusammen. Die Darstellung wurde im Grabe des Ti in Sakkara gefunden und stammt aus der Zeit 2400 v. Chr.

Die ältesten Darstellungen einer Milchgewinnung von Kühen stammen von den Sumerern, die um 5000 bis 4000 v. Chr. aus dem iranischen Hochland kommend ins Zweistromland Mesopotamien eingewandert waren. Das kräftige Rind war viel schwerer zu bändigen als ein kleines Schaf oder selbst eine störrische Ziege. Milchgewinnung war folglich mühsam und gefährlich und daher zunächst einmal Männersache.

Ein Kalkstein-Relief im Tempel der herdenschützenden Göttin Nin-Khursag zeigt eine Melkszene. Es wird auf 3100 v. Chr. datiert. Es zeigt zwei Kühe mit ihren Kälbern. Jede Kuh wird von einem Mann gemolken. Dazu sitzt dieser auf einem niedrigen Schemel hinter der Kuh und während er die Milch in einem schmalen Gefäß auffängt, bläst er mit dem Mund in die Scheide der Kuh.[5] Zahlreiche Darstellungen des Melkens gibt es auch aus dem alten Ägypten (ab 3100 bis 2500 v. Chr.). Sie lassen erkennen, dass den

Kühen zum Melken die Hinterbeine zusammengebunden wurden, teilweise auch die Vorderbeine. Das Kalb hatte man in der Nähe der Mutter angebunden, um den mütterlichen Milchfluss zu stimulieren. Auch das Blasen in die Scheide soll die Ausschüttung von Oxytocin stimulieren, ein für den Milchfluss notwendiges Hormon.

Frühe Darstellungen von Milchgewinnung wurden außerdem in der libyschen und algerischen Sahara gefunden.[6] Vermutlich sind sie älter und stammen aus der Zeit zwischen 4000 und 3000 v. Chr. Sie zeigen Euter der Kühe, Jungtiere, Milchgefäße und die Bereitung von Butter. Dass eine eigenständige Rinderzucht in Afrika praktiziert wurde, davon geht die Forschung heute aus. Von dort stammen vermutlich die schönen langhörnigen Rinder Ägyptens (Abbildung 3). Einst waren sie mit ihren Hirten den Nil entlanggezogen, bis sie in den sumpfigen und fruchtbaren Ebenen des Nildeltas eine neue Heimat fanden und zu einem der wichtigsten Haustiere der Ägypter wurden.

Das kräftige große Rind kommt vergleichsweise spät zum Menschen. Dieser hatte Hochkulturen entlang der fruchtbaren Niederungen der großen Flüsse Vorderasiens und Indiens aufgebaut. Die Fruchtbarkeit der Erde rührte von den periodischen Überschwemmungen des Landes. Die Regulierung des Wassers, die ganze Be- und Entwässerung der Felder war nur mit autoritärer Gesellschaftsordnung zu bewältigen gewesen. Damals entstanden die reichen, sozial stark differenzierten Stadtkulturen der Sumerer und Assyrer, der Babylonier, Ägypter und der Inder. Das Rind gab ihnen, was Schafe und Ziegen nicht vermochten: Hilfe bei der Arbeit. Die Flussniederungen wiederum gaben den Rindern ausreichend Wasser und Futter. Die Kastration der Rinder, um aus ihnen friedfertige Ochsen zu machen, und die Entwicklung des Holzpfluges legten den Grundstein dieser Gesellschaften. Ochsen zogen Karren, trugen Proviant zu den Arbeitern in die Steinbrüche und Bergwerke, versorgten die Krieger mit Nahrungsmitteln und zogen die geschmückten Prozessionswagen der Opferfeste. Das Rind wurde verehrt. Der Stier symbolisierte Macht; das Stieropfer galt als machtvolles Opfer.

Ackerbauern aus dem Vorderen Orient waren es, die 7000 bis 6500 v. Chr. den Sprung über den Bosporus wagten und nach Europa zogen. Sie brachten ihr Wissen und ihre Fähigkeiten im Ackerbau und in der Viehzucht mit, ihr Saatgut und ihre Haustiere sowie die Kunst der Keramik. Um 6000 v. Chr. erreichten sie den Plattensee (Ungarn). Es brauchte dann weitere 500 bis 1000 Jahre, bis sie schließlich um 5000 v. Chr. im übrigen Nordeuropa angekommen waren. Dort betrieben sie Ackerbau und Viehhaltung, während die dort seit langer Zeit schon lebenden Jäger und Sammler weiterhin ihrem traditionellen Leben nachgingen. Beide Gruppen mischten sich kaum.[7] Genetische Analysen konnten diesen Weg der Ackerbauern aus dem Vorderen

> **RINDER**
>
> Das *Urrind (Bos primigenius)* zu dem auch die Zebus gehören, stammt vermutlich aus der Region des Himalaya und ist ca. 25 000 v. Chr. von dort aus nach Europa eingewandert.[8] Aber erst nach dem Ende der Eiszeit ab circa 14 000 v. Chr. verbreitete sich der Auerochse im gesamten Europa (bis zum 60. Breitengrad), in weiten Teilen Asiens sowie im nördlichen Afrika. Mit einer Kopfrumpflänge von über drei Metern, einer Schulterhöhe von 1,75 bis 1,88 Metern bei den Bullen und einem Gewicht von bis zu einer Tonne war der Auerochse das mächtigste Landtier seiner Zeit. Der Auerochse lebte in lichten Wäldern und feuchteren Auwäldern. Bis ins hohe Mittelalter wurde er gejagt und schließlich ausgerottet.
>
> Häufig mit dem Auerochsen verwechselt wird das *Bison (Bison priscus)* oder *Wisent*, welches im Mittelalter nur noch in den lichten Laubwäldern Osteuropas zu Hause war. In Polen überlebten Wisente bis ins 19. Jahrhundert hinein an der polnisch-litauischen Grenze.
>
> Die *echten Hausrinder (Bos taurus indicus)* teilen sich auf in echte *Zebus* (Brustbuckelrinder) und die *Sangas* (Halsbuckelrinder), die in Ost- und Südafrika und China leben. Die Brustbuckelrinder entwickelten sich vermutlich in den Steppengebieten des südlichen Afghanistans und erschienen in Babylonien und im Iran 2000 v. Chr. Mit der arabischen Invasion kamen die Brustbuckelrinder nach Indien und verbreiteten sich aufgrund ihrer hohen Anpassungsfähigkeit an tropische und semitropische Umweltbedingungen von dort aus im gesamten südlichen Asien sowie im Westen bis Kleinasien sowie bis ins südliche Afrika. Das Zeburind gilt in Indien als heilig und dient vor allem als Arbeitstier. Die zweite große Gruppe bilden die buckellosen *europäischen Hausrinder (Bos taurus taurus)* mit den Untergruppen der Langhornrinder und Kurzhornrinder.
>
> Zu einer anderen Familie zählen die *Wasserbüffel (Bubalus bualis)*. In Indien wird die Milch vor allem von ihnen gewonnen. Sie ist sehr fettreich und wird zu Butterfett (Ghee) verarbeitet. Die Büffel gelten im Gegensatz zu den Zebus in Indien als nicht heilig.

Orient nachzeichnen und haben so einen langen Streit über den Ursprung unserer nordeuropäischen Hausrinder entschieden. Verwirrend waren die Befunde der Archäologen gewesen, die in den europäischen Pfahlbausiedlungen der Stein- und Bronzezeit (5000 bis 1500 v. Chr.) sowohl Knochen des wilden Urs oder Auerochsen als auch Knochen des kleineren Hausrindes gefunden haben. Auch ließen sich immer wieder Reste von Milchprotein in rumänischen und ungarischen Keramikgefäßen finden, die auf die Zeit zwischen 7900 und 7450 v. Chr. datiert werden konnten. Mehr als 2000 Jahre, nachdem vermutlich im westlichen Teil der heutigen Türkei bereits Milch erzeugt und zu Sauermilchprodukten verarbeitet worden war (ca. 8500 v. Chr.), lässt sich die Milchgewinnung anhand von Milchfettresten an Keramiken auch in England nachweisen (6100 v. Chr.).

Auf dieser Wanderung war bei den Menschen etwas ganz Erstaunliches passiert: eine Genmutation. Das neue Gen war in der Lage, das Enzym Laktase zu erzeugen, sodass der Milchzucker abgebaut und die frische Milch auch für erwachsene Personen verträglicher wurde. Diese Genmutation trat zuerst südlich des Plattensees auf. Vergleichbare Genabschnitte finden sich nur noch in Afrika.[9] Es ist das sogenannte MCM6-Gen, und dank des Allels Nr. −13,910*T können wir heute die Wanderung der Milchverträglichkeit bis ins nördliche Europa nachvollziehen. Dabei zeigen die DNA-Untersuchungen, dass diese ersten im Balkan siedelnden Ackerbauern und Viehzüchter, ebenso wie die ersten Rinderzüchter Anatoliens, die frische Milch noch nicht wirklich gut verdauen und daher nur als Sauermilcherzeugnis genießen konnten.[10] Heute noch ist der Anteil laktosetoleranter Personen in Süd- und Osteuropa mit fünf bis 54 Prozent vergleichsweise gering. Mit bis zu 90 Prozent liegt ihr Anteil in Großbritannien und Skandinavien an der Spitze Europas. Wie lässt sich dies erklären?

Vermutlich hat nicht die Milchgewinnung als solche, sondern speziell die im Norden Europas ausgeprägte und vorherrschende Rinderhaltung zu einer stärkeren Verbreitung des genetischen Merkmals und damit zur Laktosetoleranz der Nordeuropäer geführt. Im südlichen Europa wie auch im östlichen Raum und in Vorderasien wurde Milch vorrangig von Schafen und Ziegen gewonnen sowie zu Joghurt und Käse verarbeitet. Die Fermentationsprozesse bauen den Milchzucker ab. Die Rinderhaltung entfaltete sich erst im feuchten Klima des Nordens. Von den dort ansässigen Germanen und Kelten wird berichtet, dass sie gerne frische Milch getrunken hätten. Aufgrund dieser Koevolution von Gen und Milcherzeugung wird dieser Raum später für die Kuhmilcherzeugung eine führende Rolle einnehmen.

Mythos Kuh

Im Verlauf der Jahrtausende, die diesen ersten Ackerbaukulturen folgen, werden immer wieder neue Mythen und Geschichten über den Anfang und über den Zusammenhalt der Welt erzählt.[11] Oft ist die Kuh Teil der Weltenschöpfung und ihre Milch spielt dabei eine große Rolle. Im germanischen Mythos ist es die Kuh Audhumla – ihre Milch steht, so der Mythos, am Ursprung der Menschheit.

>> *Es gab eine Zeit, da alles nicht war. Da war nicht Sand noch See, nicht das Meer und die Erde, nicht der Himmel mit seinen Sternen. Im Anfang war nur Ginnungagap, das gähnende, lautlose Nichts. Da schuf Allvaters Geist das Sein, und es entstand im Süden Muspelheim, das Land der Glut und des Feuers, und im Norden Niflheim (oder auch Nebelheim), das Land der Nebel, der Kälte und Finsternis. Aus dem Norden, in Niflheim, entsprang ein tosender Quell, aus dem zwölf Ströme hervorbrachen. Die stürzten in den Abgrund, der Norden und Süden trennte, und erstarrten zu Eis. Dieser Abgrund wird später zu unserer Erde. Aus Muspelheim flogen Funken auf das Eis. Da schmolz das Eis und Wasser tropfte hernieder und die Tropfen wurden lebendig. Aus ihnen erwuchs ein gewaltiger Riese, Ymir genannt.*

Aus den Tropfen des Schmelzwassers aber erwuchs auch eine Kuh, Audhumla genannt. Aus ihrem Euter gingen vier Milchströme hervor und diese Milch diente Ymir als Nahrung. Die Kuh aber leckte an den salzigen Eisblöcken und so kam nach und nach eine freundliche Gestalt eines Mannes hervor, Buri genannt – der künftige Gegenspieler des bösen Ymir. Buri erschuf aus eigener Kraft einen Sohn, der hieß Börs. Mit seiner Frau Bestla zeugte er drei Söhne: Odin, Wili und We. Diese zogen aus, um die Herrschaft über die Schöpfung zu gewinnen. Odin wiederum erschuf die Welt der Menschen.«[12]

Mit der Entwicklung der Stadtstaaten und ihren Hochkulturen sowie durch die Überformung und Vermischung der alten matrilinearen und noch wenig hierarchisch organisierten Bauerngesellschaften durch einwandernde, indoeuropäische, viehzüchtende Stämme begann die Welt der Götter sich zu differenzieren. Die einst allumfassende Magna Mater behält die Erde und ihre Fruchtbarkeit und den Mond. Ihre auch zerstörerischen Kräfte gibt sie an den Gottvater des Himmels ab, an diesen machtvollen, Sturm, Blitz, Regen und Dürre hervorbringenden und mit der Sonne verbundenen Gott. Er wird zum Befruchter der Erde, zum Partner der Großen Göttin.

In Indien ist es Indra, in Ägypten der Sonnengott Re. Im hellenistischen Reich nimmt Zeus als Urgestalt eines Herrschers den ersten Platz im Olymp der Götter ein; in Rom heißt er Jupiter, bei den Germanen Thor. Ihnen allen gemeinsam ist, dass sie rituelle und mythische Bezüge zum Stier haben (manchmal auch zum Widder oder Ziegenbock) und damit zu seiner Zeugungskraft. In den Schöpfungsmythen befruchten nun die Stier-/Himmelgötter die Kuh/Erde. Doch immer sind es am Ende die Erde und ihre Fruchtbarkeit, die alles entscheiden. Der Sturmgott und Stier durfte lediglich über den Akt dieser heiligen Hochzeit (Hierogamie) an der Göttlichkeit teilhaben. Er ist nicht der Schöpfer der Erde und des Lebens, nur der Befruchter; seine entfesselten schöpferischen Kräfte halten das Leben lediglich in Gang.

HEILIGE MILCH
UND HEILIGE KÜHE IN INDIEN

In dem späteren, 400 bis 1000 n. Chr. entstandenen hinduistischen Geschichtenbuch, den Panishaden, entstand die Welt durch die Schöpfung Brahmas.[13] Rund um den Berg Meru legten sich die Kontinente in konzentrische Kreise. Jeder dieser Kontinente war durch einen Ozean vom anderen getrennt, drei der sieben Ozeane sind aus Milch beziehungsweise ihren Produkten. Aus Salz und einem klebrigen Zucker (Jaggeri) sind die ersten beiden, der dritte aus Wein, der vierte aus Butterschmalz (Ghee), der fünfte aus Milch und der sechste aus Dickmilch. Der siebte schließlich ist aus Süßwasser.

Die große Verehrung Indiens für Kühe und ihre Milch stammt aus dieser frühen Zeit, und Milch spielte und spielt in den Riten bis heute eine große Rolle. Das Butterfett, Ghee, wurde dem Feuergott Agni geopfert. Seine Haare, so berichten die alten Schriften der Veden, tropften und trieften nur so vor lauter Butter. Agni, der Feuergott und gefräßige Mittler zwischen den Göttern und den Menschen, habe in Butter gesessen, und Butter sei seine Speise gewesen. Diese vermittelnde Rolle hat das Ghee/Butterfett über Jahrhunderte beibehalten. In Butterfett gekochte Speisen gelten auch heute noch als »gut« (Pakka) und als »gereinigt«.[14] Nur auf diese Weise gereinigte Nahrung ist den brahmanischen Priestern und allen gläubigen Hindus erlaubt, da sie das Prinzip des »Nicht-Verletzens« einzuhalten haben, strikt vegetarisch leben und jede Berührung mit toten Tieren vermeiden müssen.

In der indischen Küche war Milch schon immer wichtig. In seinen Reiseberichten von 1333 n. Chr. lobt Ibn Batuta das in Büffelmilch gekochte Hirsemehl sowie das aus Erbsen, Reis und Butterschmalz gekochte Frühstück (Kisri). Selbst Zugtiere würden Kichererbsen mit Butterschmalz erhalten und als Getränke gebe es Molke wie auch süße Milch.[15]

Die Rinderverehrung in Indien und der Verzicht auf Rindfleisch als Merkmale des Hinduismus haben sich vermutlich als Reaktion auf den Einfall der Araber (711 n. Chr.) und verstärkt im Verlauf des Widerstandes gegen die muslimische Herrschaft (ab dem 17. Jahrhundert) entwickelt. Die Kuh wurde schließlich zum Nationalsymbol im 19. Jahrhundert. Doch in der Kuhfrage kommen Moslems und Hindus nicht zusammen. Bis zur Unabhängigkeit Indiens im Jahr 1949 lodern immer wieder Konflikte auf: Orthodoxe Hindus fordern ein Schlachtverbot, Muslime opfern Kühe für das Kurbani-Fest. In der Verfassung festgeschrieben ist inzwischen ein Schlachtverbot aller Rinder, die noch als Zugtiere und zur Milchproduktion eingesetzt werden können. Zebu-Rinder dürfen überhaupt nicht getötet werden.

So auch in Indien. In den Veden tritt der machtvolle Wetter-, Sturm- und Blitzgott Indra auf. Er wird als Stier dargestellt und als Gatte und Befruchter der »Großen Göttin« und Ackermutter. Sein Samen ist der belebende und nährende Regen, der die Erde und Ackermutter befruchtet. Die Erde ist die Kuh und ihre Milch wird zum Symbol der Fruchtbarkeit.

Später wird Indra der Gott direkt über die Wolkenkühe herrschen. Sie werden durch sein Blitzfeuer oder von den himmlischen Windgeistern zu dicken Regenwolken verdichtet und gemolken. Werden aber die Wolken-Kühe von den Windgeistern gejagt, so zerstreuen sie sich und es kommt Dürre über das Land. Da Blitz und Donner des Himmelsgottes Indra zerstörend auf die Erde und die Ernte wirken, löscht die himmlische Milch der Wolkenkühe auch das vom Blitz entzündete Feuer.

Eine ähnliche Wolkenkuh kennen die nordischen Mythen. Die Wolken-kuh wird vom wütend daherbrausenden Heer des Wettergottes Thor (auch: Wotan), den entfesselten Stürmen, immer wieder geschlachtet und aufgefressen. Die Wolkenkuh hat aber die Kraft sich aus der übriggebliebenen Haut, dem Wolkenschleier, zu erneuern. Aus den ruhelosen Wolkenkühen wurden die Wolkenfrauen und schließlich die von den durch die Lüfte jagenden Windgeistern abstammenden Hexen (Hexen galten lange als Beherrscherinnen des Wetters). Schließlich verdichteten sich die wandernden Wol-

---

DIE HEILIGE HOCHZEIT[16]

Das Ritual der heiligen Hochzeit entstand 3000 v. Chr. bei den Sumerern und findet sich in ähnlicher Form in den nachfolgenden Kulturen der Ägypter (Isis-Kult) und Griechen (Hera und Zeus) wieder. Im Frühjahr, wenn sich das Land der Sumerer, das Land zwischen Euphrat und Tigris mit frischem Grün überzogen hatte, wurde das Ritual für die Fruchtbarkeit des Landes durchgeführt. Die Oberpriesterin als Repräsentantin der Göttin Inanna vereinigte sich mit dem Stadtfürsten, der sich als göttlicher Hirte Dumuzi bezeichnete. Dazu salbte er ihren Schoß mit Milch und Fett, bevor er ihre heilige Vulva berührte. Milchgebende und den Menschen ernährende Tiere wie Rinder, Schafe, Ziegen und gefleckte Lämmer wurden der Göttin geopfert. Ein Überfluss an Essen, Musik und Tanz kennzeichnet dieses Fest.

Im Mythos wählt Inanna den göttlichen Hirten Dumuzi als Gatten. Im Frühling feiern sie ihre Hochzeit. Wenn die große Dürre über das Land zieht, stirbt Dumuzi und kommt in die Unterwelt. Innana begibt sich auf den Weg dorthin und hilft Dumuzi aus seinem Berg-Grab heraus. Dann sprießt wieder die Vegetation und die heilige Hochzeit kann abermals gefeiert werden.

> **WIE DIE MILCHSTRASSE ENTSTAND**
>
> Schon im Altertum war die Milchstraße als heller, schmaler Streifen am Nachthimmel bekannt. Ihr altgriechischer Name »galaxias« – von dem auch der heutige Fachausdruck »Galaxis« stammt – ist von dem Wort »gala« (Milch) abgeleitet.
>
> Zeus, der Stiergott und Inbegriff des patriarchalen Gottvaters, hat seinen Sohn Herakles, der ihm von Alkmene, einer sterblichen Frau, geboren wurde, an der Brust seiner göttlichen (kuhäugigen) Frau Hera trinken lassen, als diese schlief. Herakles sollte auf diese Weise göttliche Kräfte erhalten. Aber er saugte so ungestüm, dass Hera erwachte und den ihr fremden Säugling zurückstieß; dabei wurde ein Strahl ihrer Milch über den ganzen Himmel verspritzt und die Milchstraße entstand.

kenfrauen zu einer zentralen Figur, der Frau Holda oder der Frau Holle, wie sie in den Märchen der Brüder Grimm vorkommt.

In Ägypten verkörpert die Himmelkuh Hathor die Fruchtbarkeitsgöttin. Zwischen ihren Hörnern trägt sie die mit Schlangen besetzte Sonnenscheibe. An ihrem Euter saugt der König – ihre Milch macht die Pharaonen unsterblich. Im Verlauf der Zeit wurde diese Hathor zur Göttin Isis, der kuhköpfigen Göttermutter. Sie verkörperte das Land Ägypten und ihr Bruder Osiris, der Totengott, den Nil. Trat der Nil über die Ufer, befruchtete er die Erde und zwischen Isis und Osiris fand die Heilige Hochzeit (Hierogamie) statt. Nach einer weiteren Transformation des Mythos wurde Isis zur Mutter des gestorbenen und wiedergeborenen Kindgottes Horus. Dieser Mythos wird von der christlichen Kirche aufgegriffen und in den Bildnissen von Maria mit dem Kind transformiert.

Im antiken Griechenland entsprachen Artemis und Aphrodite den alten Fruchtbarkeitsgöttinnen, im kleinasiatischen Raum die Muttergöttin Kybele. Im hellenistischen Reich traten Milchopfer in den Hintergrund und wurden nur noch bei privaten Ritualen der Totenverehrung und zur Verehrung lokaler Gottheiten verwendet.[17]

Bei den Römern hingegen blieb das Wissen um die Riten der untergegangenen Bauerngesellschaften noch länger wach. So wurde bei der Gründungsfeier des römischen Staates, der Feriae Latinae, nicht nur ein großer Stier geopfert, sondern auch Milch, die zu Zeiten Ciceros schon als ein charakteristisches Merkmal eines altertümlichen Opfers angesehen wurde. In der späteren Kaiserzeit kämpft das nur noch einen Gott anerkennende Christentum, wie schon zuvor das Judentum, gegen die alten Sturmgötter und Befruchter und die damit verbundenen orgiastischen Kulte. Doch bei den Ackerbauern und Hirten blieben die Fruchtbarkeitskulte, die Rituale für Pales, die Göttin der Herden, und für Ceres, die Göttin der Ackerfrüchte, noch lange lebendig (siehe Kapitel II). Der berauschende mit Milch versetzte Honigwein behielt hier seinen Platz.

In den Mythen und Märchen, in alten Gebräuchen und einfachen Ritualen der Landbevölkerung Europas lebte die Große Mutter als Mutter Erde beziehungsweise in Gestalt von Ackergöttinnen noch lange und bis weit ins 19. Jahrhundert hinein fort.[18] Unter dem Einfluss des Christentums wurden die Göttinnen schließlich zu Vegetationsgeistern, denen Milch- und Butteropfer dargebracht werden mussten. Aus dem Ritual der Heiligen Hochzeit (Hierogamie) entsprangen vermutlich auch die Mai-Feste. Ihnen blieben die milchgebenden Tiere, vorneweg die Kühe, ebenso verbunden wie die Farbe Rot des roten Vollmondes. Bis heute gilt sie als Zeichen der Liebe und Fruchtbarkeit, bis in die Neuzeit hinein dienten rote Früchte und Zeichen dazu, den Milchfluss der Tiere zu schützen.

Die christliche Kirche knüpft vor allem über die Muttergottes direkt an die Mythen und Rituale an, die der tief in der Bevölkerung verankerten Verehrung der römischen Fruchtbarkeitsgöttin Ceres und der germanischen Freya galten. So feiert man Maria Verkündigung am 25. März zur Getreideaussaat, Maria Himmelfahrt am 15. August nach der Getreideernte und Maria Geburt am 8. September zur neuen Wintergetreideaussaat.[19]

Maria lactans und die Milch Gottes

Die paradiesische Milch

Nach 40 Jahren der Wanderung durch die Wüste stehen Moses und die aus der Sklaverei der Pharaonen geflohenen Israeliten auf dem Berg Nebo und sehen die fruchtbare Ebene des Jordans.[20] Hier an seinem Wasser sind die Weidegründe saftig und üppig. Hier werden die mitgeführten Kamele und Schafe, die Ziegen und Rinder Wasser und Gras finden, sodass sie fruchtbar werden und die Milch fließen wird. Das Wasser lässt auch die Blumen blühen, sodass der Honig der wilden Bienen aus Felsspalten herausquellen wird (5. Mose 32). Das ist das Paradies der nomadischen Viehzüchter! Es ist das gelobte Land, das Gott seinem auserwählten Volk versprochen hat, das Land, in dem Milch und Honig fließen, das Land Kanaan. Milch und Honig sind im Alten Testament nicht nur Nahrung, sondern zugleich Verheißungen auf ein besseres Leben (4. Mose 13, 28, 2. Mose 3, 8 und 17).[21] Hier, in dieser Region, entstanden alle drei großen monotheistischen Religionen: das Judentum, das Christentum und der Islam.

Göttliche Eigenschaften werden der Milch zugesprochen, denn wer die Milch Gottes trinkt, wird selbst göttlich. So hatten schon die Pharaonen ihren Gottstatus begründet und sich darauf berufen, an der göttlichen Brust der Isis/Hathor einst gesaugt zu haben. Der Prophet Jesaja nimmt dieses Bild auf, wenn er dem Heiligen Israel weissagt: »Du wirst saugen die Milch der Nationen und trinken an der Brust der Könige« (Jes. 60, 16).

Die üppig fließende Milch ist immer auch Sinnbild der Hingabe und Liebe. Im Siegeslied gibt Deborah eine Schale Rahm statt des verlangten Wassers (Richter 5, 25). Im Hohelied 5, 1 heißt es: »Ich pflücke meine Myrrhe, den Balsam, ich esse meine Wabe samt dem Honig, trinke meinen Wein und die Milch. Freunde, esst, trinkt, berauscht euch an der Liebe.« An anderer Stelle (5, 12) träufelt Honig von den Lippen des Geliebten und unter der Zunge der geliebten Braut finden sich Milch und Honig. Selbst 2000 Jahre später hatte die Milch für Paul Gerhard (1607 bis 1676), den Dichter zahlloser schöner Kirchenlieder, ihre sinnlichen Bezüge noch nicht verloren. In einem Lied heißt es: »Vergönne mir, o Jesulein, dass ich dein Mündlein küsse, das Mündlein, das den süßen Wein, auch Milch und Honigflüsse weit übertrifft in seiner Kraft.« Und an anderer Stelle »... dein Mund hat mich gelabet mit Milch und süßer Kost«.[22]

Maria und die Milch der Gnade

Mit dem Christentum wird der Himmelsgott zum alleinigen Schöpfer des Lebens und der Erde. Maria wird zum Medium Gottes. Bei ihrer Unbefleckten Empfängnis (beschrieben in den Psalmen von Salomo) spielte eine Tasse Milch eine zentrale Rolle. Diese Tasse sei der Sohn und Gottvater selbst habe sie gefüllt mit der Milch seiner Brüste.[23] Durch die Geburt des Gottessohnes Jesus wurde Marias eigene Milch zur göttlichen Milch und sie zur Gottesmutter. Ab dem 3. Jahrhundert n. Chr. wurde sie im byzantinisch-oströmischen Raum als thronende Gottesmutter dargestellt, das Kind als Zeichen der göttlichen Menschwerdung auf ihrem Schoß. Weitere 100 Jahre später, zwischen 400 bis 700 n. Chr., erscheinen vor allem im ägyptischen Raum Ikonen der nährenden, milchgebenden Gottesmutter – der Maria lactans. Diese Ikonographie knüpft an die alte Verehrung von Isis an, die ihren Sohn Horus stillt und dabei ihre Göttlichkeit an den Sohn weitergibt.

Marias Milch wird in dieser Zeit zum Sinnbild der Kirche selbst. Wie »neugeborene Kinder seid begierig nach der unverfälschten Milch, dem Wort Gottes«, schrieb Petrus im Kapitel 2 seines ersten Briefes.[24] Für die Mystiker des 12. Jahrhunderts schließlich übertrug sich mit Marias Milch die Weisheit (sophia) Gottes auf den Suchenden und Gläubigen. Entsprechende Legenden rankten sich bald um die göttliche Milch Marias. Eine der bekanntesten ist die des großen Kirchenmannes und Begründers des Zisterzienser-Ordens und (nicht nur) für seine Marienpredigten berühmten Bernhard von Clairvaux (1090 bis 1153). Er habe die Milch Marias direkt aus ihrer

Brust empfangen, während er vor der Statue der Gottesmutter in der Kirche St. Vorles in Chatillon sur Seine das Ave Maria rezitierte. Bei den Worten »monstra ess matrem« (uns seiest du die Mutter) habe die heilige Jungfrau ihre Brust genommen und drei Milchtropfen auf seine Lippen fallen gelassen (Abbildung 4).

Im 12. Jahrhundert mehrten sich ähnliche Legenden und bildliche Darstellungen des Lactatio – des Milchwunders der Jungfrau Maria. Immer wieder tauchte eine Geschichte in sich wandelnder Ausschmückung auf: Die Legende des Mönchs, der vom Faulfieber sterbend, Nase und Lippen bereits vom Krebs zerfressen, im Sterben lag und der Madonna Vorwürfe machte und sie daran erinnerte, dass er täglich mit den Worten Lukas gebetet habe: »Selig ist der Leib, der dich getragen hat, und Brüste, die du gesogen hast« (Lukas, 11, 27). Die heilige Gottesmutter nahm sich diesen Vorwurf zu Herzen, entblößte ihre Brust, reichte sie dem Mönch und spritzte ihre süße Milch über ihn. Das Wunder geschah: Er wurde wieder gesund.[25]

Die Bedeutung der Milch Marias wandelte sich erneut im 14./15. Jahrhundert. Ihre Wahrnehmung als Trägerin göttlicher Weisheit und Paradiesversprechungen ging zurück und stattdessen trat der Aspekt der Gnade und der Fürbitte für die Menschheit nach vorne. In Florenz des frühen 15. Jahrhunderts zeigte ein Gemälde der Kathedrale eine dramatische Szene einer vor Gott knienden Maria, die – vergleichbar mit Jesus, der Gott seine Wunden zeigte – Gott ihre entblößte Brust zeigte, um ihn gnädig zu stimmen gegenüber den sündigen Menschen. Aus dem späten 15. Jahrhundert stammt ein Bild im Palazzo Comunale Chieti, das zeigt, wie Ströme von Milch aus Marias Brust direkt in die Münder der im Fegefeuer schmorenden Menschen fließen. Dieser Gnadenaspekt der Marienmilch verankerte sich tief im Volksglauben. Da Maria keine Reliquien hinterlassen hatte (ihr Tod wurde nie bezeugt), tauchten Reliquien ihrer Milch auf, Wallfahrtsorte entstanden und es wurden viele Marienfesttage bestimmt und gefeiert.

Die Reformatoren des 16. Jahrhunderts stoßen sich an diesem Marienkult. Keine Stadt sei so klein, kein Kloster so armselig, dass sie nicht ein bisschen Marienmilch zur Schau stellten. Es gäbe so viel dieser Marienmilch, dass die Jungfrau schon eine Milchkuh oder ihr Leben lang eine Amme hätte sein müssen, um eine solche Menge an Milch zu produzieren, wetterte der Reformator Calvin gegen die im Volk so verankerte Marienverehrung.

Auch Luther sparte nicht mit deftigen Worten. Überliefert ist von seinen Tischreden, dass er weder die Brüste Marias besonders möge, noch habe Maria ihn erlöst oder selig gemacht. Ein Christ brauche keine Vermittlung zwischen sich und Gott. Die Reformatoren störte dabei weniger der Glaube an die Heilige Gottesmutter, den sie selbst teilten. Es störte sie die Verehrung der Reliquien, dieser in kleinen Glasfläschchen und aufwendigen Schreinen aufbewahrten Milchtropfen Marias. Seit 200 Jahren schon pilgerten die

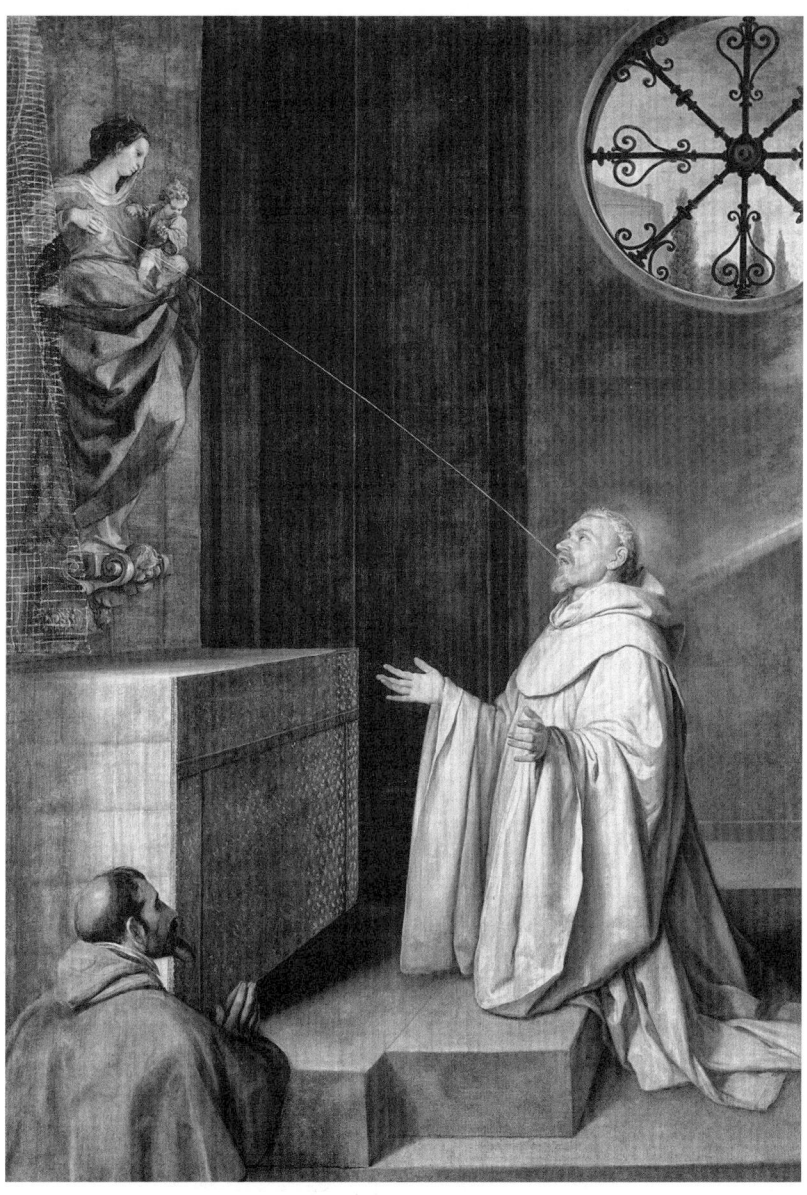

4 Alonso Cano (1601–1667) hat den Moment festgehalten, in dem der heilige St. Bernhard von Clairvaux der Legende nach die göttliche Weisheit direkt und in Form von Milch aus den Brüsten der heiligen Jungfrau Maria empfing.

Menschen zu diesen Schreinen. Sie pilgerten nach Chartres, Genua und Rom, nach Venedig, Avignon, Padua, Toulon, Paris oder Neapel und erhofften sich Linderung ihrer leidvollen Existenz. Seitdem die große Pest den Tod als »Strafe Gottes« nach Europa getragen hatte, politische Umbrüche und ein Zusammenbruch der alten sozialen Ordnung die Menschen tief verunsicherten, suchten sie noch mehr als bisher nach einer göttlichen Ordnung, nach Erlösung und Heil. Maria wurde für sie zur nährenden, tröstenden Mutter, zur Mittlerin zwischen den geplagten Menschen und Gott/Jesu. Isis, die archaische Muttergöttin, erschien so in einem neuen Gewand.

Während der Gegenreformationszeit im 16./17. Jahrhundert blühte der Marienkult noch einmal auf. Volksfrömmigkeit und Wallfahrten lebten wie-

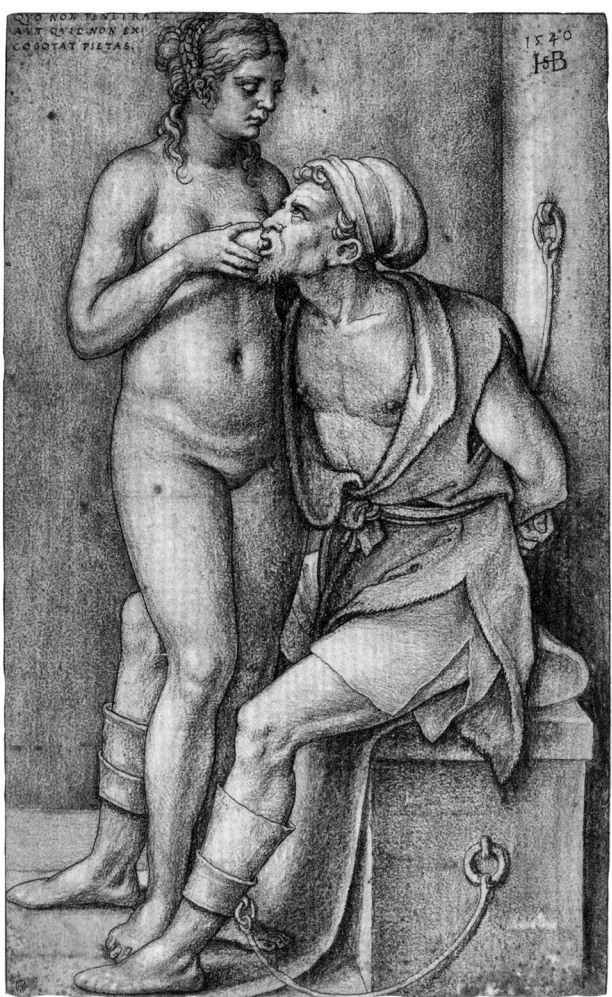

5 Die Tochter Pero nährt ihren im Gefängnis hungernden Vater mit ihrer Milch. Der von Albrecht Dürer zum Kupferstecher ausgebildete Hans Sebald Beham (1500–1550) hat dieser alten Geschichte eine erotische Komponente mitgegeben.

der auf. Maria, nun von jeder Erbsünde befreit (Maria immaculata), wurde zum zentralen Thema der barocken Kunst. Doch neue Vorstellungen von Scham legten sich während der Gegenreformation über die Bilder von Maria. Sie musste nun ihre Brust bedeckt halten und die stillende Maria verschwand aus der christlichen Bildsprache.

Losgelöst von Maria wurde die weiße Milch zum Zeichen von Reinheit und Unschuld. Zahlreiche Legenden von christlichen Märtyrern erzählen davon. Berichtet wurde, es sei nach der Enthauptung des Heiligen Apostels Paulus zuerst Milch und erst dann Blut geflossen. In der Legende um die Heilige (»reine«) Katharina stellte diese gebildete Königstochter und Christin sich Kaiser Maxentius entgegen, da dieser die Christen der Stadt den wilden Tieren vorwerfen wollte. Katharina sollte daraufhin zu Tode geschleift werden. Da zerstörten Engel das Räderwerk und der Kaiser ließ sie enthaupten. Milch statt Blut sei erschienen und damit ein letztes Mal ihre Unschuld und Reinheit bewiesen worden.

Einen anderen, zwischen Barmherzigkeit und Erotik liegenden Aspekt nahmen die seit dem 15. Jahrhundert auftauchenden bildlichen Darstellungen der Legende von Cimon und seiner Tochter Pero auf (Abbildung 5).

Der Philosoph oder Seher Cimon/Myron wird zum Tode durch Verhungern verurteilt. Nur seine Tochter Pero darf ihn im Kerker besuchen und wird von den Wachen streng auf mitgebrachte Lebensmittel untersucht. Die Tochter ernährt ihren hungernden Vater, indem sie ihm die Brust gibt. Als Cimon auch nach langer Kerkerhaft nicht stirbt, werden die Richter hellhörig und erfahren schließlich den wahren Grund. Beeindruckt von der töchterlichen Liebe und Barmherzigkeit begnadigen sie den Philosophen.

Im 17./18. Jahrhundert befassten sich bekannte Künstler wie unter anderem Caravaggio (Sieben Werke der Barmherzigkeit, Altargemälde von 1606), Jan Vermeer sowie Peter Paul Rubens mit diesem Topos. Im 20. Jahrhundert nahm der Schriftsteller John Steinbeck in seinem Roman »Früchte des Zorns« das Thema in der Schlussszene wieder auf und ließ die Tochter der Familie einem verhungernden Mann die Brust geben.

KAPITEL II

Frei und wild –
Die Milch der Hirten und Nomaden

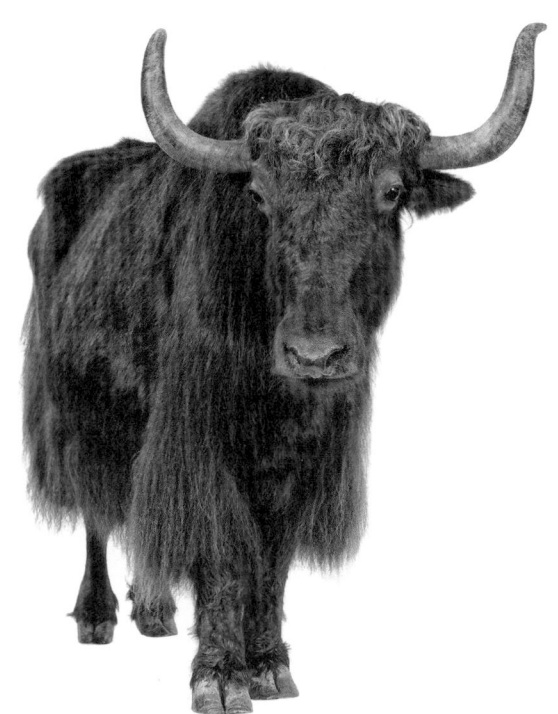

Im hellenistischen und römischen Reich betreuten vor allem Hirten im Auftrag der Grundherren das Vieh. Sie kümmerten sich auch um die Milch. Getrunken und weiterverarbeitet wurde fast ausschließlich die Milch der Schafe und Ziegen. Kuhmilch spielte noch kaum eine Rolle. Die frische Milch blieb den Kindern und Kranken vorbehalten und Butter wurde vor allem als Salbe verwendet. Der Käse aber durfte auf keinem Tisch fehlen. Milch hingegen zu trinken wäre keinem Römer in den Sinn gekommen. Der Römer trinkt Wein! Auch die Ärzte der Antike warnten vor dem Milchgenuss. Kontroversen gab es zudem um den Wert der Frauenmilch, die den Ärzten nicht nur als Säuglingsnahrung, sondern auch als Heilmittel galt. Wobei die Qualität der Frauenmilch nach Ansicht der Mediziner sich nicht zuletzt dem tugendhaften Charakter und Lebenswandel der Mutter und Amme verdankte (Abschnitt 1).

Die antike Geringschätzung, ja Verachtung von Trinkmilch und Butter teilten nicht alle Völker. In den Tundren, Bergen, Steppen und Wüsten waren Milch, Sauermilch und Butter eines der wichtigsten Nahrungsmittel nomadisch lebender Volksgruppen. Und das bis heute. Ein Besuch bei den Rendille im Norden Kenias zeigt, was alles bedacht sein muss, um sich und die eigene Familie täglich von Milch ernähren zu können. Dabei spielt die besondere Qualität der Kamelmilch eine zentrale Rolle (Abschnitt 2).

Über Hirten, Käse und den Beistand der Götter

Die Verachtung von Trinkmilch in der Antike

>> *Volle Euter möchte ich melken, Geld soll mir der Käse bringen und das grobe Weidenflecht soll klare Molke träufeln lassen.«*[1]

Am 21. April wurde im Römischen Reich das Fest der Pales gefeiert, der Fruchtbarkeitsgöttin und Hüterin der Herden. Ovid (43 v. Chr. bis 17 n. Chr.) hatte dieses Gebet eines Hirten in seinem römischen Festtagskalender (Fasti IV) festgehalten.[2] Pales war auch die Göttin der Hirten. Um ihre Gnade zu erbitten, hat der Hirte schon eine Räucherung des Schafspferches vorbereitet. Eine Woche vor dem Fest hatte man bereits das Fest von Tellur, der Göttin der Mutter Erde, gefeiert und ihr eine Kuh geopfert. Die Priesterinnen hatten die Asche des ungeborenen Kalbes aufbewahrt ebenso wie das Blut des im Oktober für den Gott Mars geopferten Ochsen. Für seine Räucherung nahm der Hirte Asche und Blut, Bohnenstroh und etwas Schwefel, um alles anzuzünden. Er gab das Holz männlicher Olivenbäume, Pinien und ein Lorbeerblatt in das kleine Feuer. Vorbereitet hatte er außerdem das unblutige Opfer aus warmer Milch, einen die Sinne leicht berauschenden Honigwein und Hirsekuchen. So flehte er nun die Götter an, bat sie um Verzeihung für alle Vergehen, die er aus Unachtsamkeit hätte begehen können oder begangen hatte. Das ganze Leben war voller dieser die Götter erzürnenden Unachtsamkeiten: Sich aus Versehen unter einen heiligen Baum gesetzt zu haben, heilige Kräuter gepflückt zu haben, um ein krankes Schaf zu heilen, das war nicht zu vermeiden. Ärgerlich auch, wenn die Schafe über Gräben weideten und die Wasser der Nymphen damit trübten. Dann bat der Hirte die Götter, sie mochten die Herde und den Hirtenhund ebenso gesund halten wie den Menschen. Sie mochten Weidengräser und Wasser in Hülle und Fülle bringen und damit den immer vor Augen stehenden Hunger verbannen.

Der Hirte bat um die Fruchtbarkeit seiner Tiere: »Lustvoll soll der Bock sein und fruchtbar das Schaf. Die Wolle soll wachsen und dabei so weich sein, dass sie nicht auf der Haut der Mädchen kratzt.« Mit diesen Worten wendete er sich mehrmals gegen Osten und wusch dabei seine Hände im Morgentau. Dann erst nahm er die hölzerne Schüssel mit der weißen Milch und dem roten Honigwein, setzte sie an den Mund, trank zügig, um dann sofort mit einem großen Sprung über das Strohfeuer zu springen.

Das Leben der Hirten war schwer und daher suchten sie den Beistand der Götter mehr als alle anderen. Sie lebten am Rand der Gesellschaft, waren nicht nur abhängig vom Landbesitzer oder Grundherrn, der sie als Sklaven hielt oder einen mageren Lohn bezahlte. Sie waren auch der Natur ausgeliefert, dem Wetter und Unwetter, dem nächtlichen Abwehrkampf gegen Raubtiere und der täglichen Sorge um Krankheiten und Seuchen des Viehs. Das Glockenläuten der Schweizer Sennen, das Blasen des Alphornes und ihr laut in den Abendhimmel hineingesungenes Abendgebet haben hier ihre Wurzeln.[3]

Mit den idyllischen Hirtengedichten eines Ovids oder Vergils Hymne an das Landleben (Georgica) und deren Sehnsucht nach Harmonie zwischen Mensch und Natur hatte das wirkliche Hirtenleben daher wenig gemeinsam. Längst hatte Rom mit seiner eigenen Hirtenvergangenheit gebrochen, die Stammesstruktur der Hirten (gentes) durch das Volk (populus) beziehungsweise die Bürger (cives) und deren König (rex) ersetzt. Nur noch der Gründungsmythos Roms erinnerte an die eigene Hirtenzeit. Eine Wölfin hatte die göttlichen Zwillinge Romulus und Remus gesäugt und ihr Überleben gesichert. Ein kaiserlicher Schweinehirt zog sie anschließend auf und bildete sie zu Hirten aus.[4] Das Fest der Pales war daher auch das Erinnerungsfest an die Gründung Roms.

Seit den Punischen Kriegen (ab 200 v. Chr.) war viel Bauernland in den Besitz der Städte, Tempel und des städtischen Adels übergegangen. Latifundien waren entstanden, die mit Sklaven oder mittellosen freien Männern bewirtschaftet wurden. Zu Wohlstand gekommene Bürger (Plebejer) gründeten Landgüter (Villa rustica) auf den fruchtbaren Ebenen und mussten sich gegenüber dem adeligen Großgrundbesitz behaupten. Hauptabsatzmarkt war die Stadt Rom. In den abgelegenen Tälern des Apennins lebten Kleinbauern und Besitzer mittlerer Güter, deren Hofstellen weiterhin auf Eigenversorgung ausgerichtet waren.

Schriftliche Quellen gibt es nur von den Landgutbesitzern. Sie berichten nicht nur darüber, wie Milch auf den Landgütern und von den umherwandernden Hirten gewonnen und verarbeitet wurde, sondern sie geben auch Empfehlungen, wie es möglichst wirtschaftlich gemacht werden sollte. Es sind Lehrbücher, die das bereits bei den Griechen vorhandene, schriftlich gefasste Wissen auswerten, aber auch eigene Erfahrungen der sogenannten Agrarschriftsteller einfließen lassen. Wirtschaftliche Probleme beschäftigten die Landgutbesitzer. Seit der Eroberung wichtiger Agrargebiete wie Sizilien, Südspanien und Nordafrika als Folge der Punischen Kriege wurde Getreide aus den neuen Kolonien importiert, günstiger als es zu Hause erzeugt werden konnte. Auf eine vergleichbare Situation hatten einst die griechischen Landbesitzer mit einer Spezialisierung ihrer Landwirtschaft hin zu Wein, Öl, Früchten, Gemüse und Fleisch reagiert. Eine ähnliche Neuausrichtung empfahlen nun die römischen Agrarschriftsteller Cato, Varro und Columella. Obwohl die Milcherzeugung nicht im Zentrum ihrer Betrachtungen steht (die Agricultura, der Ackerbau, und die Sonderkulturen Wein, Oliven, Obst und Gemüse sind vorrangig), erfahren wir bei ihnen Einiges über die Art und Weise, wie milchgebende Tiere gehalten, gefüttert und wie ihre Milch gewonnen und verarbeitet wurde.

Milchgewinnung und -verarbeitung erfolgte sowohl durch wandernde Hirten als wohl auch auf den Landgütern selbst. Die Hirten zogen im Sommer mit den Schaf- und Ziegenherden ihrer Herren hoch in die Berge des Apennin und der Abruzzen. Im Winter weideten sie die abgeernteten Felder der Flussniederungen ab (Transhumanz). Bereits die Griechen praktizierten diese Wechselweidewirtschaft ohne Stallhaltung. Die großen Schafherden dienten vor allem der Wollerzeugung und die wenigen mitgeführten Ziegen der Käseproduktion. Wolle, Käse, Fleisch und Leder wurden auf den städtischen Märkten abgesetzt.

Die Milchgewinnung auf den Landgütern war wohl eher ein »Nebenprodukt« der Nachzucht guter Ochsen für den Ackerbau und der Kälber als Opfergaben. Die wenigen hofnahen Weidegründe waren den Ochsen (Varro: »Kamerad des Landmannes«), Pferden und den wenigen Kühen reserviert. Nur wer über ausreichend Weidegründe verfügte, konnte sich eigene Ochsen nachziehen. Bauern kauften üblicherweise die für die Arbeit und den Transport notwendigen drei- bis fünfjährigen Ochsen zu, Kleinbauern hatten ohnehin nur Esel als Last- und Zugtiere. Auf Milchergiebigkeit hin gezüchtet wurden nur die Ziegen, Kuhmilch war ohnehin eher selten. Auch Columella betont, dass milchergiebige Kuhrassen eher fehlten und die Kälberaufzucht im Vordergrund gestanden habe. Da auch Kühe zur Arbeit ein-

---

DIE RÖMISCHEN AGRARSCHRIFTSTELLER

Cato (234 bis 149 v. Chr.) machte den Auftakt, arbeitete das fast verloren gegangene Wissen der griechischen Landgüter auf. Er empfahl eine Abkehr von der alten Mischwirtschaft und eine Hinwendung zu einer wettbewerbsfähigeren Spezialisierung, wie sie die griechischen Landgüter 300 Jahre zuvor vollzogen hatten. Varro (116 bis 27 v. Chr.) studierte die Ausführungen Catos und schrieb das erste, dreibändige landwirtschaftliche Lehrbuch »Rerum rusticarum Libri tres«. Umfangreiche Praxiserfahrungen lässt später Columella (4 v. bis 70 n. Chr.) in sein Lehrbuch »De re rustica« fließen. Später einmal werden die mittelalterlichen Klöster im nördlichen Europa auf dieses Wissen zurückgreifen können und selbst für die Agrarreformer des 18. Jahrhunderts werden diese Agrarhandbücher noch eine Quelle der Inspiration sein.

gesetzt wurden und das Kalb das ganze Jahr über bei der Mutter blieb, habe dem Menschen nicht viel Kuhmilch zu Verfügung gestanden. Diese wurde daher nur »auf die trautesten Kinder verwandt« (Varro).

Der Ziegenmilch und dem Ziegenkäse hat der Dichter Vergil gleich mehrere Verse seiner Landidylle Georgica gewidmet.[5] Um viel Ziegenmilch melken zu können, brauchte es viel eiweißreiche Leguminosen wie Geißklee (Cystius) und Hornklee (Lotus) und beide sind an den trockenen Hängen und in den lichten Wäldern des Mittelmeerraumes reichlich wachsende Pflanzen. Hinzu kam Salz, das den Ziegen ins Heu gestreut wurde, damit sie ordentlich tranken. Das ließ, so Vergil, die »Euter schwellen« und reichlich würzige Milch fließen. Das Problem, dass die Ziege ihre Milch dem Hirten nicht gerne hergibt, weil sie eigentlich ihr Ziegenböckchen füttern möchte, wurde wohl auf wenig freundliche Weise gelöst. Das Böckchen erhielt ein Halfter mit Stacheln um den Hals gebunden. Wollte es von der Mutter trinken, stach es ihr stattdessen ins Euter und der Mensch konnte das Melken übernehmen.

Ob in der häuslichen Küche des Landgutes oder in der Hütte des Hirten – das Käsemachen beginnt mit dem Ablammen im Frühling und geht den ganzen Sommer durch. Nur wer stadtnah wirtschaftet, trägt auch die Milch des Abends in aller Frühe auf den Markt.

ZIEGENMILCH UND SCHAFSMILCH

Anders als das Schaf ist die **Ziege** Bewohnerin der Berge, gut angepasst an die mediterrane Macchia – dieser Mischung aus Eichen und hartholzigem Gestrüpp von Ginster, Zistrosen, Oleander und Kreuzdorn, deren Blätter und Äste sie viel und gerne frisst. Das fordert auch den Ziegenhirten. Die Ziege gibt – bezogen auf ihren Futterbedarf – mehr Milch als eine Kuh. Daher ist sie von alters her gut geeignet, den Milchbedarf einer Familie zu decken. Die Fettkügelchen ihrer Milch sind kleiner und ihre Fettsäuren sind kurzkettiger als bei der Kuhmilch. Daher gilt Ziegenmilch als leichter verdaulich und verträglicher, besonders für Kinder. Ziegenmilch hat den höchsten Mineralstoffgehalt aller Milcharten. Sie hat dreimal mehr Vitamin D, aber weniger Folsäure und Vitamin B12 als Kuhmilch. Sie gilt als Heilmittel vor allem bei Hauterkrankungen und nervösen Magen-Darmproblemen.[6]

Die Gewinnung von *Schafsmilch* war traditionell der Woll- und Fleischproduktion untergeordnet. Schafsmilch ist gehaltvoller als Kuhmilch, enthält mehr Fett, Eiweiß und Milchzucker als diese, aber auch mehr Calcium und doppelt so viel Vitamin D, E und B6. Im Mittleren Osten wird gerne Joghurt und Käse aus Schafsmilch hergestellt. Der bekannteste Schafsmilchkäse ist der Roquefort.

Um die unterschiedlichen Wetter- und Futtereinflüsse zu berücksichtigen wurde die morgens und mittags gemolkene Milch vermischt und erst dann zu Käse verarbeitet. Die nicht entfettete Käsemilch wurde grundsätzlich frisch verarbeitet. Die römischen Hirten beherrschten bereits die Kunst des Labkäses. Dazu wurde, auf etwa 1,5 Gallonen Milch berechnet, ein olivengroßes Stück Labmagen vom Feldhasen oder vom Zicklein genommen. Da es zur Labkäsebereitung größerer Mengen an Milch bedarf, haben vermutlich die einfachen Verfahren überwogen: Zur Herstellung eines einfachen Sauermilchkäses wurde die leicht über dem offenen Feuer angewärmte Milch mit pflanzlichen Stoffen wie Feigensaft, Blüten der Färberdisteln oder mit Eselsmilch zum Gerinnen gebracht, dann in Körbe umgeschüttet, damit die Molke möglichst schnell ablaufen konnte. Der entstandene Quark wurde anschließend mit Gewichten beschwert, um die restliche Molke herauszupressen. Schließlich wurde der Käse in Salzlake gelegt und anschließend in der Sonne getrocknet.

Geschätzt war mit Kräutern wie Thymian oder mit Pinienkernen gewürzter Käse. Am weitesten verbreitet war wohl das Verfahren zur Herstellung von Handkäse. Sobald die Käsemasse koaguliert (geronnen) war, wurde sie mit kochendem Wasser übergossen und dann entweder von Hand geformt oder in Modeln (Holzformen) aus Buchsbaumholz gepresst.

Das für das Käsen notwendige Werkzeug (zum Beispiel Körbchen aus Weidengeflecht, damit die Molke ablaufen kann) wurde von den Hirten mit auf die Wanderung genommen. Bessergestellte Hirten hatten dazu Esel als Lasttiere oder Wagen, die ärmeren oft nicht einmal eine Hütte auf den Bergen, um sich vor den Unwettern zu schützen.

Da Käse nur während der fruchtbaren und milchreichen Sommermonate hergestellt werden konnte, brauchte es Konservierungsverfahren, um Vorräte für den Winter oder Proviant fürs Militär zu schaffen. Verbreitet war das einfache Einsalzen der Käse, kombiniert mit Trocknen unter offenem Himmel an luftigen und schattigen Plätzen.

Ziegenkäse wurde gerne auch geräuchert. In der speziell dafür ausgerüsteten »taberna casearia« waren schon damals städtische Käse-Affineure am Werk. Berühmt waren auch die Räuchereien des römischen Stadtteils Vélabre nahe des Rindermarktes (Forum Boarium). Wer besonders raffinierten Käsegeschmack erzeugen wollte, nahm zum Räuchern Holz von Apfelbäumen oder Stroh, berichtet Columella. Einige der damals entwickelten Sorten gibt es heute noch, so zum Beispiel den Ricotta Romana, ein Schafskäse aus Molke, oder den Murazzano aus dem Piemont oder den Schafskäse Pecorino Romano, der den römischen Legionen als Verpflegung mitgegeben wurde.[7]

Gebräuchlich war es auch, die Milch in Kübeln in die Stadt zu schaffen oder Ziegen »als lebendige Milchbehälter« durch die Stadt zu treiben und ihre Milch direkt in die mitgebrachten Behälter der Kundinnen zu melken.

Morgens, mittags und abends: Käse auf dem Tisch

Blieb die frische Milch den Kindern und Kranken vorbehalten und galt die Butter als Salbe – der Käse aber durfte auf keinem Tisch fehlen:[8] Das Frühstück der griechischen und später auch der römischen Bauern bestand vor allem aus *moretum*: einer Paste aus Käse, Kräutern wie Rauke und Koriander sowie aus allem, was der Garten gerade zu bieten hatte, hinzukamen Lauch, Knoblauch, Essig und Olivenöl. Dazu gab es in Wein oder Honig getunktes Fladenbrot aus selbstgemahlenem Weizen. Mit einem Topf zugedeckt war es auf einem Backziegel ausgebacken worden. Da Fleisch und Fisch eher selten waren, gab es zum Mittagessen in den Bauernhaushalten Weizengraupen mit Bohnen oder anderem Gemüse und zum Abendessen erneut Käse, Oliven sowie vielleicht ein wenig gesalzenen Fisch. Verglichen mit dem Getreidebrei der früheren Jahrhunderte war dieses Essen schon ein kleiner kulinarischer Höhepunkt, dominierte damals doch ein mit etwas geraspeltem Ziegen- oder Schafskäse ergänzter Getreidebrei das frugale Mahl der Bauern. Ähnlich dem Gerstenbrei *maza* der frühen bäuerlichen Gesellschaft Griechenlands wurde dazu das im Mörser zerstoßene und geröstete Getreide (bei den Römern war es Emmer, bei den Griechen Gerste) mit Wasser oder Milch aufgekocht und mit Gemüse ergänzt. Gebackenes Fladenbrot gab es in Rom erst ab dem 2. Jahrhundert v. Chr.

Seitdem Rom auf die Nahrungsressourcen der Provinzen zurückgreifen konnte, trennten sich die bäuerlich-ländliche Küche und die ihr noch etwas ähnliche städtische Küche der Armen und Handwerker von der Küche der Oberschicht. Diese schöpfte ihre neue Fülle aus dem Fernhandel. Fleisch

---

DIE BOLOGNESER TORTE

»Du wirst soviel fetten Käse, wie ich bei der Weißen Torte gesetzt habe [das waren 1,5 Pfund besten frischen Käses – AFK] zerschneiden und zerstoßen. Dem zerstoßenen wirst du Mangold, Sellerie, Majoran, zerschnittene Dattelpflaume, vier gut geschlagene Eier, zerstoßenen Pfeffer, wenig Safran, viel Fett oder frische Butter hinzufügen und es mit den Händen mischen, damit es fast ein Leib wird. Diesen wirst du ebenso in eine unterschichtete Schüssel auf den Herd stellen. Der halb gebackenen wirst du, damit sie gefärbter scheint, ein geschlagenes Ei mit Safran aufgießen«. Das ist das Rezept für die »Torta Bononiensis« (Bologneser Torte). Der Naturforscher und Arzt Conrad Gesner hat sie 1541 in seinem »Büchlein über Milch und Milcherzeugnisse« aufgeschrieben, in welchem er das Wissen über Milch in den zahlreichen Schriften der antiken Ärzte und Agrarschriftsteller zusammenstellte.[9]

und die Köstlichkeiten aus aller Herren Länder durften auf den berühmten Schlemmertafeln der reichen Römer nicht fehlen, darunter auch importierter Käse. Hoch geschätzt wurde der Käse aus Nîmes und dem nördlich davon gelegenen Lozère (heute: Haute-Loire) sowie der Bergkäse aus den Dolomiten und den benachbarten Karnischen Alpen.

Käse bestimmte auch die alltägliche Speise, durfte weder beim ersten noch beim zweiten Frühstück der Stadtrömer fehlen. Als Vorspeise zum Mittagessen wurde Rauchkäse gereicht, um die Lust aufs Trinken zu steigern. Reichlich Käse gab es als Dessert. Noch die wässrigste Suppe wurde – wie heute noch – mit geriebenem Hartkäse verfeinert. Käse war auch, wie schon zu Zeiten der Griechen, ein Hauptbestandteil zahlreicher Backwaren, Pasteten, salziger Kuchen und Torten – den »Vorläufern« von Pizza, Lasagne und Quiche. Gebraten wurde mit Schweinefett, später mit Olivenöl.

Konnte die ländliche Bevölkerung sich meistens weitgehend selbst versorgen, so war für die Mehrheit der Handwerker und Tagelöhner die Not oft groß, sodass der Staat mit Nahrungsmittelhilfen in Form von Getreide und Regelungen der Marktpreise eingreifen musste. Viele von ihnen verfügten über keinen eigenen Herd beziehungsweise über keine eigene Feuerstelle und mussten daher in Wirtshäusern essen.[10] Der einfache Schaf- und Ziegenkäse war Fleischersatz der Armen und auf die von den Wirtshäusern angebotenen Pasteten und salzigen Kuchen wollte selbst zu Hungerszeiten keiner verzichten.

Erst später, während der römischen Kaiserzeit (ab 27 v. Chr.) und auf dem Höhepunkt der römischen Esskultur, erschien die frische Milch in der Küche der reichen Stadtbürger. Geliefert wurde sie von stadtnah gelegenen großen Landgütern und Latifundien, die sich diese Milch teuer bezahlen ließen. Der berühmte Koch Apicius empfiehlt die Frischmilch für Fisch- und Gemüsesaucen sowie für Süßspeisen und Omelette.[11] Milch aber zu trinken wäre keinem Römer je in den Sinn gekommen. Ein Römer trinkt Wein. Die Milch der Tiere blieb Kindern und Frauen vorbehalten.

Nahrung und Heilmittel – die Milch der Frauen

Aus Sicht der antiken Ärzte jedoch war der Genuss von Milch und Käse nicht ganz unumstritten (siehe auch Kapitel III, Seiten 92–94).[12] Die antiken Ärzte schätzten Milch, gleich welcher Herkunft, generell als abführend und ausleitend ein sowie als heilsam für Geschwüre der Lunge, der Därme, der Nieren und der Gebärmutter. Sie empfahlen, sie mit Honig, Most oder auch Wein vermengt zu sich zu nehmen. So sei sie bekömmlicher. Doch Milch könne genauso gut schaden; vor allem Menschen, die an der Leber erkrankt seien, Fieber und Kopfweh oder gar Epilepsie hätten, würden keine Milch vertragen. Außerdem klumpe Milch im Magen zusammen und sei schwer verdaulich. Molke empfahlen die Ärzte ganz allgemein und vor allem den-

> **FRAUENMILCH**
>
> Die Frauenmilch enthält mit 0,9 Prozent sehr viel weniger Eiweiß als die Milch der Tiere und weniger Mineralstoffe (0,2 Prozent), dafür aber mehr Fett (4,0 Prozent) und sehr viel mehr Milchzucker (7,1 Prozent). Ähnlich wie die Stutenmilch und im Gegensatz zur Milch der Kuh enthält sie viel ungesättigte Fettsäuren, viermal mehr Vitamin E, doppelt so viel Vitamin C und Nicotinamid. Dafür ist der Gehalt von vielen anderen Vitaminen, vor allem B6 (rund 70-fach) höher in der Kuhmilch. Einen wichtigen Schutzfaktor für das Neugeborene ist das Lysozym. Es stärkt die Abwehrkräfte. Sein Anteil liegt in Frauenmilch mit 390 Milligramm je Liter (Stutenmilch 790 mg/l) 130-mal höher als in der Kuhmilch.[13]

jenigen, die unter chronischen Hautkrankheiten litten. Bei Entzündungen wurde Butter innerlich wie äußerlich verabreicht. Kritisch betrachtet wurde dagegen Labkäse, da er Sodbrennen und Blähungen hervorrufen kann. Positiv betont wurde die heilende Wirkung von auf Wunden aufgestrichenem Frischkäse.

Noch gab es keine Grenzen zwischen Nahrungs- und Heilmittel. Als Heilmittel galt in besonderem Maße die Frauenmilch. Möglichst direkt aus der Brust gesaugt, sei sie gut gegen Magenstechen und Schwindsucht. Mit Opium und Wachs versetzt sei sie auch als Salbe einsetzbar, die bei Gicht helfe, die Schmerzen zu lindern. Wer es ablehne, Milch »wie Knaben zu trinken«, dem könne auch Eselsmilch gereicht werden, so Gesner in seiner Zusammenfassung der Ratschläge antiker Ärzte.[14]

Frauenmilch war wertvoll, von ihr hing das Leben der Nachkommen ab. Starb die Mutter bei der Geburt, brauchte es den Ersatz durch eine Amme. Doch inzwischen war es wohl unter den reichen Bürgern im Rom der Kaiserzeit üblich geworden, die Kinder gleich einer Amme zu übergeben. Waren nicht schon Romulus und Remus von einer Wölfin großgezogen worden? Schwärmten nicht die griechischen Helden und ihre Götter gerade von »ihren« Ammen? Da half auch keine Moralpredigt der Philosophen wie die von Tacitus oder Plutarch, die sich sogar dazu herabließen, die sonst so verachteten »Barbaren«, die Germanen, lobend zu zitieren, da diese ihre Kinder stillen würden.[15]

Vätern standen das Recht und die Pflicht zu, das neugeborene Kind anzuerkennen oder es zu verwerfen. Das Aussetzen von Kindern war daher genauso legitim (jus expendendi) wie eine indirekte Form der Tötung. Sollte das Kind eine gewisse Überlebenschance bekommen, wurde es an der Milchsäule (columnea lactaria) nahe des Gemüsemarktes in Rom ausgesetzt, wo die Ammen auch ihre Dienste anboten.[16] Entschied der Vater sich für das

Kind und für eine Betreuung des Kindes durch eine Amme, so war er es, der eine Amme aussuchte und mit ihr beziehungsweise ihrem Mann einen entsprechenden Vertrag aushandelte. In diese Art Verträge flossen bald schon die Forderungen ein, die Ärzte für »gute« Frauenmilch entwickelt hatten: Die Amme musste »liebevoll« und »mäßig« sein, auf Weintrinken und Sex verzichten; sie sollte jung und nicht »ausgelaugt« von vielen Geburten sein, sonst wäre ihre Milch »dünn« und »schlaff«. Eine Urkunde aus dem Jahre 13 v. Chr. dokumentierte den Lohn der Ammen: Geld, Salböl, manchmal Kleidung sowie Tageslieferungen eines Kruges »bester Kuhmilch«.[17] Die Eltern verpflichteten sich ferner, das Kind dreimal monatlich zu besuchen. Ein Rechtsstreit aus dem ersten Jahrhundert n. Chr. zeigt, dass, wenn die Eltern zahlungsunfähig waren, die Amme das Kind behalten durfte.

Einen Ersatz für Frauenmilch gab es nur bedingt. Die Milch der Tiere, ganz gleich ob von Kuh, Schaf, Ziege oder Pferd, hat keine der Frauenmilch vergleichbare Zusammensetzung. Für alle Fälle wurde Ziegenmilch empfohlen. Ausgrabungen in Ägypten fanden frühe Gefäße, die die Form einer stillenden Frau aufwiesen. Vermutlich wurde Tiermilch hier abgefüllt und sollte sich durch die Form des Gefäßes in Muttermilch verwandeln. Gefunden wurden auch Flaschen mit einem brustähnlichen Ausguss.

Die Kraft der Milch – Siegreiche Nomaden

Butter, Sauermilch und frische Milch – für die Römer wie schon zuvor für die Griechen, kennzeichnete der Gebrauch von Milchprodukten die Welt außerhalb ihrer Imperien, die Welt der »Barbaren«.[18] Hingegen war die Verwendung von Käse und Öl in der Küche das Kennzeichen der eigenen Kultur und Kultiviertheit. Alle »Nicht-Römer« nennt der Geograph und Reisende Strabo pauschal »Skythen« und berichtet, sie würden sich von (Stuten-)Milch und Blut ernähren. Die Schreckensbilder der Blut und Milch trinkenden »Barbaren« schienen sich in späteren Jahrhunderten zu bestätigen, als die reitenden Hunnen unter Attilas Führung 400 n. Chr. eine ganz Europa umfassende Völkerwanderung nach Westen auslösten. 900 Jahre später lehrten dann die Heere des Dschingis Khan die Ritter und Bauern Europas das Fürchten.

Dass Milch in der Lage ist, gerade Völkergruppen, die in den Steppen leben, gut zu ernähren, besser oftmals als es die Ackerbaugesellschaften vermögen, ist ein Aspekt, der auch die Wissenschaften bewegte. Hatten die wertvollen Vitamine (Stutenmilch enthält doppelt so viel Vitamin C wie Muttermilch und viermal mehr als Kuhmilch) oder die Immunoglobuline des Molkeneiweißes oder gar das kräftige Kaseineiweiß die Überlegenheit

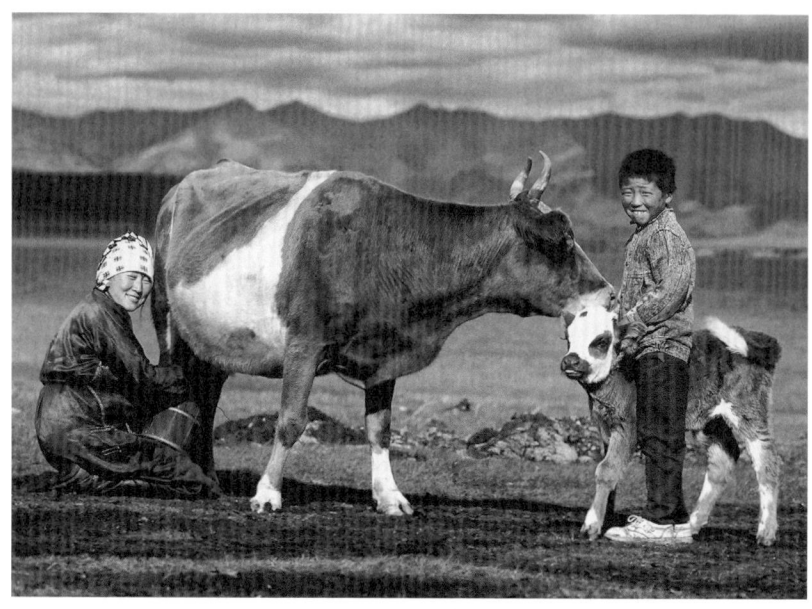

1 Eine nordmongolische Bäuerin melkt eine Kuh am Seeufer. Die Nomaden der Mongolei leben hauptsächlich von Milch und Fleisch. Aus der entrahmten Milch werden Quark, Käse und auch ein alkoholisches Getränk bereitet. Alltagsgetränk ist gesalzener Milchtee.

der indogermanischen Reiternomaden begründet? In mehreren Wellen waren sie zwischen 2500 und 2000 v. Chr. sowie nochmals um 1000 n. Chr. aus den Steppen Osteuropas gekommen. Sie hatten nicht nur ihre Kunst der Milcherzeugung und -verarbeitung mitgebracht, sondern auch erfolgreich Kriege geführt gegen die alteingesessenen Bauerngesellschaften – und sich doch mit ihnen vermischt.[19]

Frühe Zeugnisse

Die Kraft der Milch zeigt sich nirgendwo besser als in jenen Landschaften Europas, Asiens und Afrikas, die keinen oder nur noch wenig Getreidebau zulassen:[20] Keine Menschenkraft und keine Maschine, sei sie noch so energiesparend, könnte die spärlichen und doch zugleich so eiweißreichen Futtervorkommen der endlosen Weiten der Steppen, der felsen- und geröllreichen Berghänge und der feuchten Moore und Tundren einsammeln (Abbildung 1). Wiederkäuer haben sieben Mäuler, sagen die Viehzüchter in Somalia, denn soviel braucht es, um das Futter einzusammeln und daraus Nahrung zu machen. Die Milch der Ziegen, Schafe, Rinder, Kamele und Pferde ist, wenn die Kunst der Herdenführung es erlaubt, die tägliche Mahlzeit der Nomaden. Anders als die Griechen und Römer hinterlegen Hirten und Nomaden (bis heute) keine schriftlichen Zeugnisse.

Um die frühen Spuren der Milch in den nomadischen Gesellschaften zu verfolgen, können wir uns nicht wie sonst auf archäologische Funde verlassen, da diese nur die Städte erfassen.[21] Eine wichtige Quelle sind Reiseberichte. Die älteste Erzählung liefert die Bibel selbst: Abraham, Isaak, Jakob – die Patriarchen des Alten Testaments – waren Hirten. Sie und ihre Familien ernährten sich von frischer wie vergorener Milch. Einfacher Käse war neben Fleisch ihr Hauptnahrungsmittel. Ziegen und Schafe waren, wie überall in Afrika, vor allem Tausch- und Zahlungsmittel, um von den Ackerbauern Getreide fürs Brot zu erhalten. Dass das Verhältnis der Hirten zu den sesshaften Ackerbauern nicht einfach war, da die umherziehenden Hirten keine Grenzen anerkannten, davon berichtet schon die Bibel. In der Geschichte von Kain und Abel, den Söhnen Adams und Evas, zeigt sich eine Sympathie für den Hirten Abel. Sein Opfer soll Gott angenehmer gewesen sein. Der Ackerbauer Kain war neidisch auf den Bruder und erschlug ihn. Vieh war, wie heute noch Besitz, Status und Stolz der männlichen Viehzüchter. Der oftmals in den traditionellen Gesellschaften von den Frauen betriebene Ackerbau diente »nur« der Ernährung.

Noch Reisende des 17. Jahrhunderts berichteten, dass die Milch der Ziegen und Schafe, zusammen mit Brot, Datteln, Wein, Öl und Honig, die Hauptnahrung der ländlichen Bevölkerung Palästinas sei. Im 18. Jahrhundert staunte der Schweizer Orientalist Johann Ludwig Burkhardt über die dort lebenden Beduinen.[22] Butter gebe es im Überfluss, schon morgens zum Frühstück eine ganze Tasse. Alles schwimme in Butterfett, das aus der Ziegen- und Schafsmilch gewonnen werde. Burkhardt hatte sich als Araber verkleidet unters Volk gemischt, Zelte und Nahrung mit ihnen geteilt und dabei genau beobachtet, wie Butter und Quark hergestellt wurden. Dazu sei die früh am Morgen gemolkene Milch mit Lab aus einem Lämmermagen versetzt und so lange über dem Feuer erwärmt worden, bis sie geronnen sei. Man habe sie dann in einen Schlauch aus Ziegenleder gefüllt, diesen zwischen zwei Zelte gebunden und so lange hin und her bewegt, bis sich Butter absonderte. Die übrige Milch, die Buttermilch, diente als Getränk. Was nicht sofort getrunken wurde, hat man erneut erhitzt, zum Gerinnen gebracht und getrocknet sowie zerrieben. Dieses Quarkpulver konnte man lange Zeit aufbewahren. Mit Butter und auch mal mit würzigen Kräutern vermischt, wurde es dann gegessen.

Im Osten Europas wurde die Milch gesäuert und als Sauermilch/Joghurt oder Kefir getrunken. Die Jakuten im Norden Sibiriens vermischten sie mit ungeschlagener Butter und Wasser, bereiteten so das Getränk »Udan«. Davon berichtete der baltische Zoologe Thomas von Middeldorf, nachdem er in den 1840er-Jahren im Auftrag der russischen Wissenschaftsakademie zu ausgedehnten Reisen in den äußersten Norden Sibiriens aufgebrochen war.[23] Eines Tages war er von einem reichen Jakuten zum Essen eingeladen worden. Wie es sich aus Gastfreundschaft gehörte, tischte dieser auf, was sein Haus zu bieten hatte: Die Vorspeise war eine im Topf dick und gelb gekochte Sahne. Es folgte gefrorene Sahne und in Stückchen geschnittene gefrorene Butter. Jetzt erst kam der Fisch auf den Tisch, gefolgt von in heißem Wasser zerlassener Butter, einem Auerhahn und einer gekochten Rentierzunge. Kuhniere und Euter, beides fett in Butter gebraten, bildeten den siebten Gang und der wirkliche Höhepunkt kam zuletzt: S'alamat, ein Brei aus Butter, Roggenmehl und heißem Wasser, die Götterspeise der Jakuten wie auch anderer Turkvölker, die er auf seiner Reise besuchte.

Die in Zentralasien beheimateten Kirgisen nutzten während der milchreichen Sommermonate die Milch ihrer Stuten und bereiten daraus das berauschende Getränk Kumys. Dazu wurde die angegorene Stutenmilch in einem Lederschlauch gefüllt und immer wieder über mehrere Tage hinweg mit einem Stück Holz geschlagen, das an seinem unteren Ende eine Art Löffel hatte. Diese Prozedur wurde solange durchgeführt, bis die Milch zu schäumen und zu gären begonnen hatte wie ein junger Wein. Wilhelm von Rubruk, der Franziskanermönch, der sich im 13. Jahrhundert auf den Weg zu den Mongolen gemacht hatte, erinnert sich, dass diese Milch einen Geschmack von Mandelmilch hinterließ und »einem sehr angenehm hinuntergeht und schwache Köpfe trunken macht, denn sie ist sehr stark und berauschend.«[24] Im gleichen Verfahren wird aus Kamelmilch Kefir hergestellt und aus der Yakmilch das sogenannte Airan. Ähnlich den Beduinen stellten auch die nomadisch lebenden Völker Zentralasiens aus der gesäuerten Milch einen Quark her, den sie trocknen ließen. Dieser »Kurt« diente den Soldaten als Proviant. Zehn Tage lang konnten die mongolischen Krieger reiten, ohne gekochte Nahrung zu sich zu nehmen. Sie füllten dazu morgens ein halbes Pfund Kurt sowie Wasser in einen Schlauch. Sie hängten diesen an den Sattel, sodass er durch das Reiten kräftig durchgeschüttelt wurde. Am Abend war er dann verzehrfertig.[25]

STUTENMILCH

Stutenmilch hat zwar weniger Eiweiß als Kuhmilch, dafür aber – ähnlich wie die Kamelmilch – viel mehr von den besonders wertvollen, die Abwehrkräfte des Darmes stärkenden Immunglobulinen und von den Enzymen Laktoferrin und Lysozym. Beide wirken antibakteriell. Daher wird Stutenmilch auch heute noch eine Heilwirkung zugesprochen. Da Stutenmilch verglichen mit Kuhmilch einen siebenfach höheren Gehalt an Vitamin C und einen fünffach höheren Eisengehalt hat, ist sie das ideale Nahrungsmittel für alle Menschen, die wie Steppennomaden keinen Zugang zu frischem Gemüse und Obst haben.[26]

Vom Segen der Kamelmilch – Bei den Rendille in Kenia

> *Ein Kamelhirte ist ein Mann,
> ein Ziegenhirte ist ein halber Mann,
> ein Kuhhirte ist kein Mann.«*
> (Somalisches Sprichwort)

Kamele genießen ein hohes Ansehen.[27] Sie sind das ganze Vermögen, die Lebensgrundlage und das Zeichen sozialen Status' der Rendille im Norden Kenias. Wer seine Herde verliert, muss abwandern in andere Regionen und dort zum »armen« Ackerbauern werden. Vielleicht wird er sich noch ein, zwei Ziegen halten können, aber er wird sich keine Herde aufbauen können und schon gar keine Kamelherde.

Eine hohe Kunst ist es, sein Vieh so zu führen, dass die Familie täglich Milch zu trinken bekommt. Es ist eine Frage des Überlebens, denn andere Nahrung steht nur eingeschränkt zu Verfügung. Von dieser hohen Kunst erzählen die folgenden Beobachtungen aus dem gegenwärtigen Leben in Ostafrika:

Die Gruppe der Rendille sind Viehzüchter hoch oben im Norden Kenias, dort wo weite Trockensteppen und nur kurze Regenzeiten vorherrschen und kein noch so saisonaler Ackerbau mehr möglich ist. Milch liefert 75 Prozent der täglich verzehrten Nahrungskalorien der Rendille und sie stammt überwiegend von Kamelen. Deren Milch liefert alle wichtigen Nährstoffe und Vitamine, die gerade in Wüstenregionen sonst fehlen. Als frische Milch oder Sauermilch ist sie Nahrung und Wasser zugleich, vor allem für die Kinder. Daher messen die Rendille die Milchleistung eines Kamels auch nicht in Litern oder Gallonen, sondern in der Anzahl der Kinder, die täglich davon ernährt werden können. Das Kamel scheint sich dieser Verantwortung als Durstlöscher für die Kinder der Menschen und für das eigene Kind wohl bewusst zu sein: In trockenen Zeiten ist seine Milch wässriger als in Regenzeiten und enthält dann 91 Prozent Wasser, statt wie sonst 86 Prozent.

Um täglich Milch zu erhalten, müssen die komplizierten, sich im Rhythmus der Jahreszeiten ändernden Grundkoordinaten der Milcherzeugung beachtet werden: Die Zyklen der Fruchtbarkeit der Muttertiere, der Milchbedarf der Jungtiere, das Vorhandensein und die Güte von Futter und Wasser sowie die verfügbaren familiären Arbeitskräfte. Auch die Wertigkeit der Tiere selbst bemisst sich danach.

Ziegen und Schafe vermehren sich schnell. Jedes Jahr geben sie ein bis zwei Lämmern das Leben sowie anschließend, nach dem Absetzen der Lämmer, noch weitere drei bis vier Monate lang Milch. Ziegen und Schafe sind daher Fleischlieferanten sowie vorrangiges Tausch- und Zahlungsmit-

> **KAMELMILCH**
>
> Kamelmilch ist etwas Besonderes.[28] Sie hält sich auch angesichts großer Hitze zwischen ein bis fünf Tage frisch, ohne sauer zu werden. Verantwortlich dafür sind die antioxidant wirkenden Vitamine A, C, E und β-Carotin sowie das Enzym Lysozym mit seiner antibakteriellen Wirkung. Kamelmilch gilt daher in vielen Ländern als Schutz vor bakteriellen Krankheitserregern wie Salmonellen. Die Heilwirkung der Kamelmilch wird insbesondere von den zentralasiatischen Nomadenvölkern geschätzt. Kamelmilch kann Muttermilch ersetzen, da sie keine allergischen Reaktionen bei Kindern hervorruft; auch ist ihre Laktose besser verdaulich.[29] Sie stärkt durch ihre hohen Gehalte an Immunglobulinen sowie Vitamin C, Calcium und Eisen die Abwehrkräfte. Verglichen mit einer unter ähnlichen Steppenbedingungen gewonnenen Kuhmilch ist ihr Vitamin C-Gehalt dreimal so hoch. Aus Kamelmilch lassen sich gut Sauermilch und Quark herstellen, jedoch keine Butter und auch kein Käse.

tel. Rinder hingegen geben unter den trockenen Bedingungen Afrikas nur für kurze Zeit Milch und benötigen dazu viel und oft Wasser. Ihre Kälber allerdings können teuer verkauft werden. Anders das Kamel: Erst nach sechs Jahren wird das Kamel zum ersten Mal belegt und seine Trächtigkeit dauert zwölf bis 13 Monate. Das junge Kamel bleibt über ein Jahr bei der Mutter und das Muttertier gibt fast 15 Monate lang Milch. Erst zwei bis drei Jahre nach der Geburt darf das Kamel wieder belegt werden. Daher sind die Zyklen lang und es braucht mindestens 15 wenn nicht sogar 50 Jahre, um eine Kamelherde zu verdoppeln. Kamele sind der Grundstock des Reichtums. Sie werden nur selten eingelöst: Als Mitgift und Preis für die Braut oder zu anderen großen Ereignissen.

Um für einen Haushalt von fünf bis sechs Personen immer Milch im Haus zu haben, braucht es mindestens zwei milchgebende (laktierende) Kamele. Um jedoch zwei laktierende Kamele rund ums Jahr zu haben, muss eine Hirtenfamilie mindestens 15 Kamele besitzen: Junge heranwachsende Tiere, weibliche Kamele, die trächtig sind, weibliche Kamele, die keine Milch mehr geben und während der nächsten Regenzeit (und nur dann geht das) zum Kamel-Hengst gebracht werden, und natürlich das männliche Tier sowie männlichen Nachwuchs, falls der Herdenpatriarch ausfällt oder stirbt.

Vom Wasserbedarf der Tiere hängt nicht nur die Zusammensetzung der Herde ab sondern auch ihre Führung: Ziegen und Schafe brauchen spätestens alle fünf bis sechs Tage Wasser. Die Hirten ziehen daher mit ihnen zu weiter entfernt liegenden Futtergründen. Anders als die Schafe, finden die Ziegen auch an steinigen Hängen ausreichend Futter, knabbern an dorni-

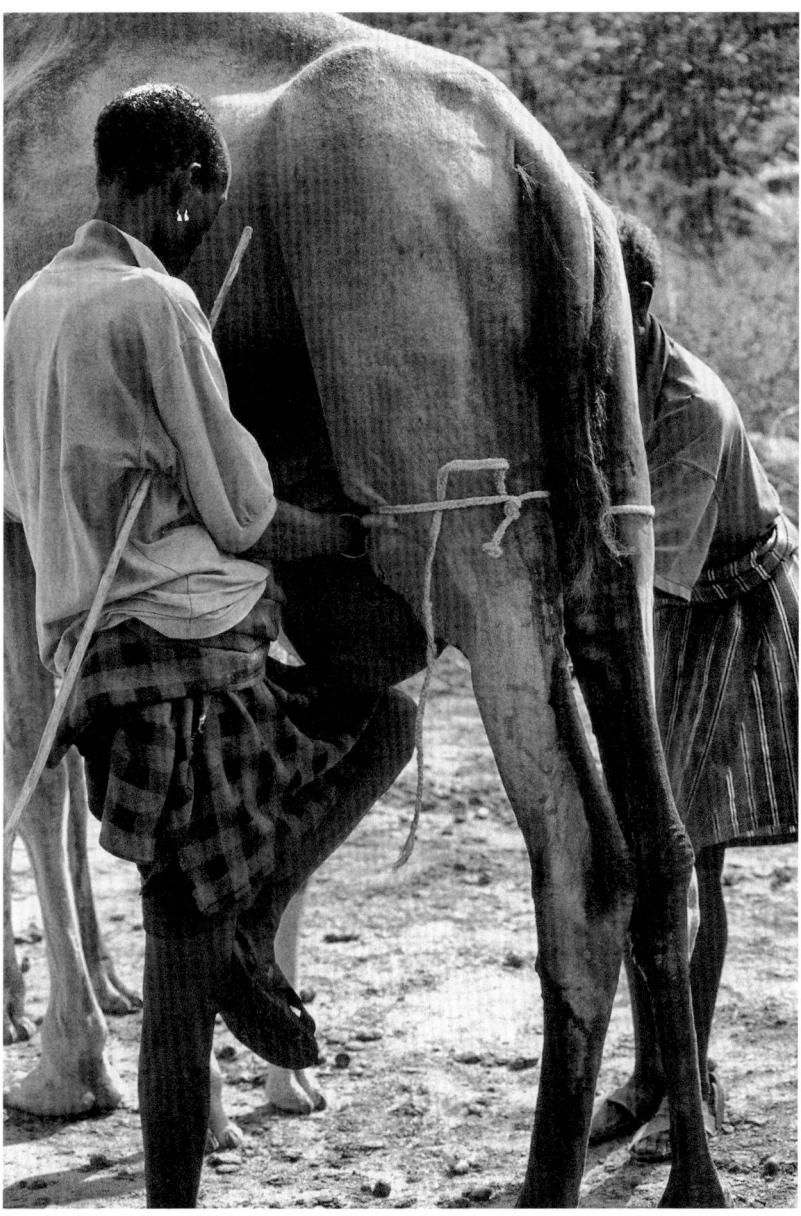

2 In der Steppe gibt Milch Nahrung für Tiere und Menschen. Beide müssen sich die Milch teilen. Bevor die Menschen das Kamel melken können, muss das Kalb »anrüsten«, das heißt den Milchfluss in Gang bringen, und danach das Muttertier fixiert werden.

gem Gestrüpp oder holen sich Blätter von Sträuchern. Daher werden Schafe und Ziegen getrennt geführt. Ein Rind muss spätestens alle zwei Tage zu einer Wasserstelle geführt werden. Fehlt es an Wasser, kann eine Kuh kein Futter aufnehmen, da ihr Vormagen nicht mehr funktioniert. Je trockener die Gebiete, je kürzer die Regenzeit, desto weniger können dort noch Rinder gehalten werden. Dort, wo die Rendille wohnen, werden nur noch wenige Rinder gehalten. Die Kamele können zu den besten und zugleich am weitesten entfernt liegenden, das heißt bis zu 70 Kilometer entfernten Futterplätzen geführt werden, da sie in der Trockenzeit nur alle 14 Tage trinken müssen (dann aber kräftig: 100 Liter in drei Minuten!). Ein Kamel kann zehn Tage lang rund 20 Liter Milch geben, ohne zu trinken. Während der Regenzeit muss es überhaupt nicht getränkt werden, da dann Wasserpfützen und der Pflanzenaufwuchs ausreichend Wasser enthalten.

Jede Familie der Rendille hält aus Gründen der Sicherheit (zum Beispiel falls Seuchen bestimmte Tiere töten), aber auch aus Gründen der Nutzung unterschiedlichen Futters verschiedene Tierarten: Schafe, Ziegen, Kamele – manchmal auch Rinder (Abbildung 2) (Pferden ist es hier schon zu trocken). Um diese Tiere zu den verschieden Futterplätzen führen zu können und zugleich ihren Rhythmus der Wasserversorgung zu befriedigen, braucht eine Familie viele Mitglieder: Die jungen kräftigen, unverheirateten Männer ziehen wochenlang mit dem Teil der Kamelherde, der aktuell keine Milch gibt, zu den weit entfernten Futterplätzen. Zur eigenen Ernährung nehmen sie allerdings ein milchgebendes Tier mit. Milch und Blut, das sie alle zwei Tage zapfen, sind ihre ausschließliche Nahrung in dieser trockenen Landschaft. Jüngere Männer und unverheiratete Frauen führen die Ziegen und Schafe während der Trockenheit zu den weniger weit von der Wasserstelle entfernten Futterplätzen. Im Haus leben dann nur noch die Älteren, die Kinder und die verheirateten Frauen. Sie betreuen diejenigen Tiere, die Milch geben, Kamele und Ziegen (Schafe werden meist nicht gemolken), zusammen mit ihren Nachkommen und führen sie zu den Futterplätzen rund um die Wasserstellen nahe des Dorfes.

Abends werden die Tiere zum Hof getrieben und gemolken. Dabei ist das Melken der Kamele ausschließlich Männersache und das Kamelkälbchen muss unbedingt dabei sein. Sonst gibt die Kamelmutter keine Milch.

Die Menschen teilen sich diese Milch mit den Jungtieren: Die abends und morgens gemolkene Milch ist für die Menschen, und die Milch, die das Kalb in der Nacht trinkt (mindestens dreimal im Abstand von vier Stunden, bis die Euter wieder gefüllt sind), gehört ihm. Tagsüber wird das Kalb von der Mutter getrennt, damit es nicht unkontrolliert trinkt. Die Milch wird zuallererst den Kindern gegeben, die Familie selbst ernährt sich eher von Getreide (Mais). Milch nehmen sich die Erwachsenen dann nur in den Tee. Erst wenn die Zeiten wirklich hart werden und der Regen über lange

Zeit ausgefallen ist, wird sich die Familie gegen die Ernährung des Kalbes und für die Ernährung der eigenen Kinder entscheiden. So lange wie es nur möglich ist, versuchen sie, hier einen guten Ausgleich zu finden.

Wie viel Milch einer Familie zur Verfügung steht, hängt von der Futterwüchsigkeit der näheren Dorfumgebung ab. Nur so viele milchgebende Tiere können dort gehalten werden, dass sie sich vom dorfnah vorhandenen Futter auch ernähren können. Meist sind es nur zwei Tiere pro Familie. Je länger die Trockenzeit voranschreitet, desto stärker nimmt deren Milchproduktion ab. Früher, wenn das Futter der nahen Umgebung zu dürftig wurde, ist die Dorfgemeinschaft der Rendille fortgezogen. Heute ist das schwieriger geworden, kriegerische Auseinandersetzungen und die von der Regierung gestellten festen Infrastrukturen (der Dorfladen und die Krankenstation) hindern sie am Weiterziehen. Sie schicken die Tiere zu den besseren Futtergründen und hoffen selbst auf Nahrungsmittelhilfe. Ihr traditionelles Nomadenleben wäre überlebensfähiger gewesen.

KAPITEL III

Neue Heimat –
**Die bäuerlich-
häusliche Milch**

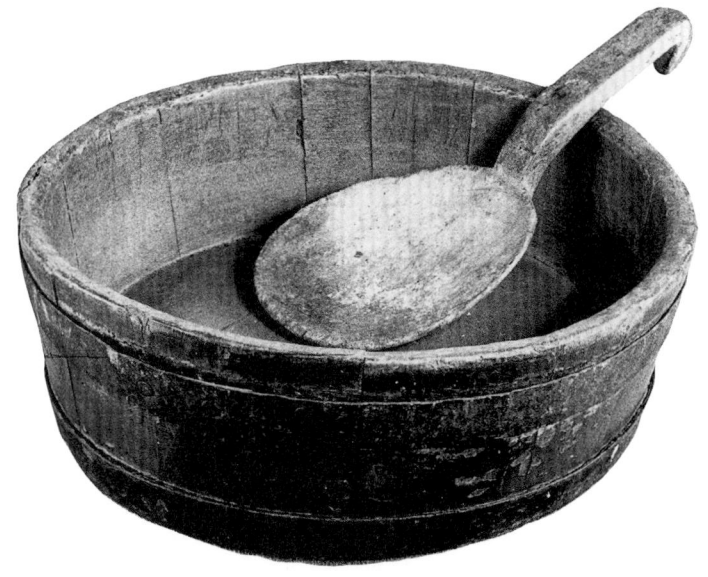

Im kühlen, regennassen Norden Europas wird im Verlauf des Mittelalters die Milch der Kühe, Schafe und Ziegen »sesshaft«. Ihre Erzeugung wird immer stärker in die Bewirtschaftung der Feldflur eingebunden. Nur in den Alpen, wo der Ackerbau schwierig ist, entstehen erstmalig auf Milch spezialisierte Höfe. Eine im späten Mittelalter bessere Versorgungslage auf dem Land und ein wachsender Wohlstand in den Städten ermöglichte den Bürgern der Städte, eine gehobenere Küche und Esskultur zu entwickeln. Auf den herrschaftlichen Tafeln lag nun Käse aus Italien und Frankreich, gesalzene Butter aus Holstein. Selbst die Bauern und ärmeren Schichten begannen, den Kuhmilchkäse als feiner und geschmackvoller anzusehen als den Schafskäse (Abschnitt 1).

Ab 1500 bricht auch für die Milch eine neue Zeit an. Lange Zeit hatten die Fastenvorschriften der Kirche den Konsum von Milchprodukten eingeschränkt. Vor allem Butteressen während der Fastenzeiten galt als »Sünde«, von deren Bestrafung im Jenseits man sich durch sogenannten »Butterbriefe« freikaufen konnte. Gegen diesen Ablasshandel, der für die Kirche eine willkommene Einnahmequelle war, wetterten Luther und die Reformatoren – mit Erfolg. Der Freigabe von Butter während der Fastentage gegen Ende des 15. Jahrhunderts verdanken wir nicht zuletzt den berühmten Dresdner Butterstollen, den es von nun an zur Adventszeit gab. Auch das heutige Butterbrot wurde in dieser Zeit »erfunden« (Abschnitt 2).

Milcherzeugung und Milchverarbeitung bleiben jedoch tief verbunden mit der Hauswirtschaft und dem Reich der Frauen. Rituelle Handlungen begleiten jeden Schritt der Milch, um Schaden abzuwehren. Zahlreiche Legenden und Märchen berichten von dieser Magie der Milch. Und wenn die Milch der Kuh einmal ausbleibt, so vermutete man »Schadzauber« der Hexen, zu denen man alte, alleinstehende und verarmte Frauen zählte. Solcherlei »Milchdiebstahl« und Hexerei werden in der Zeit der Gegenreformation hart bestraft (Abschnitt 3).

Das in der Renaissance wiederentdeckte Wissen der Antike um die Milch und ihre Heilwirkung wird neu aufgearbeitet. Erste schriftliche Abhandlungen über Milch entstehen und die Milch wird schließlich im 17./18. Jahrhundert Gegenstand der neuen Naturwissenschaften. Es galt, der Milch ihre Geheimnisse zu entlocken. Dabei gerät auch die Frauen- und Ammenmilch erneut ins Blickfeld der Gesellschaft (Abschnitt 4).

Milch – der lange Weg in den Alltag

»Wann's verhandten« –
Milch als Teil bäuerlicher (Haus-)Wirtschaft

»Wann's verhandten«, müsse man ihr täglich ein Maß saure und ein Maß süße Milch geben. Das war eine der Bedingungen, die die bayrische Altbäuerin Maria Grez aus Unterfinning 1717 bei der Übergabe des Hofes an ihren Sohn und die Schwiegertochter schriftlich niederlegen ließ. »Wann's verhandten« – das bedeutet nicht, dass diesem Hof die Milch grundsätzlich gefehlt hätte. Der Hof verfügte über Weiderechte und hatte immer schon drei bis vier Kühe gehabt. Die Bedingung der Altbäuerin war jedoch aus der Erfahrung gesetzt, dass es eben nicht das ganze Jahr über frische Milch gab. Sie wollte nur klarstellen: *Wenn* es Milch gibt, dann möchte ich meinen Teil davon bekommen.

Rainer Beck hat diese Geschichte der Maria Grez recherchiert. Anhand alter Flurkarten, notarieller Aufzeichnungen und anderer Quellen gelang es ihm, die bäuerliche Wirtschaftsweise eines bayerischen Dorfes für die Zeit um 1700 zu rekonstruieren.[1] Nur wenig unterscheidet sie sich von der Wirtschaftsweise, wie sie sich bis zum späten Mittelalter (11. bis 15. Jahrhundert) in Mitteleuropa weitgehend durchgesetzt hatte: Die Milch war fest eingebunden sowohl in die Gesamtwirtschaft des Einzelhofes als auch in die gemeinsame Flurnutzung des Dorfes.

Wie viel Milch eine Familie hatte, hing davon ab, wie viele Kühe, Schafe oder Ziegen sie halten konnte. Das wiederum war durch ihre Weiderechte (»Gemeinheiten«) limitiert. Dabei vergab die Dorfgemeinschaft (das Land des Grundherrn war davon ausgenommen) nur so viele Weiderechte, wie der einzelne Hof an Tieren durch den Winter bringen konnte.

Wer Weiderechte hatte, musste sein Vieh dem Dorfhirten übergeben (Hutzwang), damit die Tiere nicht unkontrolliert auf bereits bestellte Ackerflächen gingen oder sich an Wiesen wagten, deren Aufwuchs für die Heugewinnung als Winterfutter bestimmt war. Da individuelle Wege zu den einzelnen Feldparzellen fehlten, musste zudem auf den zu »Zelgen« zusammengefassten Feldern stets die gleiche Frucht und diese wiederum in gleicher Abfolge (Fruchtfolge) angebaut werden (Flurzwang): Auf Wintergetreide wie Roggen, Dinkel oder auch Weizen folgte Sommergetreide (Hafer) und anschließend blieb das Feld unbebaut (Brache).

Für die Tiere blieb meist wenig Futter übrig. Der Dorfhirte hatte sie nach bestimmten Regeln zu führen: Im Frühjahr, wenn der erste Aufwuchs noch knapp war, musste der Dorfhirte aufpassen, dass die Tiere weder in die mit Wintergetreide bestellten noch in die für die Sommersaat bereits hergerichteten Felder liefen. Da auch auf den Brachäckern ebenso wie auf den Wiesen noch wenig Aufwuchs war, trieb er das Vieh zunächst einmal in den Wald und auf die weiter entfernt liegenden mageren und mit Büschen besetzten Huteflächen. Erst danach ließ er das Vieh auf die Brachäcker, Wiesen und Weiden. Diese Vorweide, ebenso wie die spätere Nachweide, mussten alle Wiesen- und Ackerbesitzer gewähren.

Nach dieser kurzen Vorweide wurden Wiesen und Äcker gebannt. So flexibel der Beginn der Vorweide, so klar war, mit regionalen Varianzen, der Beginn des Banns am 23. April (Alt Georgi nach dem alten Kalender) beziehungsweise nach heutigem Kalender der 1. Mai. Gebannt waren alle Äcker sowie die Wiesen, die dem Heuschnitt dienten. Erst wenn das Heu als Winterfutter gewonnen war, wurde dieser Bann wieder aufgehoben. Das war meist am 24. Juni (Alt Johanni), was nach dem heutigen Kalender etwa dem 4. Juli (St. Ulrich) entspricht. Dann durften die Tiere auch diese Wiesen abweiden. Mancherorts wurde die Wiese ein zweites Mal gemäht (Öhmd- oder Grummetwiesen), dann blieben diese weiterhin gesperrt. Spätestens zum alten St. Michaelstag (29. September beziehungsweise 9. Oktober heutiger Zeit) aber mussten, bis auf das Brachfeld, das für die Wintersaat hergerichtet wurde, alle Wiesen und Äcker für die Nachweide freigegeben sein.

An Martini (11. November) war die Weidezeit endgültig vorbei und die Kühe kamen zusammen mit den anderen Tieren in den Stall. Der Hirte wurde ausbezahlt und die Bauern hofften, dass Heu und Stroh reichten, um ausreichend Tiere durch den Winter zu bekommen. Kälber, die nicht zur Nachzucht gebraucht wurden, wurden verkauft oder geschlachtet, ebenso die Schweine. Heu erhielten nur die milchgebenden Tiere und deren im Winter geborene Lämmer und Kälber. Als Einstreu für den Stall hatten die Bauern Laub aus den Wäldern geholt und im Frühjahr brachten sie den über den Winter gesammelten Mist auf die Getreidefelder aus.

Das Getreide hatte Vorrang bekommen sowohl für die Ernährung der Menschen als auch für die der Pferde, Arbeitsochsen und Arbeitskühe. Die Milch kam erst an zweiter Stelle und der Milchfluss folgte dem jahreszeitlichen Rhythmus des Futters und der Fruchtbarkeit der Tiere: Reichlich Milch gab es ab Mai, wenn endlich die Weiden grün und saftig waren. Die Maibutter galt immer schon als die beste. Bereits ab Herbst (Michaeli) wurde die Milch knapper, um dann während der Wintermonate schließlich ganz zu versiegen, bis im Dezember/Januar wieder die ersten Jungtiere geboren wurden. Dann aber musste sich die Familie die Milch mit den Jungtieren teilen.

Würde der Familie Grez aus Unterfinning die Milch einer Kuh allein zur Verfügung stehen, hätte sie zwischen Georgi und Michaeli rund vier bis fünf Liter Milch am Tag, rechnete Rainer Beck aus. Während dieser fünf Monate gab eine Kuh Dreiviertel ihrer Milchleistung. Im Mittelalter, schätzt

> **DER DORFHIRTE**[2]
>
> Das Hüten selbst war ein ganz schön stressiger Job, erinnerte sich Franz Josef Ferber. Er war auf einem Bauernhof in der Eifel während der 1940er-Jahre aufgewachsen. Schnell mal hatten sich die Kühe an den Heuwiesen oder an den Äckern gütlich getan. Zu sehr abgefressen waren die Feldwege und andere Restgrünlandflächen. Da war es schwierig gewesen, die oftmals wählerischen Kühe satt nach Hause zu bringen.
>
> Im Märchen »Tischlein deck' dich« jagt ein Schneider alle drei Söhne aus dem Haus, weil sie die Ziege, die Milchlieferantin der Familie, nicht satt nach Hause bringen konnten. Die Söhne beteuerten, sie hätten ihr die schönsten Kräutlein gegeben. Doch die Ziege behauptete stets das Gleiche »Wovon soll ich satt sein? Ich (…) fand kein einzig Blättlein, meh! meh!« Im Märchen löste sich das Futterproblem und damit die Frage der täglichen Kost durch goldene Dukaten aus dem Sack und ein Tischlein, das sich mit den besten Mahlzeiten von selbst decken konnte. Im richtigen Leben aber blieb die Futterfrage für das milchgebende Vieh von Anfang an einer der wichtigen Faktoren für die Milch auf dem Tisch.
>
> In früherer Zeit waren es die Armen im Dorf oder in der Gemeinde, die weder Haus noch Einkommen hatten, die sich als Hirten im Sommer (und Holzfäller im Winter) verdingen mussten. Vielfach waren es auch die Kinder der Bauern und ihres Gesindes. Nicht höher geachtet als das Vieh, das sie hüteten, wurden die Dorfhirten für ihre Dienste von der Gemeinde bezahlt oder vom Grundherrn entlohnt. Ihre Rechte und Pflichten wurden schriftlich niedergelegt. Das Ansehen der Hirten hing von den Tieren ab, die sie betreuten. Im späten Mittelalter und mit dem Aufstieg der Zünfte gehörte der Schafhirte zu den »unehrlichen Berufen«. Bei den ackerbauenden Franken standen später die Schweine hoch im Kurs und daher verdiente der Schweinehirt am meisten. Das änderte sich später, als die Rinder- sowie Pferdehirten in der sozialen Ordnung aufstiegen.

der Agrarhistoriker Wilhelm Abel, könnte der Milchertrag, den eine Familie von einer Kuh erzielte, bei 800 Litern pro Jahr gelegen haben.[3]

Die wenige Milch wollte daher gut genutzt und vor allem für die Winterzeit gut aufbewahrt sein. Um ein Kilogramm Butterschmalz zu erhalten, brauchte es den Rahm von 35 Litern Milch.[4] Die Bäuerin füllte dazu die frisch gemolkene Milch in flache Tonschüsseln (»Weidlinge«) und stellte diese in einen Schrank oder brachte sie in den kühlen Keller, bis sich nach zwei Tagen der Rahm oben abgesetzt hatte. Sie schöpfte diesen Rahm ab und füllte ihn in den Rahmtopf. Wer zwei bis drei Kühe hatte, der musste eine Woche lang den Rahm sammeln, bis es zum Buttern reichte. In der

Regel waren bis dahin sowohl der Rahm als auch die Magermilch sauer geworden. Im süddeutschen Raum wurde die Butter gekocht, abgeschäumt und als Butterschmalz in Töpfen im Keller aufbewahrt, um dann beim Kochen und Backen Verwendung zu finden. In nördlichen Regionen, vor allem in Skandinavien, ließ man die Butter alt und sauer werden. So konnte sie ebenfalls lange aufgehoben werden. Erst spät und in einem kommerziellen Rahmen wurde Butter gesalzen. Ließ man die Mager- oder Buttermilch gerinnen (»stöckeln«), bildete sich Dickmilch beziehungsweise Quark zum unmittelbaren Verzehr. Aus 2,5 Kilogramm Magermilch erhielt die Bäuerin etwa ein Kilogramm Quark. Dieser konnte zu Sauermilchkäse (zum Beispiel Harzer) weiterverarbeitet werden. Doch auch dieser Käse war nicht lange haltbar.

Milch oder Getreide? –
Über den Wandel der Land(wirt-)schaft

Fleisch, Sauermilch und Quark (lac concretum) sowie Butter (und Bier!) bildeten die Hauptnahrung der Germanen und Kelten.[5] Ihre Rinder waren klein, etwas mehr als einen Meter groß und daher wenig für die Arbeit des Lastentragens geeignet. Da die römischen Besatzer jedoch solche Arbeitskraft benötigten, hatten sie bei der Eroberung Germaniens einst eigene Pferde und Ochsen mitgebracht sowie ihre Schafe und Ziegen zur Milchversorgung. Mit dabei hatten sie auch ihre Kunst der »agricultura«. Während der römischen Kaiserzeit praktizierten sie diese im kolonisierten südlichen Germanien zur Eigenversorgung von Militär und Verwaltung auf den neu gegründeten Landgütern (villae rusticae). Die guten Weidegründe blieben den Arbeitstieren vorbehalten und die Kühe mussten sich mit den magereren Waldweiden begnügen (was ihre geringe Körpergröße begründete). Den römischen Rindern waren die Kühe der Germanen und Kelten jedoch in einer Angelegenheit weit überlegen: Sie gaben mehr Milch.

Das waldbewachsene Mitteleuropa war bis zum 8. Jahrhundert noch fast menschenleer. Ein kaltes Klima, Pest, Völkerwanderungen und brandschatzende Horden hatten das Wirtschaftsleben aufs Überleben reduziert. Alle lebten von der Landwirtschaft. Nicht nur die Bauern, auch die weltlichen wie kirchlichen Herren brauchten Land, um sich zu ernähren. Zur Bewirtschaftung dieses Landes forderten sie Arbeitsleistungen von den abhängigen Bauern (Hintersassen). Freie Bauern hingegen mussten einen Teil ihrer Ernte an sie abgeben (Zehnt/Zins). Die Wirtschaftsweise war einfach: Ackerbau wechselte mit langjährig als Brache genutzter Weide (Feld-Graswirtschaft). Intensiv bewirtschaftet wurden nur die Gärten. Sie lieferten Kraut und Hülsenfrüchte für die tägliche Kost. Das Fleisch kam aus den herbstlichen Schlachtungen von Haustieren und wurde in den Wäldern erjagt sowie aus den Seen und Flüssen herausgefischt. Es gab genug davon.

Bis ins frühe Mittelalter hinein unterschied sich das Leben der Nutztiere noch nicht so stark von dem der wilden Tiere, schließlich stellte der Wald, diese »ungezähmte Natur« (Duby), nicht nur während der Sommermonate sondern auch während des Winters (Laubheu) mindestens die Hälfte ihrer Nahrung. Man hatte den Tieren einfach eine Glocke umgebunden und Viehdiebstahl war ein schwer geahndetes Delikt.

Angeregt durch Kaiser Karl den Großen entwickelten sich ab Ende des 8. Jahrhunderts die christlichen (Benediktiner-)Klöster zu ersten Innovationszentren der Milchwirtschaft. Sie hatten sich nicht nur der großen Aufgabe verschrieben, dieses heidnische und umherziehende Volk des Nordens, Germanen und Kelten, zu christianisieren. Sie fühlten sich auch der Einführung der »agricultura« so wie es die römischen Agrarschriftsteller einst beschrieben hatten, verpflichtet. Mit den Anleitungen eines Columella oder Varro unter dem Arm betrieben sie Acker-, Obst- und Weinbau. Auf Geheiß des Kaisers richteten sie über die Eigenversorgung hinausgehende, größere Kuhhaltungen, sogenannte »vaccarias«, ein. Hier pflegten sie die aus Italien kommende Kunst der Labkäsebereitung, welche nur bei größeren Mengen Milch funktioniert. Sie verbesserten die einfachen frühen Techniken der Butterbereitung der Germanen, die Plinius noch als ein Schütteln der Milch in einem langen Schlauch beschrieben hatte, ersetzten die aus Ton geformten und auch zum Buttern verwendeten Milchtöpfe durch größere Stoßbutterfässer aus Holz und machten Butter durch Waschen, Kneten und Salzen haltbarer.[6]

Butter war für die Mönche eine »reine Speise« und konnte Fleisch ersetzen.[7] So waren es vermutlich die Mönche, die das künftige Wort für »Butter« prägten (siehe Kasten).

SCHMIERE UND SALBE – ZUM BEGRIFF »BUTTER«

Die Alemannen vor allem in der Schweiz, am Oberrhein und im Elsass hatten für Butter den Begriff »Anke« oder »Ancho«. Im slawischen Raum heißt Butter »Maslo«, was auch Salbe bedeutet. Die schwedische und dänische Bezeichnung »Smör« stammt vom altniederdeutschen »Smiör«, niederdeutsch »Schmeer«, was soviel bedeutet wie »Schmiere«. Bei den Finnen und Esten heißt die Butter «Voi«, bei den Lappen »Wuoi« und in Ungarn »Vaj«. Hier gibt es eine Verwandtschaft mit dem englischen Begriff für Molke »whey«. Butter stammt wohl vom lateinischen »butyrum« ab und hat sich, vermutlich ausgehend vom nördlichen Gallien, erst ab dem 9. Jahrhundert mit der in Klöstern begonnenen Herstellung von gesalzener Butter verbreitet. Gebräuchlicherweise ist Butter feminin. Im oberdeutschen Sprachraum jedoch ist es üblich »der Butter« zu sagen.[8]

Im Verlauf des Mittelalters hatten Grundherren und Adel jedoch begonnen, die Nutzungsrechte der Bauern am Wald stark einzuschränken. Ihr herrschaftliches Jagdrecht verbot es den Dorfbewohnern, weiterhin Vieh in den Wald einzutreiben. Für den Historiker Massimo Montanari war diese Abschaffung der Nutzungsrechte am »unkultivierten Boden« das zentrale Ereignis, das die Ernährung der Bevölkerung künftig prägen sollte. Getreide, ergänzt um die Früchte des Gartens, wurde nun die Nahrungsgrundlage. Alle anderen Nahrungsmittel, so auch die Milch, mussten sich darum herumgruppieren. Wald- und Weideflächen fielen auch dem neuen, eisenbeschlagenen Streichbrettpflug zum Opfer, mit dem das Land kräftiger und tiefer bearbeitet werden konnte. Eine steigende Bevölkerungszahl musste (und konnte) ernährt werden (vom 8. bis zum 12. Jahrhundert verdoppelte sich die Bevölkerung Europas) und die neue Wirtschaftsweise der Dreifelderwirtschaft erlaubte höhere Getreideerträge. Die von Familie Grez und ihrem Dorf Unterfinning um 1700 herum immer noch praktizierte Dreifelderwirtschaft war eine der großen Neuerungen des späten Mittelalters. Durch die streng geregelte Form der Vor- und Nachweide waren erstmalig Viehhaltung und Ackerbau näher zusammengekommen. Zugleich aber schränkte sie überall dort, wo der Ackerbau gut möglich war, die an die Weide gebundene Milcherzeugung ein.

Zusätzliches Land wurde gewonnen: Küsten eingedeicht, Moore entwässert, verödete Regionen in Frankreich neu besiedelt und die Kolonisation der Gebiete östlich von Elbe und Saale vorangetrieben. Zwar dominierte nun der Ackerbau, aber überall, wo er an seine Grenzen kam: entlang der Meeresküsten, in den höheren Mittelgebirgslagen und in den Flussauen, dort entfaltete sich eine neue Kultur des Grünlandes. Möglich wurde dies durch die neue Technik der Langsense. Sie hatte (wie immer in der Geschichte nie gleichzeitig und überall) die schwere und kurze Sichel (Hippe), mit der das Laubheu gewonnen wurde, abgelöst. Im Zusammenspiel von Beweidung und ein- bis zweimaliger Schnittnutzung zur Heugewinnung entstanden artenreiche Wiesen (die wir heute unter Naturschutz stellen): die Glatthaferwiese, der Magerrasen auf den kargen Bergstandorten und die Feuchtwiesen der Niederungen.

Ackerland und Grünland, Getreide und Milch – sie haben eine wechselvolle und ineinander stets verschränkte Geschichte. Als im ausgehenden 13. Jahrhundert Hungersnöte die Bevölkerung schwächten und 1350 die Große Pest über Europa fegte, da starben ein Viertel bis 40 Prozent der Bevölkerung Europas. Dörfer verödeten, und aus Ackerland wurde vielerorts wieder Weideland. Milch und Fleisch profitierten von der fehlenden Nachfrage nach Getreide. Europa erholte sich und die Anzahl der Menschen stieg wieder an. Weitere Phasen innerer Landnahme folgten. Gerade in Deutschland schufen die Entwässerung der Moore, die Eindeichung der

Küsten und die Begradigung der mäandrierenden Flüsse immer wieder neues Ackerland aber auch neues Grünland mit Wiesen und Weiden.[9]

Geblieben ist das Ringen der Weidetiere um das beste Land: Pferde und Ochsen (auch Kühe) brauchten gutes Weideland, denn sie waren als Zugkräfte wichtige Energielieferanten. Die aufstrebende Wollindustrie des Rheinlands beanspruchte Weideflächen (wie in Flandern und England) für eine wachsende Anzahl an Schafen. Kühe, Schafe und Ziegen brauchten zudem Flächen, um den Milchbedarf der Jungtiere und Menschen zu decken. Was war wichtiger: Energie, Wolle oder Milch? Jede Region beantwortete diese Frage im Laufe der Zeit immer wieder ein wenig anders.

Eine für die Milch neue Kraft kam jetzt aus den wachsenden Städten. Die sieben Kreuzzüge (1096 bis 1270) hatten Handel und Geldwirtschaft besonders in Oberitalien angekurbelt. Sie hatten die Städte groß und ihre Bürgerschaft reich gemacht. Auch in Deutschland waren bis 1350 alle wichtigen Städte gegründet worden. Bis auf die wenigen wirklich großen Städte wie Köln (35 000 Einwohner), Brügge und Antwerpen (je 40 000 Einwohner) waren die Grenzen zwischen Stadt und Land fließend. Viele Stadtbürger, Handwerker und Kaufleute verfügten über Land außerhalb der Stadttore und versorgten sich über dessen Erträge selbst (Ackerbürger). Viehhaltung in den Städten war verbreitet und sorgte für Unmut durch Kot und Gestank. Wer konnte, hielt sich eine Kuh, die ärmeren wenigstens eine Ziege. Wie auf den Dörfern auch, wurden die Tiere von amtlich bestellten Gemeindehirten betreut.[10] Das reichte natürlich bei weitem nicht aus, um alle Menschen in der Stadt zu versorgen. Die Städte begannen daher, sich ihr (Ernährungs-)Umfeld zu organisieren. Sie sprachen sogenannte Marktzwänge aus, legten erste Markt- und Qualitätsregeln fest und kontrollierten darüber die Ein- und Ausfuhr von Nahrungsmitteln. Butter und Käse wurden auf den lokalen Märkten gehandelt.

Langsam änderten sich auch die Agrarverfassungen. Die Grundherren hatten begonnen, statt Arbeitsleistungen von den Bauern mehr Anteile an ihrer Ernte zu fordern – oder gar Geld. Herrschaftliches Land wurde frei (Auflösung der Villikationen) und neu vergeben, Höfe aufgesiedelt. Die ländliche Gesellschaft begann sich zu differenzieren und es entstand das, was wir heute unter bäuerlichen Betrieben verstehen: eine breite Schicht sogenannter »Vollhufen«-Bauern, die ausreichend Land zur Eigenversorgung hatten, sowie zahlreiche Klein- und Kleinstbauern, die wie die Landlosen und Tagelöhner zusätzliches Einkommen benötigten, um zu überleben. Zugleich erwachten die Dörfer zu neuem Selbstbewusstsein. Viele hatten begonnen, ihre Angelegenheiten, vorneweg die Nutzung der Feldflur, selbst zu regeln, so wie wir es im Dorf Unterfinning bereits gesehen haben.

Eine im späten Mittelalter bessere Versorgungslage auf dem Land und ein wachsender Wohlstand in den Städten ermöglichte den Bürgern der

Städte, eine gehobenere Küche und Esskultur zu entwickeln. Viel Essen und Völlerei reichten jetzt zur sozialen Distanzierung nicht mehr aus. Qualität und Herkunft der Nahrung wurden wichtige Merkmale. Auf den herrschaftlichen Tafeln lag nun Käse aus Italien und Frankreich, gesalzene Butter aus Holstein. Selbst die Bauern und ärmeren Schichten begannen, den Kuhmilchkäse als feiner und geschmackvoller anzusehen als den Schafskäse.[11] Dennoch: Einfacher Käse durfte auf keinem Tisch fehlen. Er war und blieb der Fleischersatz der Armen.

Schwaigen –
ein frühe Spezialisierung auf reine Milchwirtschaft

Käse war nicht nur Nahrungsmittel sondern, wie Wein, auch ein Tausch- und Zahlungsmittel.[12] Mit Käse wurden Dienste der Hintersassen belohnt, Käse war Naturallohn sowie Verköstigung der Tagelöhner und des Gesindes. Sogar Kaufleute und Beamte sind von Grafen und Herzögen mit Käse bezahlt worden.

Die weltlichen wie kirchlichen Grundherren der Alpentäler rechneten sich mit der Produktion von Käse daher einen guten Gewinn aus. Bereits im 12. Jahrhundert begannen die Erzbischöfe von Salzburg wie die Grundherren in der Steiermark und in Kärnten, die Besiedlung der höher gelegenen, vormals nur als Sommeralpen genutzten Tallagen der inneren Alpen voranzutreiben. Dazu gründeten sie über 2000 auf Milchwirtschaft spezialisierte Bauernhöfe, die sogenannten »Schwaigen«.[13] Die neu angesiedelten Bauernfamilien erhielten von ihnen Kuh- und Schafherden sowie Saatgetreide gestellt. Schließlich erlaubte die hohe Lage der Höfe nur in geringem Umfang einen Ackerbau zur Eigenversorgung. Zur Grundausstattung einer Schwaige gehörten ferner Holznutzungsrechte, da das Erhitzen der kupfernen Käsemilchkessel viel Brennmaterial benötigte. Als Gegenleistung und Zins mussten die Familien 300 Käselaibe pro Jahr an den Grundherren liefern. Wer Schafe hielt, musste oftmals zusätzlich Wolle oder Loden abliefern. Für diesen überall gleich hohen Käsezins reichten vier bis fünf Kühe oder 20 bis 30 Schafe aus. Was übrig blieb, diente der eigenen Ernährung. Reine Kuhschwaigen waren wohl eher selten, da die höher gelegenen Almwiesen besser mit Schafen zu nutzen waren. In den Herden liefen immer auch Ziegen mit, da diese das fressen, was Kühe und Schafe verschmähen. Ziegen nutzen zudem die oberen gerölligen Bergwiesen. Viel Ziegenkäse war daher für den Eigenbedarf erzeugt worden, eine Tradition, die im Alpenraum noch lange fortbestand.

So mussten ganz beachtliche Mengen an Käse zusammengekommen sein. Der Historiker Stolz, der 1930 die Aufzeichnungen der Grundherren (Urbare) analysierte, errechnete allein für die Grafschaft Tirol, dass die Bauern rund 100 000 Kilogramm Käse pro Jahr als Zinsgut ablieferten. Die

Qualität dieser Käse war selten genau beschrieben worden. Vermutlich waren es Mischungen aus Kuh-, Schaf- und/oder Ziegenmilch. Es waren wohl kleine, durchschnittlich 750 Gramm wiegende Käse, und ihre Qualitäten reichten von vollfettem Weichkäse bis zum Sauermilchkäse. Auf dem Rücken von Eseln oder Menschen wurde der Käse dann über die Pässe aus den südlichen Alpentälern herausgebracht und in den oberitalienischen Städten verkauft. Die Käse der nördlichen Schwaigen hingegen wurden vorrangig in den regionalen Alpenstädten vermarktet.

Im Verlauf des 15. Jahrhunderts entwickelten die kleineren Städte der nördlichen Alpentäler einen neuen Hunger: Der Bergbau hatte Menschen von überall her angezogen. Die Bergarbeiter wohnten als Kostgänger bei Bauern oder in eigenen Wohnungen. Eigenes Land hatten sie keines. So hing ihre Versorgung von dem ab, was ihnen die Bergwerke als Naturallohn in Form von Butterschmalz, Weizen, Speck (neben Schmierfett, Schuhen und Wollstoff) gaben. Den Rest mussten sie auf dem Markt hinzukaufen. Nicht Käse, sondern das kalorienreiche Butterschmalz bildete jetzt, zusammen mit dem Mehl, ihre Grundnahrung. Diese neue Nachfrage bewog die Grundherren des nördlichen Alpenrandes, die Abgabepflicht umzustellen. Statt der 300 Käselaibe musste eine Schwaige nun zwischen 30 bis 36 Pfund Butterschmalz als Zins abliefern.

Die Bergwerke brauchten jedoch große Mengen Butterschmalz. Für die 150 Arbeiter des Bergwerkes in Hütten/Pongau seien es jährlich 1261 Pfund Schmalz gewesen.[14] Eine solche Menge war nicht immer einfach und schon gar nicht in jedem Jahr aus der Region zu beschaffen. Es wird berichtet, dass die Tiroler Bergwerke das Butterschmalz sogar aus Böhmen beziehen mussten. Die Bergwerkbetreiber versuchten außerdem, sich über Vorkaufsrechte das Butterschmalz der Bauern zu sichern. Was wiederum die Städte aufbrachte. Sie reagierten mit Marktzwängen und einer sogenannten Anfail-

---

**KÄSE, SCHMALZ UND ZIGER:
DIE »DREIHEIT« DER WEIDEWIRTSCHAFT**[15]

Aus der abgesahnten Abendmilch wurde *Käse* hergestellt. Er war bis zu einem halben Jahr lagerbar. Der Rahm wurde zum länger haltbaren *Butterschmalz* verarbeitet. Aus den Resten der Käseherstellung, der Molke, wurde der sogenannte *»Ziger«-Käse* hergestellt, der nur der eigenen Ernährung diente. Dazu wurde das Molkeneiweiß der gelbweißen Sirte (Molke) stark erhitzt und unter Zugabe von Säure restlos ausgefällt.

Im Tessin wird der Ziger »Ricotta« genannt, im Wallis »Sérac« und bei den Glarnern gibt es den »richtigen« Ziger, denn sie nennen alles andere »Hüdeliziger«.

pflicht, die Händlern Ankauf, Lagerung und Wiederverkauf wichtiger Lebensmittel wie Käse und Butterschmalz verbot (Verbot des Fürkaufs). Die Versorgung dieser Bergbaustädte und Marktflecken blieb oft prekär. Hungertyphus und Revolten wurden im 16. Jahrhundert immer häufiger.

Milchbrei und Milchsuppen in Stadt und Land

Welch ein Traum vom mühelosen Sattwerden![16] Im Märchen der Brüder Grimm »Der süße Brei« bekommt ein armes Mädchen einen Topf geschenkt, der auf Zuruf »guten süßen Hirsebrei« kocht. Nun essen Mutter und Tochter süßen Brei sooft sie wollen. Als eines Tages die Mutter das Töpfchen nicht mehr zum Halten bringen kann, da kocht es immer fort und der Brei steigt über den Rand, füllt die Küche, das ganze Haus und schließlich die Straße und die ganze Stadt. Wer jetzt in die Stadt kommen will, der muss sich durch den Hirsebrei durchessen[17] (die spätere »Not« des Überflusses nimmt dieses Märchen schon vorweg).

Der sorgfältig mit Milch zubereitete Brei aus Hirse, Gerste oder Hafer war im Mittelalter und bis weit in die Neuzeit hinein mehr als bloß hungerstillende Kost der Bauern. Er sei »als ein besseres Essen empfunden worden«, bemerkte der Germanist und Ernährungsforscher Moriz Heyne, denn beim Brot war das Getreide »nur« mit Wasser versetzt. Noch bis in die 1920er-Jahre hinein haben die niederländischen Bauern ein bis zweimal täglich Haferbrei gegessen.[18] Der Brei war schmackhaft, nahrhaft und in den einfachen, mit offenem Feuer und Kessel sowie Pfannen ausgestatteten Küchen schnell zuzubereiten. Und dabei keinesfalls eintönig. Alles was Küche und Garten zu bieten hatten, ergab endlose Breivarianten. Geschätzt war der Brei auch bei Handwerkern und Arbeitern. Noch bis Ende des 18. Jahrhunderts war er ihre Morgenspeise, berichtet der Chronist Hauser aus Zürich. Brei sei sogar ein Synonym für Nahrung selbst gewesen.[19] Aus der bürgerlichen Küche allerdings verschwand der mit Milch zubereitete Brei im Verlauf des 17./18. Jahrhunderts beziehungsweise blieb nur noch als Kinderkost (Griesbrei) erhalten.

Die Verachtung, mit der die Bürger seither auf den Brei (auch Gries oder Grütze genannt) schauten, der als Kost armer Häusler, Kötter oder Landarbeiter galt, wurde seiner tatsächlichen Bedeutung für die Ernährung keinesfalls gerecht. Eine spezielle, sehr arbeitsaufwendige Entspelzung der Körner hatte dafür gesorgt, dass der Keim und die vitaminreiche Aleuronschicht des Getreidekornes nicht verletzt (Pochverfahren) wurden. Durch Einfeuchten, Trocknen (Darren) und »Stampfen« hatte man im Getreidekorn einen Fermentationsprozess in Gang gebracht, der die Stärke in Zucker umwandelte. Gerade die Hirse schmeckte dann, ganz ohne Zusatz von Honig (später Rübenzucker), richtig süß und sie war zugleich gut lagerbar.

Mit heißer Milch übergossen und eingeweicht, konnten zum Beispiel auf diese Weise bearbeitete Haferkörner ganz ohne Kochen gegessen werden.

Aus dem Chorherrenstift im oberbayerischen Indersdorf erfahren wir, dass das Gesinde im Jahr 1493 mit viel Milch und Brei verköstigt worden ist. Morgens Wassersuppe mit Schweineschmalz. Mittags Gerstenbrei mit Gemüse (»krawt«) sowie Milch.[20] Zur Nacht hin nochmals Milchsuppe mit Gemüse. Im Sommer war es kaum anders. Morgens Grütze, mittags Buttermilch statt Milch und abends, wie gewohnt, die Milch- oder Rahmsuppe. Nur an den Feiertagen wurden – und dann reichlich – Schweinefleisch und Gemüse gereicht.

Obwohl sich gerade im Mittelalter die Ernährung der einfachen Leute stark von der Herrenspeise zu unterscheiden begonnen hatte, vor allem durch die Menge und Qualität des Fleisches (sowie Importware wie Gewürze), verband der mit Milch gekochte Brei wieder die sozialen Schichten. So mochte auch Reichsgraf von Öttingen aus dem schwäbisch-fränkischen Nördlinger Ries noch zu Beginn des 16. Jahrhunderts keinesfalls auf den Milchbrei verzichten. Ausführlich legte er schriftlich fest, welche Speise »die Wächter, landwirtschaftlichen Knechte, Jägerbuben, Arbeiter und fronenden Bauern« zu erhalten haben, und welche er für sich selbst wünschte:[21] Die Untergebenen erhalten morgens Getreidebrei aus Hafer, Gerste oder Hirse, Milch für die Arbeiter und Suppe für die anderen. Mittags soll die Suppe Fleisch enthalten, Gemüse und Pfeffer oder »eingemacht flaisch«, was so viel bedeutete, wie kleingeschnittenes (Abfall-)Fleisch, das in Fett gebraten und unter Zugabe von Wurzelgemüse in einer Mehlsauce serviert wurde. Abends soll es erneut Suppe mit Fleisch, Getreidemus und Milch geben. Er selbst aber erwartete mehr: Mittags soll es acht und abends sechs Gänge geben. Ein Gang davon muss der Getreide-Milchbrei sein, darauf möchte der Graf nicht verzichten. Für die meisten der anderen Gänge erwartet er reichlich Fleisch vom Ochsen und vom Kalb, Geflügel und Wildbret.

Eng verbunden mit dem (Milch-)Brei war die Milchsuppe. »Herbstmilchsuppe«, das hätten die Alten in den 1940er-Jahren immer noch gerne gegessen, erzählt die niederbayerische Bäuerin Anna Wimschneider in ihrer Biographie.[22] Wenn im Herbst die frische Milch knapper wurde, begann man die »gestöckelte«, das heißt die dick und sauer gelegte Milch (Hirgstmilch) im Keller in Bottichen zu sammeln. Immer wieder wurde die oberste Schicht abgenommen und neue, »gestöckelte« Milch untergerührt. Stöckeln, im Westfälischen nannte man es »hotteln« (= gerinnen), war eine Art der Dick- beziehungsweise Sauermilchzubereitung aus Magermilch. Milch wurde dazu zum Kochen gebracht, Salzwasser und Lab zugefügt, die weißen Käseflocken, die »Hotten«, dann mit einem Sieb abgeschöpft, damit die Molke abfließen konnte. Die Übergänge zum Quark sind fließend. Zur Suppenbe-

> **SAUERMILCH**
>
> In allen Regionen, die Milch erzeugen, wurden neben Butter und Käse auch Verfahren entwickelt, um die (Mager-)Milch selbst durch gezielte Säuerung haltbarer zu machen. Die Hirgstmilch ist nur ein Verfahren. In Schweden und Norwegen legte man Blätter des Fettkrautes *(Pinguicula vulgaris)* in die Milch. Eine besondere Milchsäurebakterienart macht die Milch sauer und schleimig. In unwegsamen Berggebieten war dies die Nahrung der Hirten während der Sommermonate (Taettemilch). Auf Island bereitete man Skyr indem die Milch bei hohen Temperaturen gesäuert und dann der Sauermilchquark abgefiltert wurde. Sauermilchprodukte wie Kumys, Kefir und Joghurt wurden im ost- und südeuropäischen Raum für die Milch von Ziegen, Schafen, Stuten und Büffeln entwickelt.[23]

reitung wurde diese gestockte Milch aus dem Bottich geholt, mit Mehl verrührt und in kochendes, gesalzenes Wasser gegeben. Wahlweise wurden statt gestockter Milch auch frische Milch, Buttermilch und (wenn man es sich leisten konnte) auch Rahm untergerührt.

Hottenmilch gab es noch bis ins 19. Jahrhundert hinein auf den westfälischen Gutsbetrieben als nahrhafte wie durstlöschende Vorspeise zum Mittagessen. Typisch für diesen wie den ganzen nordwestlichen Raum waren »Warmbier« und die »Soppen«. Für das Warmbier wurde Schwarzbrot (Pumpernickel) mit Roggenmehl versetzt, mit Bier übergossen und aufgekocht. Im Sommer ersetzte verdünnte Milch das Bier. Für die »Soppe« wurde Brot eingeweicht und mit heißem Fett übergossen.

Diese sauren Suppen und (Milch-)Breigerichte sowie Milchgetränke wurden auf dem Land erst im Verlauf des 19. Jahrhunderts zunächst mit Kartoffeln ergänzt, dann durch Kaffee, Rübenzucker und Butterbrot ersetzt. Dass ein solcher Wandel nicht immer freiwillig geschah, davon berichtete Freiherr von Ascheberg aus Haus Venne in Amelsbüren/Westfalen. Sein »nur im Stall tätiger« Baumeister sei wohl durch die 1848er-Revolution aufmüpfig geworden, klagte der Graf. Er wolle statt des Kaffees sein gewohntes Warmbier![24] Aus heutiger Sicht hatte der Baumeister damit nicht unrecht. Sein Warmbier war sicherlich nahrhafter und stärkender als die moderne Ersatzkost aus Kaffee, Zucker und einem Brot, dessen Vitamine und Proteine durch den Mahlprozess abhanden gekommen sind (die im 19. Jahrhundert öffentlich beklagte schlechte Ernährung der ländlichen wie städtischen Unterschichten hing, so gesehen, auch mit dem Verlust des Milchbreis und der Milchsuppe zusammen.)[25]

Welche Akzente die Milch und ihre Produkte bei den Alltagsspeisen auf dem Land wie auch in der Stadt zu setzen vermochten, das entschied im 15./16. Jahrhundert immer noch weitgehend die Landschaft. Nehmen wir Zürich und sein Umland: Hirse- beziehungsweise Haferbrei waren die Grundnahrung der Städter, und zwei Drittel des Züricher Käsebedarfes lieferte das Umland.[26] Noch stärker bestimmte für die Landbewohner des Züricher Umlandes die Landschaft die Grundmelodie ihrer Breikost: Am rechten Zürichseeufer lebten die Weinbauern. Ihre Kinder tranken keine Milch sondern Wein, berichten die Chronisten. Und während die Getreidebauern im Nordwesten morgens ihren Brei beziehungsweise ihr Mus aus Hafer, Gerste oder Hirse mit nur etwas Milch versetzt aus der gemeinsamen Schale löffelten, begann der Tag der Viehzüchter beziehungsweise Hirten in der Gegend des linken Seeufers mit einer Suppe aus halb entrahmter Milch und Ziger oder Ziegersüffi (eine Art Buttermilch). Da sie nur wenig Getreide anbauen konnten wurde ihre Milchsuppe mit einem Zusatz aus getrockneten Früchten als Brotersatz angereichert. Dickmilch mit einem kräftigen Löffel Hafermehl versetzt, galt bei ihnen als stärkendes Mittagessen. Im Oberland hingegen wurde die Milchsuppe mit eingeweichtem Brot und viel Pfeffer genossen.

Milch als Handelsware oder wie die Butter die Reformation beflügelte

Bitten um Butter

Mit dem 16. Jahrhundert begann eine neue Zeit: Seewege rund um den Globus öffneten sich, die Seefahrt forderte Proviant – unter anderem aus haltbarem Käse.[27] Amerika wurde entdeckt, kolonisiert und langsam begannen die Früchte der Neuen Welt, Kartoffeln, Mais und Tabak, ebenso wie Kaffee und Kakao die traditionellen Speisen und Essgewohnheiten Europas zu verändern. Auch die Milch wurde von diesen Veränderungsprozessen erfasst und begann ihre traditionellen Grenzen zu überwinden. Eine dieser Grenzen bildeten die religiösen Speisevorschriften.

Als Martin Luther am 31. Oktober 1517 seine 95 Thesen an das Tor der Schlosskirche von Wittenberg schlug, könnten die seit Jahrzehnten kursierenden Butterbriefe das Fass zum Überlaufen gebracht haben. Luthers Zorn richtete sich auf den Ablasshandel, eine Praxis der römisch-katholischen Kirche, die den gläubigen Menschen anbot, sich von den Konsequenzen ihres sündhaften Verhaltens für eine bestimmte Zeit freikaufen zu können, etwa für die 40 Tage währende Fastenzeit. Mit den sogenannten Butterbriefen (Laktizinien-Dispense) konnten sich ganze Regionen oder Städte ein zeitlich begrenztes Recht auf Sünde durch Butteressen während der Fastentage erkaufen. Da Butter gerade im deutschen Raum sehr geschätzt war, hatten sich diese Dispense in den letzten Jahrzehnten zur besonders lukrativen Einnahmequelle für die Kirche und die Kurie in Rom entwickelt. Diese Regeln seien nicht göttlich, sondern »Menschenwerk«, wetterte Luther in seinen Reden und Schriften. Das Volk dürfe sich nie wieder die Butter vom Brot nehmen lassen und es könne nicht angehen, dass hier »die Freiheit, Butter zu essen« verkauft würde. Auch würde dadurch das Butteressen »als eine größere Sünde betrachtet wie Stehlen und Unzucht treiben«.[28]

Strikte Fastenzeiten als Zeiten innerer Einkehr hatten sich einst die Mönche im frühen Christentum auferlegt. Nachdem im Verlauf des 13. Jahrhunderts fast jedes Dorf nördlich der Alpen seine Kirche bekommen hatte, versuchten die Pfarrkirchen die Fastengebote dem einfachen Volk nahezubringen. 140 bis 150 Fastentage gab es im Jahr. Strikte Fastentage waren die vierzig Tage vor Ostern und die vierzig Tage vor Weihnachten. An diesen Tagen musste sowohl auf Fleisch, Blut sowie auf Butter, Käse und Eier verzichtet werden. Während der Woche war dies der Freitag (früher auch noch der Mittwoch). Die »mageren«, sogenannten »Abstinenztage« waren »nur« fleischlose Tage. Dies betraf vor allem den Samstag, oft auch den Montag. Wie immer gab es regionale Unterschiede. Für die fleischlosen Tage waren Fisch (lange umstritten!), Hülsenfrüchte sowie Käse und Eier als Ersatzprodukte des Fleisches erlaubt. Der Heringshandel der Hanse gründete, wie wir noch sehen werden, unter anderem auf dieser Ausnahmeregelung.

Problematisch empfunden wurde, dass an den mageren, fleischlosen Tagen statt Butter, Schmalz und Speck nur Öl verwendet werden sollte. In den südlichen Ländern und dem Vorderen Orient, der Wiege des Christentums, war das keine schwer einzuhaltende Vorschrift. Aber in Sachsen, der damaligen Heimat Luthers, wuchsen nun mal keine Olivenbäume! Darauf hatte schon Herzog Albrecht hingewiesen, als er an Rom die Bitte richtete, Butter an mageren Tagen verwenden zu dürfen.

Der Konflikt war alt. Karl der Große verkörperte ihn bereits in seiner Person. Einerseits war er Germane und Frankenkönig, der gute Butter schätzte, andererseits musste er als römischer Kaiser und Christ die Fastengebote beachten. Bereits um 800 n. Chr. hatte er beim Papst um eine Ausnahmegenehmigung für die nördlichen Klöster seines Reiches gebeten, da »sie keine Oliven besitzen, wie diejenigen jenseits der Alpen«.[29] Ohne Erfolg. Die römisch-christliche Kirche brauchte 500 Jahre, bis das Konzil von Angers erlaubte, Butter als »magere Kost« zu verwenden. Für die strikten Fastentage blieb sie hingegen nach wie vor offiziell verboten, wenn auch die Praxis vieler Klöster anders aussah …

Als Butterersatz gab es für die, die es sich leisten konnten, teure Importware. Das gemeine Volk musste sich mit den offensichtlich schlecht schmeckenden einfachen Lein- oder Rapsölen begnügen. Mit diesem Öl, das Rom an den Fastentagen vorschreibe, so Luther weiter in seiner Schrift an den christlichen Adel deutscher Nation, würden die Menschen in Rom sich nicht einmal ihre Schuhe einschmieren.[30]

Im ausgehenden 15. Jahrhundert kämpften ganze Regionen wie die Bretagne, die Schweiz und das Alpenvorland um die päpstliche Genehmigung des Butteressens. Sehr früh, bereits 1456 erwarben sich die Schweizer Eidgenossen sowie »andere Alpenbewohner« von Papst Calixtus III. eine Lockerung der Fastengebote und durften fortan an allen Tagen Käse, Ziger und Butter essen.[31]

35 Jahre nach dem Schweizer Dispens erstritt Anna von Bretagne für sich und ihre Angehörigen (1491) das ständige Recht, Butter an allen Fastentagen essen zu dürfen, und der Kardinal und Erzbischof Amboise (1493 bis 1510) ließ aus dem Erlös der Butterdispense einen Turm der Kathedrale von Rouen bauen. Im Volksmund nennt man ihn den »Butterturm«.[32]

Butterbriefe waren vor allem in Süddeutschland verbreitet: So war 1485 in Bayern ein allgemeiner Dispens verkündigt worden. Jeder, der während der Fastentage Milchspeisen verzehren wollte, musste in den Opferstock der Kirche so viel Geld einlegen, wie er mindestens an einem Tag für Essen ausgeben würde. Wer es ohne einen Ablasszettel dennoch wagte, Milch und Butter sowie Eier während der Fastentage zu verzehren, dem drohten ewige Verdammnis und das Fegefeuer. Ein Viertel der Einnahmen ging nach Rom für den Bau des Petersdoms, der Rest wurde – mit päpstlicher Genehmigung – für den Kirchenbau in Landshut, Neumarkt und Ingolstadt verwendet.

Butterbriefe gehorchten durchaus nicht nur der Seelennot der Sünder, sondern auch der Finanznot der Fürsten und Herzöge. Ganz besonders in Sachsen, der Heimat Luthers. Die Herzöge Sachsens, Albrecht und Georg hatten begonnen, eigene Milch-, Butter- und Eierbriefe auszugeben, die aufgrund ihrer zwanzigjährigen Laufzeit (üblich waren sonst 40 Tage) den Rang von Wertpapieren bekommen hatten: Herzog Georg wollte mit diesen Dispensen die Elbtalbrücke bei Torgau/Sachsen finanzieren. Damit keiner Anstoß an diesen Geschäften nahm, überwies der Herzog 25 Prozent der Einnahmen nach Rom.[33]

Die Kirche selbst war längst gespalten über diese Praxis der Butterbriefe. Gerade das Ansinnen Herzog Albrechts, der 1491 Papst Innozenz III. um einen Laktiziniendispens für seinen Regierungsbezirk Dresden gebeten hatte, provozierte einen rund fünfjährigen theologischen Streit. So war die päpstliche Zusage nur unter der Bedingung gegeben worden, dass jährlich ein bestimmter Betrag für den Bau des 1484 abgebrannten Freiberger Doms aufgebracht werden müsse.[34] Diese Praxis von Rom lehnte nicht nur Martin Luther, sondern auch der ihn unterstützende Kurfürst Friedrich III. von Sachsen heftig ab.

Die Freigabe von Butter während der Fastentage hatte, neben den reformatorischen Konsequenzen für die Kirche, auch eine genussvolle Seite. So freute sich gerade die Bäckerzunft in Dresden. Die dortigen Bäcker hatten so dringend auf diesen von Herzog Albrecht erbetenen römischen Butterbrief gewartet. Nun durften sie endlich den vorweihnachtlichen Fastenstriezel mit Butter backen (zuvor war der Fastenstriezel aus Hafer, Wasser und Öl, vermutlich Leinöl, gebacken worden).[35] Immer mehr Zutaten: Rosinen, Mandeln und feines Weizenmehl kamen hinzu und so wurde aus dem 1474 erstmalig erwähnten, etwas faden Fastenstriezel der berühmte Dresdner Butterstollen.

Neue Märkte –
Aufbruch an der Küste und in den Alpen

Bereits zweihundert Jahre bevor die Reformation die Milch aus dem Regelwerk der kirchlichen Speisevorschriften befreit hatte, legte die Hanse einen wichtigen Grundstein für eine auf die neuen städtischen Märkte hin ausgerichtete, kommerzielle Butter- und Käseerzeugung. Die Milch wagte damit weitere Schritte heraus aus einem Wirtschaften, das vorrangig auf Eigenversorgung hin ausgerichtet war.[36]

Mit ihren neuen, auf Massentransport von Salz konstruierten Hansekoggen brachten die in der Hanse zusammengeschlossenen Städte und ihre Händler das teure und hochwertige Salinensalz aus Lüneburg in die salzarmen skandinavischen Länder und zu den Fanggründen des Herings, dieser begehrten Fastenspeise. Ab dem 13. Jahrhundert nahmen sie auf der Rückfahrt neben Getreide aus Osteuropa gesalzene Butter aus Norwegen, Schweden und Dänemark mit. Diese verkauften sie in den aufstrebenden Hansestädten bis weit nach Westfalen und ins Rheinland (Köln). Der Umfang dieser Butterlieferungen ist schwer zu rekonstruieren. Belegt ist, dass in Lübeck 1368 (zum Höhepunkt des Hansebundes) die Butterimporte aus Skandinavien, nach Tuch und Hering, mit 6,5 Prozent des Warenwertes an dritter Stelle standen.[37] Ab dem Ende des 14. Jahrhunderts verlagerte sich der Buttereinkauf der hanseatischen Händler nach Holland, Friesland und Flandern beziehungsweise nach Antwerpen, das seit 1350 der zentrale Umschlagplatz für holländische Butter und für Käse geworden war.

Die Konservierung von Butter mithilfe von Salz war neu, denn traditionell hatte man sie in den nördlichen Ländern sauer werden lassen. Diese Neuerung schien wohl von den gallischen, in der heutigen Bretagne/Normandie gelegenen Klöstern ausgegangen zu sein, um so die Seefahrer mit einer haltbareren Butter versorgen zu können. Von dort aus hatte sich das neue Verfahren entlang der Küste über Flandern, Friesland bis nach Skandinavien ausgebreitet. Der Aufwand zur Herstellung gesalzener Butter war groß. Damit die Butter fest und für die langen Transportwege entsprechend haltbar war, musste sie mehrfach gewaschen, geknetet und gesalzen werden. Schließlich war das importierte Salz teuer (pro Kilogramm Butter brauchte es 30 bis 40 Gramm Salz). Die Butter wurde anschließend in Fässern eingeschlagen verkauft. Da sich das nur lohnte, wenn die höheren Kosten durch höhere Erlöse aufgefangen werden konnten, trug diese Butter Gelderwerb und Fernhandel von Anfang an in sich. Sie war somit das Produkt größerer Kuhhaltungen, wie sie in den weltlichen wie kirchlichen Vorwerken zu finden waren. Doch selbst für diejenigen, die sich diese Butter leisten konnten, die Haushalte des Adels und reicher Bürger, war diese Butter dennoch ein Luxusgut.

Als im Verlauf des 15./16. Jahrhunderts die Hanse zerfiel, blieb ihr Erbe zurück: ein Fernhandel mit gesalzener Butter als Grundlage für ein Geldeinkommen aus der Milchwirtschaft sowie eine den ganzen Nordwesten kennzeichnende butterreiche Esskultur. Getragen wurde diese Entwicklung von der neuen Wirtschaftskraft der frühen Industrialisierung und des Welthandels, die den Nordwesten Europas zum neuen Kraftzentrum Europas machte und schließlich die wirtschaftliche wie kulturelle Dominanz Oberitaliens ablöste.

So zeichnete Olaus Magnus (1490 bis 1557) im Jahr 1539 eine Karte von Nordeuropa (carta marina), auf der er – statt Berge und Flüsse zu markieren – all die Orte »herrlicher frischer Sommerbutter« einzeichnete. Eine ganze Butterzone erstrecke sich zwischen dem 52. und dem 84. Höhengrad des Nordpols, schrieb er in den begleitenden Anmerkungen. Dort könne man »überall wegen der fruchtbarsten Weiden der Länder und der reichsten Viehherden die größte Menge an Butter finden«. Olaus Magnus war ein schwedischer Geistlicher, der 1525 durch die Reformation ins römische Exil flüchten musste. In Rom nun vermisste er die nördliche Esskultur und sicherlich die »gute Butter«. So träumte er sich hinein ins Irland des 16. Jahrhunderts, wo man wegen der »Menge des Viehs und der Fruchtbarkeit der Weiden« so große Mengen gesalzener Butter finden würde, dass die Gefäße oder Fässer nicht ausreichen, obwohl sie schon so groß seien (30 bis 40 Fuß lang und vier bis fünf Fuß hoch).[38]

Seine »Butterzone« war schon dem Turiner Leibarzt des Herzogs von Savoyen, Pantaleonis de Confluentia, aufgefallen. Dieser hatte Ende des 15. Jahrhunderts in zahlreichen Reisen die Milchwirtschaft des Nordens kennengelernt und ein Buch dazu geschrieben. Mit dem kritischen Blick, verwöhnt von den besten Käsesorten Savoyens und des südlichen Italiens, besuchte er England, die Normandie, Flandern und Deutschland. Sein Urteil fiel hart aus: Der Burgunder Käse aus La Bresse sei oft »nichts taugend, unschmackhaft, bröckelig und erdig«. Die Bretonen würden dem Käse das Beste vorenthalten, das Milchfett, da sie lieber alles mit Butter essen würden, sogar die Fische, was »sehr ungebührlich« sei. Ähnliche Kritik übte er am englischen und deutschen Käse. Gar keinen guten Käse fand er in Flandern. 1477 sei er nach Gent gekommen und habe beobachtet, wie morgens acht oder zehn mit Milch beladene Wagen durch ein Stadttor gefahren seien. Ähnliche Mengen kämen durch die anderen Stadttore, alle Milch würde verkauft und getrunken werden. Dass man in Gent so viele Aussätzige finden würde, das sei bestimmt auf diese Gewohnheit zurückzuführen, meinte er abschließend und versteckte nur mühsam seine kulturell bedingte Abneigung gegen den Genuss frischer Milch hinter einer Aussage des ärztlichen Fachmannes.[39]

Schon ab dem 12. Jahrhundert waren die Flamen (wie auch die Bretonen und Niederländer) für ihre Butter und ihren Butterverzehr berühmt gewesen.[40] Aus Neid heraus verspottete man sie, denn Brabant war eines der früh industrialisierten Wollgewebezentren Europas und entsprechend reich. Selbst die Bauern waren so reich, dass sie es sowohl bei ihrer Kleidung als auch der Ausstattung ihrer Häuser »mit jedem beliebigen Kaufmann« aufnehmen konnten.[41] Sie hatten sich auf die Belieferung der städtischen Märkte eingestellt und begonnen, das Brachland mit arbeitsintensiven Marktfrüchten zu bebauen, später auch mit Klee und anderen Leguminosen, um die Milchviehfütterung zu verbessern.

Luxushandel mit Butter betrieben zu dieser Zeit auch schon die Niederländer, und ein altes holländisches Sprichwort besagt, man würde hundert Jahre alt werden, wenn man eine Mahlzeit mit Butter begänne oder beendete.[42] Ihr Freiheitskampf gegen die spanische Herrschaft (1568 bis 1648) hatte die Niederländer nicht nur zur führenden Handels- und Seemacht werden lassen. Ihren Führungsanspruch dehnten sie nun auch auf die Buttererzeugung aus. Sie würden jetzt die »beste Butter« liefern, auch die verwöhnten Amsterdamer würden inzwischen holländische Butter schätzen, schrieb 1664 der holländische Geschichtsschreiber Martin Schoock. Es würde soviel Butter erzeugt, dass fast ganz Europa damit versorgt werden könnte.

Mit sichtlichem Stolz und in Abgrenzung zum katholischen Spanien (und Flandern) lässt er nicht unerwähnt, dass es der protestantische Fleiß der Holländer gewesen sei, die holländische Art und Weise der Butterherstellung selbst in Indien, in Taiwan sowie bei den Chinesen zu verbreiten. Größere Milchviehhaltungen seien dort eingerichtet worden, um Butter nach holländischer Art zu erzeugen.[43]

Ist es Zufall, dass in den reformierten Ländern die Milch dominiert und zu Geldeinkommen und auch Wohlstand beiträgt? In England hatten die Landlords im Nordwesten wie auch die Bauernhöfe ihre Kuhherden vergrößert, Milchkammern aufgebaut, um mehr Käse zu erzeugen und diesen über die neu ausgebauten Kanäle an die schnell angewachsene Bevölkerung Londons zu verkaufen. In der inneren Schweiz hatte man sich schon ab dem

14. Jahrhundert auf die Viehzucht konzentriert und ab Mitte des 16. Jahrhunderts waren die Schwyzer Sennen dazu übergegangen, Käse für überregionale Märkte zu erzeugen, um diese in die norditalienischen Hafenstädte zu verkaufen (1561 wird der »Schwizerkäse« erstmalig urkundlich erwähnt). Die Bauern der Westschweiz bis hoch ins Berner Land vergrößerten daraufhin ihre Herden. »Es kommt so ungeheuer viel Geld herein, dass man es kaum glauben kann«, berichtete der reformierte Schweizer Theologe Oswald Myconiius (1488 bis 1552). 20 Kühe würden so viel Geld und noch dazu soviel Milch bringen, dass die Familie, das Gesinde und die Jungtiere davon satt werden könnten.[44]

Wie genau vollzieht es sich, wenn die Bauern ihre vorrangig auf Eigenversorgung hin ausgerichtete Milcherzeugung nun stärker auf den Markt ausrichten? Welche Bedingungen müssen hierzu noch erfüllt sein? Wie verändert sich dabei die Landschaft? Der amerikanisch-niederländische Historiker Jan de Vries hat die Geschichte eines solchen Aufbruchs einer Gemeinde in Friesland während des 16./17. Jahrhunderts beschrieben.

Ein friesisches Dorf richtet sich auf den Milchmarkt aus

Die Geschichte der friesischen, südlich von Leeuwarden liegenden Gemeinde Idaarderadeel und ihrer acht Dörfer beginnt im Jahr 1511.[45] 179 Familien leben hier, nur vier haben kein eigenes Land. Alle, auch die wenigen ansässigen Adeligen, müssen mit dem auskommen, was das Land hergibt. 40 Prozent der Gemarkung sind Ödland. Regelmäßige Sturmfluten überschwemmen die Acker- und Weideflächen auf den Marschböden. Die nutzbare Vegetationszeit ist daher kurz. 150 Jahre später, Mitte des 17. Jahrhunderts, hat sich die Einwohnerzahl dieser Gemeinde praktisch verdoppelt und beträgt 2552 Menschen. Die Zahl der Bauern ist gleich geblieben. Handwerker, Torfstecher, Kaufleute sind hinzugekommen und die Ortschaft Grouw ist zum lokalen Handelszentrum aufgestiegen, hat sogar einen eigenen Hafen bekommen. Buttereinkäufer und -verkäufer, Viehhändler und Kommissionäre wie auch Bauern, alle haben investiert und Boote gekauft, um Butter, Käse und Vieh in die nächstgrößeren Märkte zu verbringen. Viel Geld haben gerade die Bauernfamilien in die Hand genommen, haben sich verschuldet, um noch größere Ställe, noch besser ausgestattete Milchkammern, aber auch um noch prachtvollere Privathäuser zu bauen. Alles dreht sich jetzt um die Milch und um das Geld, das mit dieser Milch erlöst werden kann. Was war geschehen?

Das 17. Jahrhundert ist eine Blütezeit für die Niederlande. Amsterdam ist die neue Drehscheibe des Welthandels geworden und hat damit Rotterdam und Antwerpen abgelöst. Die seit 1648 vollständig unabhängig gewordenen Niederländer haben nicht nur ihr Kolonialreich ausgebaut, sondern auch begonnen, kräftig in die eigene Landes- und Wirtschaftsentwicklung zu

MILCHMÄDCHEN IN SCHLESWIG-HOLSTEIN

In Schleswig-Holstein haben Gutsbesitzer im 16. Jahrhundert begonnen, ihre Kühe an Holländerfamilien zu verpachten, die vor der Reformation geflohen waren.[46] Diese brachten ihr Know-how in der Milchwirtschaft mit. Der Gutsherr sorgte für Weideland und Winterfutter, die Pächterfamilie für die Kühe und die Milchverarbeitung sowie für die Vermarktung. Als im Verlauf des 18. Jahrhunderts aus den großen Gütern Nebenhöfe, die sogenannten »Meiereihöfe«, ausgegliedert und als ganze Höfe verpachtet wurden, nannte man diese »Holländereien«. Erst im 19. Jahrhundert übernahmen die Gutsherren die einträglichen Holländereien in Eigenregie.

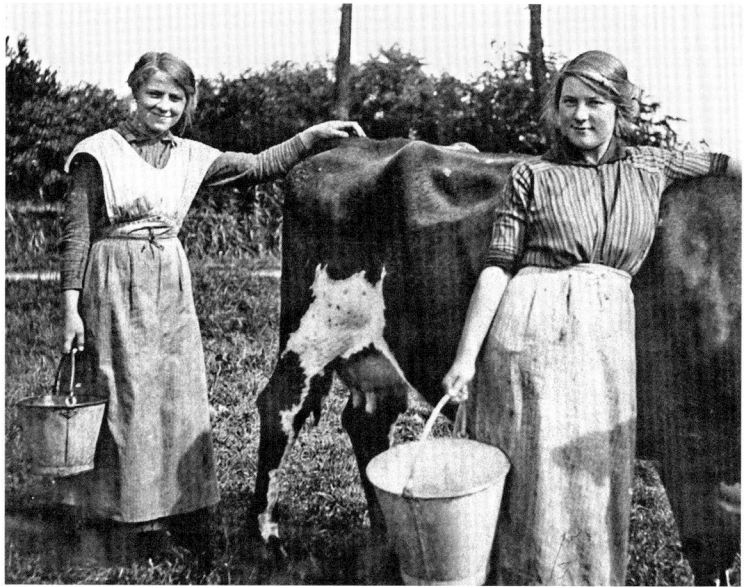

1 Zwei Milchmädchen auf einer Weide bei Elskop im Kreis Steinburg in Schleswig-Holstein. Noch um 1920, als dieses Bild entstand, wurden die Kühe vorwiegend von Hand gemolken. Das Lächeln der Mädchen täuscht über die schwere Arbeit hinweg.

Eine durchschnittliche Holländerei hatte 150 Kühe. Rund 14 Personen waren dort beschäftigt: Der »Holländer« (Meier), der die Geschäfte überwachte, die »Holländerin« (Meierin), die die gesamte Milchverarbeitung unter sich hatte und dazu die mindestens zwölf Milchmädchen anleitete und überwachte. Die Arbeit war hart und der Tag lang.

Im Sommer standen Mägde und Meierin um zwei Uhr in der Früh auf. Die Meierin rahmte die Milch des Vortages ab, die Mägde schütteten

> die übriggebliebene süße Magermilch ab und reinigten die Gefäße. Gegen vier Uhr gingen die Mägde mit dem Traggestell für zwei Melkeimer auf die Weide. Jede musste 16 bis 20 Kühe melken und hatte dafür zwei Stunden Zeit.
>
> Bis 1930 wurden die Kühe noch von Hand gemolken. Die Milch wurde in 30-Liter-Eimer gefüllt und zurück auf den Hof getragen. Dort filterten die Mägde die Milch durch ein feines Haarsieb, trugen sie in den Keller und schütteten sie in die bereit stehenden flachen Holzschalen (Satten). Dort setzte sich der Rahm nach circa 36 Stunden (im Winter erst nach 48 Stunden) bei einer Kellertemperatur von zehn bis 15 Grad Celsius ab. Die Verantwortung trug die Meierin. Vieles musste bedacht sein, damit eine gute Rahmbildung und daraus eine gute Butter entstehen konnte: Die Einflüsse von Futter, Alter der Tiere und dem Laktationsstadium musste sie kennen, Temperatur und Zeit genau abstimmen. Steht der Rahm zu lange bei hoher Temperatur, wird er sauer, bei schwülem Wetter muss auch schon mal in der frühen Nacht abgerahmt werden.
>
> Der abgeschöpfte Rahm wurde nun in ein Holzfass eingeschlagen, damit er säuert. Nach einigen Tagen konnte er zu Butter geschlagen werden. Nach einer Dreiviertelstunde intensiven Stoßens mit einer Stange im Stoßbutterfass setzten sich die Fettkügelchen zu Butter zusammen. Das war schwere Arbeit! Arbeitserleichterung brachte das später eingeführte Roll- oder Drehbutterfass. Dann musste die Butter geknetet, gewaschen und gesalzen sowie die sich absondernde Magermilch zu Käse weiterverarbeitet werden. Diese Arbeit füllte fast den ganzen Vormittag. Anschließend mussten die Mädchen im Garten und in der Außenwirtschaft weiterarbeiten.
>
> Die Mädchen wohnten in einfachsten, unbeheizten Schlafräumen. Ihr Leben war von Arbeit geprägt, von vielen Konflikten, ungewollten Schwangerschaften, fristlosen Kündigungen und Ausgehsperren sowie einem allgemein niedrigen sozialen Status. Nur die Landschaftsmalerei des 18. und 19. Jahrhunderts nahm sie als Topos, um die Natürlichkeit des Landlebens zu verherrlichen.

investieren. Kirchenland war durch die Reformation frei geworden. Nun wurde in Leeuwarden gegraben, eingedeicht, das Wasser reguliert, es wurden neue Windmühlen mit Schleusen installiert, die Bauern zu Wassergemeinschaften zusammengeschlossen, die Bäche und Gräben begradigt, Wasserwege für den Transport geschaffen.[47] Selbst reiche Bürger aus Amsterdam investierten 1632 in die Entwässerung des großen Wargaastermeers, um neues Land zu schaffen und Bauernwirtschaften dort anzusiedeln. Das neue, auf den Markt bezogene Denken sollte auch die Bauern erreichen und so gab die protestantische Kirche Geld, nicht nur für den Aufbau von Universitäten, sondern auch von Dorfschulen.

Um 1500 herum hatte ein typischer Hof in Idaarderadeel zwischen fünf bis sechs Kühe und die Milch reichte zur Versorgung der Familie. Hatte er zehn Kühe, war es schon ein großer Hof. Mehr Kühe hätten in die damals typischen Friesenhäuser ohnehin nicht hineingepasst. Sechzig Jahre oder zwei bis drei Generationen später haben sich die Herden auf 14 Kühe mehr als verdoppelt und entsprechend vergrößert werden mussten die Ställe wie die Milchkammern. 1690 weist eine Durchschnittsherde bereits 23 Kühe auf. Die wohlhabenderen Bauern haben sich neue, nach bürgerlichem Vorbild gestaltete Häuser gebaut (die wir heute als typische Friesenhäuser betrachten). Jetzt leben die Familien von den Einnahmen, die sie aus dem Verkauf von Butter, Käse und Mastochsen erzielen. Nicht alle Bauern sind diesen Weg gegangen. 70 Prozent der Betriebe in der Region Leeuwarden sind weiterhin kleine Höfe. Sie halten vorrangig zur Eigenversorgung (und ein bisschen Marktbelieferung) fünf oder weniger Kühe.

Stolz schreiben die Bauern nun eigene Chroniken und berichten von Milchleistungen, die 1570 schon bei 1300 Litern pro Kuh und Jahr liegen. Vieles hat sich geändert und wird sich ändern. Jetzt, da das Wasser einigermaßen unter Kontrolle ist, da überschüssiges Wasser mithilfe von Windmühlen aus den Poldern herausgepumpt wird und zur Düngung im Frühjahr gezielt die Wiesen geflutet werden können, jetzt sind die Wiesen und Weiden trittfester, besser im Ertrag und länger nutzbar. Sumpfiges Land gibt es kaum noch. Für noch höhere Milchleistungen reicht diese Futterbasis nicht aus, und noch bauen die Friesen keinen Klee an oder stellen gar ihre Kühe in den Stall. Vielmehr haben sie begonnen, die Pressrückstände der Ölgewinnung zuzukaufen. Durch das Abtorfen des Ödlandes ließ sich zusätzlich Land gewinnen. Zur Düngung dieser sandigen Böden importieren sie Klärschlämme sowie Rückstände der Ziegel- und Seifenherstellung.

Die Herden, die Milch, die Arbeit – alles ist mehr geworden: Die Wiesen müssen gepflegt, gemäht, das Heu geworben, gelagert werden. Die Gräben sind zu unterhalten, die Be- und Entwässerung muss organisiert sein. Kälber müssen aufgezogen, Kühe zum Bullen geführt, Jungrinder gemästet und verkauft werden.

Noch mehr Arbeit aber ist es jetzt, die viele Milch zu Butter und Käse zu verarbeiten. Man rechnete damit, dass eine Person neun Kühe melken und diese Milch verbuttern kann. Bei kleinen Höfen reicht die Arbeitskraft der Bäuerin dazu aus. Größere Höfe müssen nun Milchmädchen anstellen. Da nicht nur die Herden größer sind sondern auch jede Kuh mehr Milch als früher gibt, reichen die Aufrahmschüsseln nicht mehr aus. Es muss investiert werden in größere und in zusätzliche Aufrahmschüsseln, in neue Käsekessel, und schließlich werden zum Verbuttern des Rahms die arbeitssparenderen Butterrollfässer angeschafft.[48] Immer mehr Betriebe investieren in das Verkäsen. Hatten 1554/1562 nur zwei von drei größeren Höfen mit mehr als zehn Kühen einen Käsekessel, waren es vierzig Jahre später schon alle Höfe.

Das ausgebaute Kanalnetz verbindet jetzt die Dörfer mit den Städten und diese mit den großen Absatz- und Exportmärkten wie Amsterdam. Der Handel mit Butter und Käse floriert. Da nun fast rund um das Jahr Käse und Butter geliefert werden konnten, forderten die Bauern bereits 1557 die Genehmigung eines lokalen Marktes in Grouw. Vierzig Jahre später hat sich dieser zu einem durchaus bedeutenden Umschlagplatz für Butter und Käse entwickelt. Zahlreiche Butterhändler lassen sich nieder. Der Marktplatz reicht irgendwann nicht mehr aus, muss erweitert werden, die Stadt muss in zusätzliche städtische Waagen investieren.

Der Markt allein hat diese Entwicklung nicht getragen. Eine wesentliche Triebkraft war die Steuerlast. In den Niederlanden war sie höher als sonst in Europa. Einen nicht unerheblichen Teil davon mussten die Bauern tragen. Für Geldeinkünfte richteten sie ihre Höfe stärker auf die lokalen wie überregionalen Absatzmärkte aus.

Auch im benachbarten Ostfriesland dreht sich in dieser Zeit fast alles nur noch um die Milch und die Mastochsen. Die verkehrsoffene Lage Ostfrieslands zur Nordsee und Ems hin sowie der unter den Kaufleuten des Mittelalters bereits berühmt-berüchtigte Geschäftssinn seiner Bewohner hatten Emden und Leer zu wichtigen Umschlagplätzen für Butter, Käse und Getreide werden lassen. Auch dänische und holsteinische Butter wurden hier gehandelt und bis nach London verschickt. Vielfältig waren die Butterqualitäten und die dafür erzielbaren Preise: Rote Butter der Sommerproduktion (auch Gras- oder Maibutter genannt) erzielte höhere Preise als die »weiße« Winter- oder Heubutter. Holländische Butter wurde auf dem Londoner Markt höher gehandelt als ostfriesische, die bis zu 30 Prozent geringere Preise hinnehmen musste.

Berühmt aber wurden die Ostfriesen für ihre Zuchtleistungen und für die hohen Milcherträge ihrer schwarzbunten Niederungsrinder. Durch die Einkreuzung der englischen Shorthorn-Rasse erreichen sie bald Spitzenleistungen, die ihnen lange keine Region streitig machen wird.

Die Erfindung des Butterbrots

Aus heutiger Sicht erscheint es fast verwunderlich, dass das Butterbrot einst regelrecht »erfunden« werden musste und zwischen Nordwestdeutschland (sowie dem alten Hanseraum) und dem süddeutschen Raum eine Art »Butterbrotgrenze« bestanden hatte.[49] Diese lag etwa auf der Höhe von Hessen. Südlich davon herrschte das Butterschmalz über die Küche und nördlich davon die gesalzene und streichfähige Butter. Erst gegen Ende des 19. Jahrhunderts gelangte das Butterbrot als Vesperbrot zur südlichen Industriearbeiterschaft.

Für ein Butterbrot braucht es nicht nur ausreichend Butter sondern auch schnittfähiges Brot. Das traditionelle Brot war das nicht. Dieser über offenem Feuer auf Blechen gebackene Brotfladen konnte nur in die Suppe gebröckelt werden. Mit Sauerteig getriebene Brotteige und entsprechende Backöfen waren zu entwickeln, um ein schnittfähiges Brot zu erzeugen. Allerdings war dieses Brot weniger lange haltbar und so brauchte es auch noch eine Umstellung der Mühltechnik, die ein ganzjähriges Vermahlen des Getreides und damit kontinuierliches Backen erlaubte.

Die Ursprünge des Butterbrotes sind nicht einfach zu rekonstruieren. Günter Wiegelmann hat darüber lange geforscht und Quellen gefunden, die Butterbrote für das 14./15. Jahrhundert nachweisen. Butterbrote traten demnach im Zusammenhang mit kleinen Zwischenmahlzeiten auf, die für festliche Tafeln durchaus üblich waren. So wurden Butterbrote zum Beispiel als Nachtisch gereicht. In weiteren Quellen wird das Butterbrot im Zusammenhang mit Kindern erwähnt, denen man dieses frühe »Fingerfood« ebenso mitgeben konnte wie dem Gesinde zur Arbeit auf dem Feld. Die sächsische »Bemme« (Butterbrot) hatte schon Luther bewegt, der sich von Rom nicht die Butter vom Brot nehmen lassen mochte. Jetzt, im 17. Jahrhundert, war das Butterbrot in Nordwestdeutschland und dem ehemaligen Hanseraum zum festen Bestandteil der Morgenmahlzeit und eine Beigabe zum Brei geworden.

Das 16. und das 17. Jahrhundert waren jedoch sehr schwere Zeiten für die Mehrheit der Bevölkerung Europas. Für immer mehr Menschen kam die Grundversorgung jetzt über den Markt. Doch die kleine Eiszeit (1550) hatte die Ernten erschwert und die Preise nach oben getrieben. Der Anteil der Armen auf dem Land wie in den Städten war stetig gewachsen. Es kam zu Hungersnöten und Revolten. Im gesamten süddeutschen und österreichischen Raum entwickelte sich aus dieser Not heraus eine weitgehend fleischlose Kost auf der Basis von Butterschmalz und Mehl. Daraus entstanden ist die heute noch als typisch betrachtete, einfache und doch sehr abwechslungsreiche Küche dieser Region mit ihren Suppen, Breien, Knödeln, Dampfnudeln, Strudeln und Eiernudeln und salzigen Torten (zum Beispiel Quiche). Ergänzt mit frischem Gemüse und wenig Brot werden sie zu Hauptspeisen.

Da Butterschmalz, Talg und Eier das Fleisch ersetzen mussten, verzehrten diejenigen, die schwere Arbeit zu leisten hatten, besonders viel davon. In der Obersteiermark wäre jeder Bissen zuerst in heißes Schmalz getaucht worden, berichteten Reisende.[50] Aus dem Salzburger Land hieß es, die Holzknechte hätten besonders fettreich gegessen. Pro Woche beanspruchten sie zwei bis drei Kilogramm Mehl sowie fast ein Kilogramm Butterschmalz und etwas Graukäse als Verpflegung. Ein typisches Gericht war (und blieb), das Butterschmalz in der Pfanne zu erhitzen und solange mit Mehl abzuschmälzen bis Mehlnocken entstanden.

Da die Reformation die herrschaftliche Küche vom Öl- und Speckgebrauch geradezu erlöst hatte, hielt nun im Verlauf des 16. und 17. Jahrhunderts die Butter sogar in die italienischen und spanischen Küchen Einzug. Nördlich der Alpen blieb dem Öl nur noch die Salatbereitung erhalten, doch selbst dazu nahmen die Holländer inzwischen Butter. Die gute Verfügbarkeit der Butter in Flandern, Holland und Friesland schlug sich schon früh in den ersten Kochbüchern dieser Regionen nieder. Es tauchten nun Rezepte auf, die frische Milch und Butter für die Zubereitung von Fisch, Pfannkuchen und Eierkäse benötigten.

Es ist jedoch die Buttersauce selbst, die eine klare Trendwende im Geschmack der Herrschaften und reichen Bürger sowie deren Küche markiert. Sie wird sich im Verlauf des 17. Jahrhunderts durchsetzen und die früher gebräuchlichen, fettarmen, sauren, auf Basis von Wein, Essig oder anderen sauren Früchten (unreifen Trauben, Zitronen) hergestellten Fisch- und Fleischsaucen ablösen. Nur die Senfsauce habe diesen Wandel überlebt, bedauert der italienische Historiker Montanari.[51] So stellen bis heute helle und dunkle Buttersaucen die beiden grundlegenden Richtungen der europäischen Saucen dar. Bei der dunklen Sauce werden Butter und Mehl so lange geschmälzt bis sie eine braune Farbe angenommen haben. Reine Buttersaucen, wie die Sauce Hollandaise, arbeiten ohne Mehl mit Eigelb-Wasseremulsionen, in die die heiße Butter eingerührt wird.

Selbst im herrschaftlichen Haushalt blieb die frische Butter weiterhin Luxusspeise und wurde auf den festlich gedeckten Tischen den Gästen zur Schau gestellt. Paul Jacob Marpergers berichtet in seinem »Küchen- und Keller Dictionarium« von 1714, die gute holsteinische oder holländische gesalzene Butter sei den Gästen des Hausherrn zum Nachtisch nicht nur einfach gereicht worden. Als Zeichen von Wohlstand und Luxus sei sie als Löwe, Schaf, Fisch, Vogel oder als Blume geformt auf den Tisch gekommen.[52]

Milch und Frau – eine besondere Beziehung

Die Magie der Milch

Die Milch gehörte ins Reich der Frauen.[53] Wie sehr das allgemein so empfunden wurde, zeigt sich in den Diffamierungen, denen die Schweizer ausgesetzt waren. Als sich im 14./15. Jahrhundert erstmalig Männer aufmachten, auf den Alpen der inneren Schweiz Käse herzustellen, wurden sie von den Unterländern als »Milchbengel« und »Kuebuben« beschimpft. Sie würden »unmännliche Arbeit«, »Weiberarbeit« übernehmen. Selbst die Kirche hatte sich 1497 gegen diese »Unsitte« eingeschaltet und die Viehhirten wegen ihrer »verkehrten und verderbten Eigenheiten« kritisiert.[54]

Diese Sennen, wie sie sich jetzt nannten, waren in das Reich der Frauen eingedrungen. Im »Schweizer Hirtenland« (Maeder/Kruker) begründeten sie schließlich eine eigene Kultur und sorgten für wirtschaftlichen Aufschwung mit ihrem schweren, dem italienischen Parmesankäse nachempfundenen Labkäse, dem »Schwizerkäse«. Er war hart und lange haltbar und daher ein gutes Nahrungsmittel der Schiffsbesatzungen. Die oberitalienischen Hafenstädte wurden zum Hauptabsatzgebiet dieses Käses außerhalb der Schweiz. Später einmal werden diese sogenannten »welschen Cüjer« gut bezahlte Arbeit für weitere Sennereigenossenschaften übernehmen, schließlich wollten noch mehr Milchregionen in den Alpen und im Alpenvorland von diesem wirtschaftlichen Erfolg profitieren. Mit ihrem Wissen und ihrem Handwerk – sie teilen dies weiterhin mit vielen Frauen – werden sie später die Käsereien im Allgäu und weit bis nach Ostpreußen hinein weiterentwickeln. Die Arbeit des Aufrahmens und Butterns aber blieb ausschließlich in weiblicher Hand, bis Ende des 19. Jahrhunderts die Zentrifuge in diese Domäne eindrang.

So wäre diese Geschichte aus heutiger Sicht schnell zu Ende erzählt. Gäbe es nicht noch, eingebettet in das mittelalterliche Weltbild und Naturverständnis, die besondere Beziehung zwischen den Frauen, den milchgebenden Tieren und ihrer Milch. Viele Märchen und Legenden erzählen davon, Forscher wie Wilhelm Mannhardt oder Ulrich Jahn haben im 19. Jahrhundert unter der Landbevölkerung noch Reste dieser alten Glaubensvorstellungen gefunden und Yvonne Verdier erfuhr davon in einem Burgunder Dorf der 1970er-Jahre.

Zwischen den Frauen, den Kühen und der Milch sahen die Menschen damals eine enge Beziehung. Merksprüche zeugen davon wie »Lässt die Frau die Milch auf dem Feuer überkochen, dann verbrennt sie das Euter der Kühe oder die Kuh bekommt ein böses Euter« oder »Man darf nicht mit einem spitzen Gegenstand in der Milch rühren oder gar hineinstechen, da man so auch die Kuh ins Euter sticht und diese dann rote Milch gibt oder die Milch sauer wird.«[55] Diese sympathetische Beziehung schließt die Frau mit ein. So soll man in Ostpreußen, wenn die Frau im Hause stirbt, »das Ereignis den Kühen melden, sonst gehen sie im Ertrag zurück oder folgen der Frau bald nach«.[56]

Um dies zu verstehen, müssen wir uns in das magische Weltverständnis des Mittelalters hineinversetzen: Noch gibt es keine vom Universum und seinen unbeherrschbaren Kräften abgetrennten Dinge. Alles ist beseelt, alles mit allem verbunden. Es gibt stets helfende Kräfte und Gegenkräfte, die alles Glück und Unglück, alles Gelingen und Misslingen steuern. Der göttliche Wille oder des Teufels Werk, sie können sich in allem offenbaren. Bei allen bäuerlichen Handlungen, insbesondere bei Aussaat und Ernte, aber auch bei allen Prozessen, die mit Gärungen verbunden sind und zur überlebenswichtigen Konservierung der Nahrung beitrugen (so das Käsen, das Buttern, das Einpökeln des Fleisches, das Bierbrauen oder das Brotbacken) mussten besondere Anstrengungen unternommen werden, um die Kräfte des Gelingens günstig zu stimmen und Schaden abzuwehren.

Besondere Kräfte wurden dabei den Frauen zugesprochen. Ihr Körper galt als eng verbunden mit der Erde und vor allem mit dem Mond, der nach damaliger Vorstellung mit seinen auf- und absteigenden Phasen alle Säfte der Pflanzen und das Blut der Frauen bewegte. Er herrschte über das Wetter und daher über die Feuchtigkeit der Erde und auf diese Weise auch über die Fruchtbarkeit der Erde, der Tiere und der Frauen. Diese Verbindung ermöglichte den Frauen wiederum, auf die Kräfte des Universums hin vermittelnd zu wirken.

In der Hauswirtschaft trafen nun die miteinander verschränkten Kräfte der Frauen und des Mondes in besonderer Weise zusammen und wirkten auf die gleichen Dinge ein. So konnte ein Gewitter, aber auch eine Frau mit Monatsblutung den Käseprozess stören. Frauen wurden in vielen Regionen für diese Zeit vom Käsen ausgeschlossen. Schon das bloße Betreten eines Raumes, in dem Gär- und Säuerungsprozesse gelingen sollten, konnten sie stören.

Rituelle Handlungen begleiteten im Alltag der Frauen die gesamte Milcherzeugung und -verarbeitung. Für das Melken und den Milchfluss gab es Melksegen, Melksprüche und -gesänge bis hin zu ganzen Ritualen. Sie sind aus fast allen Regionen bekannt: Im Rheinland durfte beim Melken nicht gesprochen werden, in Schleswig-Holstein nicht gesungen. Blumen, Kämme oder alte Schlüssel, mit einem zum Kreuz geschliffenen Bart, wurden in den Melkkübel gelegt. Die Milch wurde über Kreuz in den Eimer gemolken und man durfte sie nicht auf die Beine spritzen.

Da sich unter der dünnen Schicht des christlichen Glaubens die Ehrfurcht vor den alten germanisch-keltischen Sturm- und Fruchtbarkeitsgöttern (wie Thor/Donar und Freya) erhalten hatte (siehe Kapitel I), finden sich in den Ritualen sowohl Elemente christlichen Glaubens als auch Elemente der alten Fruchtbarkeitsgötter. So machte man zum Beispiel in Holstein auf der Stelle, wo das Butterfass steht, ein Kreuz. Andernorts brannte man das Zeichen »I. N. R. I.« in den Butterkübel ein oder man legte, wie in Schwaben, drei Reiser vom Besen und einen Kamm unters Fass. Die fertige Butter wurde durch Zeichen, Worte, Gesten und Gegenstände wie bestimmte Kräuter geschützt. Dem seit dem frühen Mittelalter benutzten Butterstempel kam zunächst ein Weihecharakter zu; er war aber auch Eigentumszeichen und Schmuck.

Noch lange lebendig blieben die alten Bezüge zwischen Milch – Himmel – Regen sowie der Farbe Rot als Farbe der Fruchtbarkeit und des roten Vollmondes (siehe Seite 19). Rot war jetzt die Farbe des Wolkengottes Wotan, des Wolkenkühe melkenden Windgeistes und Herrschers über Blitz und Regen. Man formte Butterfässer aus dem Holz des heiligen Vogelbeerbaumes *(Sorbus aucuparia)*, der wegen seiner roten, Regentropfen gleich geformten Beeren ein geweihter Baum war. Man hängte Vogelbeerzweige über den Stalleingang, legte den Kühen rote Bänder um und begrüßte das Rotkehlchen, da diesem durch seine rote Farbe eine besondere Verbindung zum Wettergott zugesprochen wurde. Weit verbreitet, unter anderem in Ostfriesland, Schwaben, Kärnten, Baden, in der Mark und in Sachsen, war die Anweisung, wenn das heilige Wetter (Blitzfeuer) einschlage, solle man es nicht mit Wasser sondern nur mit Milch löschen.

Die meisten Kräfte waren ambivalent. Sie konnten sowohl schützend als auch schädigend wirken. Besonders ambivalent empfunden wurden die flatternden Vögel: Das Rotkehlchen war ebenso wie die Schwalbe ein Schutzgeist für das Vieh und hatte zugleich doch die Macht, es zu schädigen. Auch die Kirche teilte diese Auffassungen. Martin Luther noch erwähnte in seinen Tischreden die Schwalbe mit den Worten »Wenn man diesen Vogel erzörnet, so wird er ganz unsinnig und sticht die Kühe.«[57]

Aus dem flatternden Schmetterling wurde sogar eine bösartige, unstete und den Bauern schädigende Hexe. Man glaubte, er könne besonders negativ auf die Milch einwirken und nannte ihn »Molkendieb« oder »Molkenstehler«. Viele in Europa heute benutzten Bezeichnungen für Schmetterlinge gehen auf diese Vorstellungen zurück: Im Englischen heißt er »butterfly«, die »Butterfliege«, im Friesischen »bottervogel«, bei den Niederländern »botervlieg« und in Ostpreußen sogar Molketewer = Milchverhexer oder Schmandhexe.

Damals herrschte der Glaube, dass jedes Gehöft, jedes Haus seinen eigenen Hausgeist hat: Elbische Wesen, Kobolde, Klabautermänner, Trolle oder wie sie auch hießen. Häufig sind es zusätzlich Erd- und Vegetationsgeister wie Zwerge, Unterirdische, Schrate oder Erdmännchen. Sie alle helfen, dass es dem Vieh gut geht. Sie besorgen das Füttern, schneiden das Stroh, helfen beim Buttern und haben, wie in Schweden oder in Tirol, den Menschen gezeigt, wie sie Lab und Käse machen können. Daher musste man diesen guten Geistern täglich oder an bestimmten Tagen und Plätzen das geben, was sie am meisten mochten. Meist waren das Milch oder Milchbrei. In Sachsen sagte man, der Kobold sitze in der Käsespitze. Daher schnitt man diese ab und legte sie für den Hausgeist beiseite. Viele Sagen der Alpen ranken sich um diese Vegetations- oder Erdgeister. In Tirol war es zum Beispiel Sitte, vor dem Almabtrieb den hilfreichen Erdgeistern Butter, Käse und Brot in der Almhütte zurückzulassen. Wehe, die Bitten der Erdgeister wurden ausgeschlagen! Dann richteten sie Schaden an und ganze Dörfer konnten nach einem Gewitter unter dem Geröll eines Berghanges verschwinden.

Zu den guten Geistern gesellten sich die boshaften Geister. Diese trieben Schabernack, warfen zum Beispiel einen vollen Milchkübel um. Im »Sommernachtstraum« lässt Shakespeare so einen Geist, eine Elfe, auftreten:[58]

> *Wenn Du nicht ganz dich zu verstellen weißt,*
> *So bist Du jener schlaue Poltergeist,*
> *Der auf dem Dorf die Dirnen zu erhaschen,*
> *Zu necken pflegt; den Milchtopf zu benaschen;*
> *Durch den der Brau missrät und mit Verdruss*
> *Die Hausfrau atemlos sich buttern muss.«*

Es war noch lange üblich, Speise- und Brotopfer zu geben, damit das Jahr fruchtbar blieb. So auch der alten Mutter Erde, der Fruchtbarkeitsgöttin Freya. Nun hieß sie Holda (auch: Perchta). Sie, die einst aus den Wolkenkühen und Wolkenfrauen hervorgegangen war, ist nun, unter dem Einfluss des Christentums, zum Erdelement, das heißt zur Brunnen- oder Quellengöttin geworden. Doch noch immer will sie versöhnt sein. So stellte man ihr in Bayern und Österreich, in den sogenannten Raunächten (Weihnachten, Silvester und am Abend vor Heilige Drei Könige), Milch in Schälchen hin.

Milchopfer dienten auch im häuslichen Kreis der Fruchtbarkeit: Man wünschte diese dem jungen Brautpaar und verschüttete dazu zum Beispiel bewusst Milch; in vielen Regionen durfte eine durch spezielle Zeichen geschützte Butter auf keinem Hochzeitstisch fehlen.

Aus dem Opfer für die Toten und Geister wurde im hohen Mittelalter eine Gabe für die Armen und für den Klerus. Dieser Brauch verfolgte nicht nur humanitäre Zwecke, sondern diente zugleich der Abwehr von Unheil. Herbert Maeder und Robert Kruger berichten in ihrem Buch über die Hirten der Alpen dazu folgende Geschichte: In Obwalden sei noch Mitte der 1970er-Jahre in der Gemeinde diskutiert worden, ob der alte Brauch abgeschafft werden solle, dem Pfarrer von Sörenberg für jede auf der Alp Arni gesömmerte Kuh ein halbes Pfund Butter für den Schutz des Viehs vor Unbill zu geben. Ein Bauer soll entschieden dafür eingetreten sein, die Butterspende einzustellen. Zwei seiner Rinder sollen dann zu Tode gestürzt sein als die Herde eine gefährliche Stelle passierte. Der Brauch wurde dann wieder eingeführt.[59]

Von Milchhexen und märchenhaften Milchseen

Einige im Dorf hatten viel, andere wenig. Das soziale Gleichgewicht, die Verteilung der knappen Ressourcen, war zu bewerkstelligen. Wer also Milch und Butter kaufen (oder gar erbetteln) musste und ganz offensichtlich über keine Kuh oder Ziege verfügte, dessen Nahrungsgrundlage war stets bedrohter als die desjenigen, der hiervon genug hatte. Die Armen, die unteren Schichten der Habenichtse und Außenseiter, gerieten daher schnell in Verdacht, sich Nahrung illegal anzueignen.

Da es die Frauen waren, die sowohl mit der Milch befasst waren als angeblich auch über magische Kräfte verfügten, standen sie im Zentrum jeder Verdächtigung. Ihr Neid, ihre bösen Blicke konnten die Milch verhexen oder gar die Milch der Nachbarin auf die eigene Kuh hin umlenken.

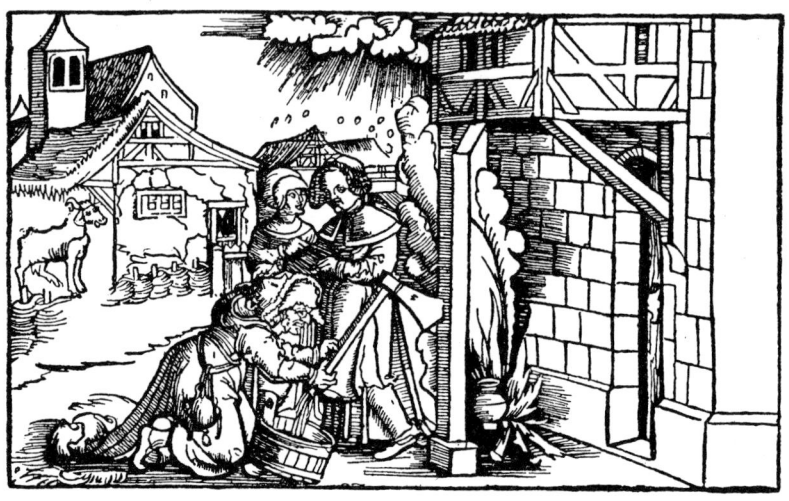

2 Hexen »melken« mithilfe eines Axtstiels die Milch aus den Kühen der Bauersfrauen. Dieser Holzschnitt erschien 1517 in dem Buch »Emeis. Das Buch über die Omeißen« des Predigers Johann Geiler von Keyserberg in Strassburg. Für Geiler waren Hexen Ausdruck einer vom Teufel gestörten Phantasie des Menschen.

Besonders gewarnt wurde vor alten, alleinstehenden und verarmten Frauen im Dorf sowie vor umherziehenden Bettlerinnen. Kamen diese an die Türe und baten um Milch, dann konnten sie, einmal der Milch habhaft geworden, die Milch, das Buttern oder gar die Kühe verhexen.

Aus Schweden wurde berichtet, dass Frauen, um anderen Frauen die Milch zu stehlen, nackt (!) auf einem Misthaufen stehend rufen mussten »Die Milch gehört mir soweit mein Rufen gehört werden kann!« Sollten ihnen diese Kraft das ganze Jahr über bleiben, mussten sie diese Handlung am Donnerstag vor Ostern vornehmen.[60]

Eine andere Hexengeschichte stammt aus dem Schwarzwald: Hexen setzen sich auf einen Melkschemel und stecken ein Messer in die Wand. Sie legen ihre Hand darum als wollten sie melken. Dabei rufen sie den Teufel an und schlagen ihm vor, »dass sie von der und der Kuh aus dem und dem Haus, die besonders gesund ist und eher Milch im Überfluss hat, zu melken wünschen. Dann nimmt der Teufel plötzlich aus den Zitzen jener Kuh die Milch und bringt sie an den Ort, wo die Hexe sitzt, sodass sie gleichsam aus dem Werkzeug fließt.«[61] Bei einem Hexenprozess in Diersburg im Schwarzwald gestanden die beiden beschuldigten Frauen – unter der vorgenommenen Folter –, auf diese Weise aus dem Griff einer in eine Säule geschlagenen Axt Milch gemolken zu haben (Abbildung 2). Sie wurden am 29. August 1486 verbrannt.

»Es findet sich nicht das kleinste Dörfchen, wo die Frauen davon ablassen, sich gegenseitig die Kühe zu vergiften, ihnen die Milch zu nehmen und sie sehr oft umzubringen«, stellte der zwischen 1487 und 1669 mehrfach neu aufgelegte »Hexenhammer« Malleus Maleficarum fest. Geschrieben wurde er vom päpstlichen Inquisitor Heinrich Kramer, um es den Gerichten zu erleichtern, durch bestimmte Indizien die Hexerei zu erkennen. Dazu dokumentierte er viele Arten von Schadzauber und beschrieb mit klaren Worten die grundlegende Sachlage wie folgt: »Da die Kuh von Natur aus Milch gibt, liegt immer dann ein von Hexen verübter Schadzauber vor, wenn die Milch ausbleibt. Es sei denn, sie hat ein schlechtes Kraut gegessen.«[62]

Da immer alles mit allem als verbunden galt, genügte den Hexen nach damaliger Vorstellung ein kleines Stück Milch, Butter oder Haare der Kuh, um darüber ihren Zauber wirksam werden zu lassen. Hexen, so hieß es, mussten alles in Fett schwimmend essen. Daher brauchten sie viel Milch, Butter und Käse – aber niemals Salz. Zur Abwehr der Hexen wurde daher Salz auf die Butter gestreut, bevor sie auf dem Markt verkauft wurde. Denn es war wichtig, dass keine Hexen sich der Butter bemächtigen konnten, wenn man diese aus der Hand gab. Salz wurde ebenfalls auf die Milchgefäße, in den Stall und auf die Krippen an Weihnachten (Ostpreußen), auf neugeborene Kälber und auf jede verkaufte Kuh gestreut.[63]

Der Hexenhammer gab aus diesem Grund auch folgenden Ratschlag, wenn zum Beispiel das eigene Buttern nicht gelingen wollte. So solle die Frau aus dem Haus einer ihr verdächtigen Hexe ein wenig Butter entwenden, drei Kügelchen davon formen und diese unter Anrufung der heiligen Dreifaltigkeit in das eigene Butterfass legen. Dies vertreibe jeden Schadenszauber.

Diese Zusammenhänge tauchen auch in Märchen auf. In Böhmen konnte eine Hexenvertreibung wie folgt vonstattengehen: Es war einmal eine Bauersfrau. Ihre Kuh gab eines Tages rote Milch. Aus roter Milch kann keine Butter und kein Käse gemacht werden. Sie ist verzweifelt und trifft zufällig auf eine Zigeunerin, der sie ihr Leid klagt. Die Zigeunerin verspricht zu helfen und sagt: Geh und melke Deine Kuh und koche die Milch. Die Zigeunerin aber ging hinaus und schnitt junge Haselnusszweige ab. Sie riss der Kuh ein paar Haare aus dem Schwanz und legte diese auf die kochende Milch. Dann fing sie ganz furchtbar an die Milch zu peitschen. Kurze Zeit darauf kommt ein

Milch und Frau – eine besondere Beziehung

altes hässliches Weib ins Haus der Bauersfrau gelaufen. Sie ist ganz verbrüht und hat blaue Striemen am ganzen Leib. Sie bittet inständig, ihr ein Stück Brot zu leihen. Das war aber die Hexe, die die Milch verzaubert hatte. Die Bauersfrau weigert sich, ihr das Stück Brot zu geben. Da läuft die Alte wütend davon und ward nicht mehr gesehen.[64]

Milchdiebstahl war bei den Hexenprozessen des 15. bis 18. Jahrhunderts ein sehr häufiger Vorwurf, und gegen Ende des 16. Jahrhunderts wurde der Begriff »Milchdiebin« oftmals synonym zu Hexe gebraucht. Eine ganze Gemengelage aus Gegenreformation der katholischen Kirche, Klimaverschlechterung, Missernten, Hunger, Seuchen und Kriege hatte zwischen 1560 und 1680 in ganz Europa zu einem Höhepunkt der Hexenverfolgungen auf der Grundlage des »Hexenhammers« geführt. 100 Jahre nach seinem ersten Erscheinen! Es waren die »gehobenen Stände«, die sich mit Alchemie, Magie und Astrologie befassenden Gelehrten, Juristen und Kirchenmänner, die den Glauben an Hexen verbreiteten, verfestigten und juristisch nachweisbar machten. Dabei war es nicht nur darum gegangen, Schuldige für die allgemeine Misere zu finden, sondern mit der Festigung der Kirchenmacht auch die alte Verbindung der Frauen zu den Kräften des Universums zu brechen.

Doch so einfach ließen sich diese alten Verbindungen nicht auflösen. In Zedlers Universallexikon von 1739 hat die verhexte Milch noch einen ganz unwidersprochenen Platz, und es werden darin Ratschläge gegeben, wie dagegen vorzugehen sei. Noch 1870 waren in der Provinz Preußen weiterhin Besegnungen der Viehbestände durch sogenannte »Wissende« üblich. »Zaubersprüche und Ratheformeln sind in vollem Schwange«, stellt Frischebier fest. Da Verrat die Wirkung aufhebe, würde keiner darüber sprechen. Statt Ärzte aufzusuchen, ginge man zu »Zauberern«. Diese rekrutierten sich aus dem Stand der Hirten und Abdecker. Das »weibliche Geschlecht« aber stelle das »bedeutendste Kontingent«.[65]

Aus heutiger Sicht sind es nicht mehr die unberechenbaren und von unsteten Seelen besetzten Vögel, die die Milch verhexen, sondern Keime der Umwelt, die es um jeden Preis zu vermeiden gilt. Vielleicht hatten die Frauen gar nicht so unrecht, wenn sie meinten, bei der Rückkehr vom Melken dürften die Eimer nicht unbedeckt bleiben, damit die Vögel des Himmels nicht hineinsehen und die Milch verderben können (Masuren).

Von Neid, Habgier und Faulheit sowie deren gerechten Strafen erzählen auch viele Märchen und Legenden und mahnen soziales Verhalten im Umgang mit der Milch an.[66] Ein dänisches Märchen berichtet vom Wolf, der von der guten Milch naschen will und in den Käsekessel fällt, der bereits über dem Feuer hängt. Der Wolf wird samt der Milch zu Käse verarbeitet. Als der Käse reif ist und der Bauer ihn aufschneidet, da springt der Wolf heraus. Sein Schwanz verfängt sich in der Sichel, die an der Wand hängt, und beim Wegrennen kann er nicht anders als dem Bauern die gesamte Wiese mit dieser Sichel mähen. Andere Märchen erzählen, wie der Wolf an seiner Habgier stirbt. So zum Beispiel, wenn er den sich im Wasser spiegelnden Mond mit einem schönen dicken Laib Käse verwechselt. Er springt in den See und ertrinkt, oder er trinkt aus lauter Gier auf den Käse den See leer und platzt.

Milch spielt in den Märchen kaum eine die Handlung tragende Rolle wie zum Beispiel ein Apfel oder ein Ring. Umso häufiger kommt die Milch aber in Narrengeschichten vor. Zum Beispiel die Geschichte eines Dummkopfes, der meint, die Milch würde mehr, wenn sie kocht. Diese Geschichte erzählt man sich in allen Milchländern von Finnland über Dänemark, Flandern, Deutschland, Rumänien und sogar in Indien. Der Dummkopf betet sogar zu Gott, die Milch möge überkochen. Doch am Schluss hat er gar keine Milch. Bekannt ist auch die Geschichte, in der viele Personen aufgefordert werden, jeder möge ein Löffelchen Milch in die Schüssel geben. Jeder denkt für sich: ich gebe Wasser statt Milch, das merkt ja keiner. Am Ende ist die Schüssel gefüllt mit Wasser.

Narrengeschichten zeigen, wohin Faulheit, Übermut und Vergnügungssucht führen können. Im Oberwallis/Schweiz hat man sich die Geschichte der jungen tanzsüchtigen Leute erzählt. Sie waren es leid, statt spazieren zu gehen und zu tanzen, dreimal täglich in den Stall gehen zu müssen, um zu melken. Einem Durchreisenden tragen sie ihr »Leid« vor. Drei gute Kräuter seien an der Milchergiebigkeit ihrer Kühe schuld, erklären sie ihm: die Buttermilchblume, der Dürriggragg und Platrian (in einer anderen Legende ist es der Hahnenfuß und die Alpen-Mutterwurz). Da sagt der Mann: Schenkt mir euren schönsten Käse und ich verfluche diese drei Pflanzen. Sie geben ihm den Käse und er spricht den Fluch. Von dem Moment an verschmähte das Vieh die drei Kräuter und gab nur noch zweimal täglich Milch.[67]

Milchgeschichten sind oft Geschichten von Hoffnungen auf Nahrung und Heilung. Sie werden dann gerne im Zusammenhang mit Heiligen erzählt. Aus dem bettelarmen und doch so milchreichen Irland stammen viele solcher Geschichten: Ein irischer Heiliger verwandelt das Wasser eines Sees in Milch; eine heilige Kuh gibt immerzu Milch, magische Milch vertreibt Hunger und Durst für immer. Aus Indien gibt es Legenden über Milchbrunnen und Flüsse aus Milch. Ähnliches erzählten sich die Menschen in Finnland und vergleichbare Motive enthalten jüdische Legenden.

Legenden erzählen auch von den Hoffnungen, die Kinder mögen überleben, wenn ihre Mutter gestorben ist. In »Brüderchen und Schwesterchen« kehrt dazu die von der alten bösen Stiefmutter getötete Mutter jede Nacht an die Wiege zurück, um ihr Kind zu säugen.[68] Oder es fließt Milch aus der Brust des Vaters beziehungsweise eines nahen Verwandten. Legenden erzählen auch von Heilung: In Irland vermehrt sich Milch auf wundersame Weise, damit die Männer eines ganzen verletzten Heers geheilt werden können. In der Geschichte um den Heiligen Uguzo gibt es eine indirekte Verbindung zwischen dem Hirten, der Milchergiebigkeit seiner betreuten Kühe, seiner großzügigen Gastfreundschaft und der Heilwirkung einer Quelle. Die Quelle entspringt an dem Ort, an dem dieser Hirte einst von seinem unbarmherzigen und habgierigen Herrn getötet worden war. Vom rötlichen Wasser der Quelle sagt man, es heile Augenleiden; in einer alten Kirche auf dem Berg bei Carvaguano beim Comer See gibt es ein Bild dieses Hirten. Er hält ein Stück Käse in der Hand.[69]

Gute Milch – schlechte Milch

Nährend und heilend zugleich

Die heilende Wirkung der Milch und ihre nährende Wirkung gehörten von Anfang an zusammen.[70] Eine Trennung zwischen Nahrung und Heilmittel vorzunehmen, das wäre selbst für die Medizin dieser Zeit undenkbar gewesen.

In der Renaissance wurde das Wissen der antiken und arabischen Ärzte wiederentdeckt und neu bearbeitet: 1477 hatte der Turiner Arzt Panthaleonis de Conflentia in Turin erstmalig dieses Wissen über Milch neu zusammengefasst und in seiner »Summa lacticiniorum« veröffentlicht. Weitere Abhandlungen über die Milch folgten. 1541 legten der Schweizer Naturforscher Conrad Gesner und 1644 der Holländer Martin Schoock jeweils eigene Arbeiten vor. Sie berichten Widersprüchliches, ringen sichtbar darum, die überlieferten Ansichten über Milch, Butter und Käse mit den neueren und vor allem mit den eigenen ärztlichen Erfahrungen abzugleichen.

Schon seit der Antike war bekannt, dass manche Menschen eine »Abneigung gegen Käse und Butter« (Gesner) haben. Die antiken Ärzte wie Galen (129 bis 199 n. Chr.) warnten daher vor dem Milchgenuss und verwiesen gerne auf die Geschichte, wie Kaiser Antonius Pius 161 n. Chr. durch Alpenkäse zu Tode gekommen sei. Gesner und Schoock erkennen diese Problematik an, man müsse das ernst nehmen, diese Abneigungen und Gefahren. Doch wenn am Ende seines Traktates Conrad Gesner als Schweizer den Glarner Käse gegen die aus seiner Sicht herabsetzenden Vorwürfe, »erdig« zu sein, verteidigt, wenn der Holländer Martin Schoock die Bedenken der antiken Ärzte gegen die Butter zu zerstreuen versucht, wird spürbar, dass die Kuhmilch in der Medizin des nördlichen Europas nicht nur angekommen ist, sondern sich von den alten, auch abwertenden Zuschreibungen der Antike emanzipiert.

Die Beurteilung der Milch blieb dennoch schwierig: Als zusammengesetzter Stoff war sie nicht eindeutig in das Ordnungssystem der gültigen Humorallehre (Säftelehre) einzuordnen. Diese vom griechischen Arzt Hippokrates (460 bis 377 v. Chr.) begründete und von Galen weiterentwickelte Lehre stellte die Grammatik der damaligen Wissenschaft dar. Eine andere Sprache zur Bewertung der Milch stand bis zur Entwicklung der neuen Naturwissenschaften im Verlauf des 18./19. Jahrhunderts nicht zur Verfügung.

Dieser Lehre zufolge besteht die Welt aus der Kombination von vier die Materie bildenden Elementen (Feuer, Wasser, Luft, Erde). Diesen sind vier Säfte zuordenbar (gelbe Galle, Schleim, Blut und schwarze Galle). Die Elemente und Säfte repräsentieren wiederum unterschiedliche Kombinationen von warm/kalt/feucht/trocken. Die vier Säfte werden in der Leber des Menschen aus der Nahrung heraus gebildet und erzeugen das Blut. Das Blut wird über die Venen im Körper verteilt und vom Gewebe aufgezehrt (der Blutkreislauf wurde erst im 15. Jahrhundert entdeckt, aber erst im 19. Jahrhundert für die Heilkunde relevant). Jeder Mensch ist eine Mischung dieser vier Säfte und sein Temperament wird von der spezifischen Kombination dieser Säfte geprägt. So hat ein Melancholiker zuviel schwarze Galle und dieser ist die Erde sowie das Kalte und Trockene zugeordnet. Lebensmittel, die nun ihrerseits zuviel »Erdiges« haben, sind für ihn weniger gut als zum Beispiel für einen Choleriker, der zuviel gelbe Galle/Feuer/Wärme und Trockenes hat.

Die Beurteilung der Milch war deshalb so schwierig, weil sie aus drei Teilen bestand: Der »käsige« Teil war der erdige, dicke Teil. Er war trocken und kalt und entsprach daher eher dem melancholischen Saft. Der »buttrige« Teil hingegen wurde als warm und feucht betrachtet, entsprach der Luft und war daher dem sanguinischen Temperament zugeordnet. Bis ins 15. Jahrhundert hinein konnte der »molkige« Teil nicht richtig beurteilt werden. War er nun warm und feucht, wie es der arabische Arzt Avicenna im 11. Jahrhundert beschrieben hatte, oder kalt und feucht wie 250 Jahre später Peter van Abano? Im 17. Jahrhundert schließlich hatten die sich mit Milch befassenden Ärzte, Pharmakologen und andere Gelehrte sich dazu entschlossen, der Molke eine Art »Doppelnatur« zuzuweisen. Sie wäre sowohl »wässrig« und »phlegmatisch« und habe daher die Kraft zum Abkühlen und Befeuchten als auch »gallig« und »scharf« und somit eine reinigende Kraft.[71]

Aus diese Bewertung der Milch leiteten sich die Ernährungsempfehlungen ab: Erhält ein Phlegmatiker, der ohnehin zuviel Wasser, Kälte und Feuchte hat, zusätzlich eine Milch, die kalt-feucht wirkt oder eine »feuchtwarme« Butter, dann verstärkte das seine Grundtendenz zum Feuchten und Kalten. Er kommt dadurch noch mehr aus dem Gleichgewicht, sein Magen wird durch diesen Genuss noch schlaffer und seine Verdauung erlahmt nur noch mehr. Dem warm-trockenen Choleriker hingegen hilft eine feucht-kalte Nahrung, um mehr in seine Mitte zu kommen. Daher ist der kalt-feuchte Quark für ihn eine bessere Speise als der warm-trockene Käse.

Erschwerend kam hinzu, dass die Milch so vielgestaltig und so veränderbar sein konnte. Schon Panthaleonis stöhnte in seiner Zusammenfassung des aktuellen Wissens über die Milch darüber, dass die vielen Einflussfaktoren es schwer machten, die Milch wirklich zu beurteilen. So vieles sei zu berücksichtigen: Die Milch in östlichen Gegenden sei anders als die im Westen, Süden oder Norden. Hinzu komme das Alter der Tiere und ihre Nahrung. Milch, die aus Kräutern von luftigen (warm-trockenen) Orten käme, wäre kräftiger und daher heilsamer als eine aus sumpfigen (feucht-kalten) Orten – und so weiter.

Da dem Futter eine so große Bedeutung zukam, gab es immer wieder Ansätze, durch das Verfüttern bestimmter Heilkräuter gezielte Heilwirkungen bei der Milch hervorzurufen. Beispielsweise sollte das Verfüttern von Portulak-Salat eine gegen Verstopfung wirksame Milch hervorbringen. Da die Farbe als Eigenschaft der Materie galt, war sie ebenfalls bedeutsam. Die Milch weißer und heller Kühe galt als eher kühl und damit schwächer in ihrer Kraft als die Milch schwarzer Kühe. Die Haarfarbe stillender Frauen wirkte in vergleichbare Richtungen. Sogar die Seele und die Stimmung könnten die Milch beeinflussen. Dieser Faktor wurde vor allem für die Beurteilung der Frauen- beziehungsweise Ammenmilch untersucht und diskutiert.

Die Volksmedizin, die Bauern und die einfachen Leute schätzten hingegen Butter als Kräftigungs- und Heilmittel. Martin Schoock berichtet von »seinen Bauern«, die sie als Umschlag gegen Lungenentzündungen anwandten, mit Honig vermengt entzündetes Zahnfleisch behandelten oder den Kindern das Zahnen erleichterten.[72] Besondere Wirkungen wurde Butter zugeschrieben, wenn sie an bestimmten Tagen erzeugt worden war: In Schlesien schwor man auf Karfreitagsbutter bei Verletzungen, in der Mark auf ungesalzene Gründonnerstagsbutter, in Tirol galt die um Johanni gerührte Butter als besonders heilsam und wurde extra aufbewahrt.

Gegen Ende des 18. Jahrhunderts konzentrierten sich die ärztlichen Empfehlungen auf die Molke als Heilmittel. Sie wurde in Apotheken verkauft (»Hofmansche Molke«) und galt als wirksam gegen entzündliche Krankheiten, half als Diät bei Gicht, brennendem Magen und bei Ruhrerkrankungen. Die nicht entrahmte Milch aber sollte gut sein als Gegenmittel bei Vergiftungen.[73]

So wie die Milch stets vom Ganzen her betrachtet wurde, so stand keines der Nahrungsmittel, kein Gewürz für sich alleine. Alles war im »rechten Maß« zu verwenden, schließlich wirkte sich die Nahrung nicht nur auf den Körper, sondern auch auf den Charakter und den Geist aus. Diese Auffassung teilten damals alle. Daher war es nicht nur die Aufgabe des Arztes, das im Falle einer Krankheit verloren gegangene Gleichgewicht der Säfte wieder herzustellen, sondern es war die tägliche Aufgabe der Frauen (wie der herrschaftlichen Köche), dies bei der Zubereitung aller Speisen mit zu bedenken.

In seinem »vollständigen Küchen- und Keller Dictionarium« gibt Paul Jacob Marpergers den Köchen 1715 daher folgende Ratschläge:[74] Am besten solle »Meyen«-Butter gekauft werden, sie sei gesund, weil die Kühe viel Kräuter bekämen. Butter sei ohnehin gesund und heilend. Sie lindere trockenen Husten. Zuviel genossen aber würde sie abführend wirken, und wer einen »hitzigen« Magen hatte, dem könne sie zur Galle werden. Er empfahl auch den Käse am Ende der Mahlzeit, da er den Magen abschließe, die Verdauung fördere und das leichte Ekelgefühl neutralisiere, das entstehe, wenn man zu fett oder zu süß gegessen habe. Milch sei besonders gut, wenn sie noch warm und gleich nach dem Melken getrunken würde. Abgeraten wurde von Milchkonsum bei Kopfweh, Verstopfung der Leber und bei Blähungen. Auch wenn einer einen zu kalten Magen habe sei Milch nicht gut, sie verkäse dann.

Der Milch ihre Geheimnisse entlocken

»Milch, lac, ist das weisse, süsse, fette und flüssige Wesen, welches die Natur in denen Brüsten deren Weiber, und in denen Eutern derer Thiere, ihre Jungen damit zu ernähren, zeuget«, schreibt Johann Heinrich Zedler.[75]

Zwischen 1731 und 1754 hatte er Unglaubliches geschaffen und für die neue, von Aufklärung und Vernunft geprägte Zeit den Stand des Wissens in einem 64 Bände starken Nachschlagewerk zusammengetragen: das »Große vollständige Universal-Lexikon aller Wissenschaften und Künste«.[76] Milch ist bei Zedler immer noch ein »Wesen«, eine Trennung zwischen Frauenmilch und der Milch der Tiere gibt es (noch) nicht. Ratschläge, wie verhexte Milch zu erkennen sei (wenn man sie frisch gemolken erhitzt und sie dann nicht überläuft sondern wie alte Milch zusammenfällt) und was man mit verhexten Kühen beziehungsweise verhexter Milch anstellen solle (erhitzen, Salz hinzugeben und anschließend eine glühend heiße Sichel durch die Milch ziehen) stehen neben Beschreibungen guter Milchhygiene (Gefäße mit Knoblauch ausreiben, Milch durch saubere Tücher filtern) und guter Milchviehfütterung (Heufütterung).

Alles kreist um die Fragen: Was ist eine gute Milch? Die zahlreichen unter »Milch« abgehandelten Kapitel richten sich an den Problemen, die im Zusammenhang mit Milch auftreten können: wässrige, alterierte, verdorbene, blaue und rote Milch und eben auch die »Weiber-Milch«, die Lac Muliebre. Diese bildet nach wie vor einen großen Problemkreis. Sie kann schlecht und sauer sein (Lactis coagulum), vor allem aber kann sie fehlen (Lactis deflectus)!

Was ist eine gute (Ammen-)Milch? Die alte Humorallehre gibt bei Zedler noch (fast) alle Antworten: Nicht zu dick und nicht zu dünn soll die Milch sein, die Amme mäßig im Gemüt und in ihrer Diät. Auf blähende Nahrungsstoffe wie Alkohol, Senf und Thymian solle verzichtet werden. Heitere Ammen seien besser als melancholische, da den Kindern »die Tugenden und Laster der Mutter und Säugammen eingeflösset« werden. Zorn, Traurigkeit und Schrecken der Mutter/Amme könnte die Milch koagulieren lassen, ein wollüstiges Leben und das Venus-Spiel verderben ohnehin die Milch.

Doch zugleich bezieht Zedler als Autor in dieser Frage eindeutig Stellung: Es sei am besten, wenn jede Mutter ihre Kinder selbst stille, »weil der weise Schöpfer ihnen die Brüste samt der Milch keiner anderen Ursache wegen als eben darum gegeben und mitgetheilt« habe. Aber immer weniger Frauen stillten noch selbst. Die Praxis des Adels, Kinder schon gleich nach der Geburt einer Amme zu übergeben, hatte sich im 18. Jahrhundert in allen europäischen Großstädten auf bürger- und kleinbürgerliche Schichten der Handwerker ausgedehnt. Ohnehin weggegeben wurden unehelich geborene Kinder und die eigenen Kinder der Ammen. Alle in Heimen abgegebenen Kinder sowie diejenigen, die nicht gestillt oder, wie üblich, weit entfernt von zuhause von Ammen auf dem Land aufgezogen wurden, starben mit hoher Wahrscheinlichkeit (80 Prozent der Findelkinder in Heimen!). Fast schon eine Praxis der legalen Kindstötung.

Kaum mehr als zwanzig Jahre später, 1762, forderte Rousseau die Frauen auf, das Stillen als ihre Natur anzuerkennen. Seine eigenen fünf Kinder hatte er jedoch gleich nach der Geburt in ein Findelhaus gegeben. Als Grund nannte er seine Armut und dass die Kinder ihn am Dichten hinderten. Seine beiden Romane »Emile« und »Sophie« markieren jedoch für die bürgerliche Gesellschaft einen moralischen Wendepunkt in der Haltung zum Kind und zum Stillen.

Die tatsächliche Versorgung der Kinder mit Muttermilch beziehungsweise einem Ersatz blieb weiterhin ein gesellschaftliches Problem (Abbildung 3). In den Hospitälern wurden teilweise schlecht bezahlte Ammen beschäftigt, viele Kinder erhielten meist nur mit Gersten- oder Linsenwasser gestreckte Milch, die man in eine Schweinsblase oder Kuhzitze gefüllt hatte. Üblich war es, den Kindern die Brei- und Milchsuppenkost der Erwachsenen in verdünnter Form zu geben. In Frankreich wurde eine Brühe (Bouillie) aus Haferflocken, Eigelb, Milch, Wein und Zucker gekocht, in Italien gab es dünne Polenta, in England und Deutschland zweimal in Wasser und Milch gekochtes Brot oder von der Mutter zuvor gekautes Brot. Ärzte empfahlen teilweise auch eine milchlose Kost.

Welche Geheimnisse birgt Milch als Stoff? Im ausgehenden 18. Jahrhundert wurden neue Fragen an die Milch gestellt. Die Zeit wurde als reif dafür

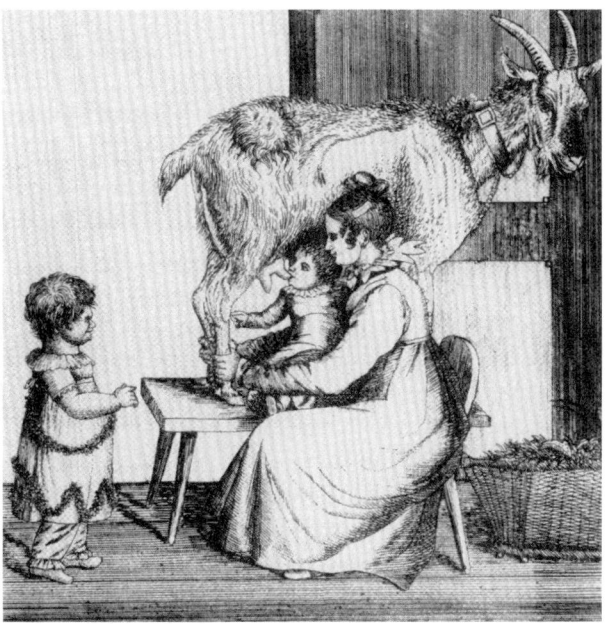

3 Der Arzt Konrad Anton Zwierlein empfiehlt in seiner 1817 erschienenen Schrift »Die Ziegenamme« die Ziege als »beste und wohlfeilste Säugamme«. Sie sei duldsamer als manch' Frau. Das direkte Besäugen der Ziege war eine seit Jahrhunderten übliche und durchaus hygienische Form der Säuglingsernährung.

empfunden, »die Einzelbestandteile der Milch genauer zu untersuchen« und nicht mehr nur »die Milch durchs Feuer zu jagen«, wie das früher geschehen sei,[77] begründen Parmentier und Deyeux ihre 1788 preisgekrönte Arbeit über Milch. Gleich zwei ärztliche Vereinigungen hatten Preisgelder für Forschungsarbeiten über die Milcharten, ihre Zusammensetzung und Wirkungen ausgeschrieben. Dr. Samuel Ferris hatte den Preis der königlichen Gesellschaft der Ärzte zu Edinburgh gewonnen. Der Leipziger Arzt Michaelis übersetzte das Werk 1787, um es der deutschen Gesellschaft zugute kommen zu lassen. Während Ferris sich der Heilwirkung der Milch annahm, hatten Parmentier und Deyeux für die von der königlich-medizinischen Gesellschaft in Paris gestellten Aufgabe eigene Untersuchungen über die chemischen und physischen Eigenschaften der Milch vorgenommen.

Schon früh, 1633, war es gelungen, den Milchzucker als Bestandteil der Milch zu identifizieren, und 1673 hatte der Holländer Antoni von Leeuwenhoek in seinem selbstgebauten Mikroskop »viele Kügelchen zu Boden steigen und viele Kügelchen an die Oberfläche fließen« sehen. Er beschrieb die Fettkügelchen. Doch unklar war, wie und wann diese in die Milch gekommen sein konnten. Die Untersuchungen der Preisträger ergaben, dass Milch ein »zusammengesetzter Körper« sei. Obwohl sie zugaben, dass die Geschwindigkeit, mit der sich bei Milch alles ändere, die Analysen erschwere, fanden sie heraus, dass die Fettkügelchen von Anfang an in der Milch sein mussten und nicht, wie frühere Theorien behaupteten, erst aus einem »Fluidum« heraus gebildet würden. Auch die Butter sei schon im Rahm enthalten, mit allen Eigenschaften, ebenso der Milchzucker, die Salze und der Käsestoff. Unerklärbar aber blieb: »Wie kann etwas Neues durch Schütteln und Bewegung sich bilden, wenn doch Öl in Wasser sich durch Schütteln mehr zerteilt als zusammenfindet – die Butter aber gerade durch Schütteln aus der Milch entsteht?« Ein Mysterium war auch die »spirituöse Gärung« der Milch. Schon die Tataren hätten das fertiggebracht (Herstellung von Kumys). Für die Wissenschaft der Zeit blieb das »Warum« ein Rätsel. Ein weiteres Rätsel war, warum aus Milch zweimal Käse gemacht werden konnte: Einmal der Käse aus der vollen Milch und dann der Käse aus den Molke. Ein zweiter Käsestoff wurde vermutet. 1841 wird er identifiziert und »Albumin« (Molkeneiweiß) genannt.

Die chemischen Untersuchungen der Milch, die Dr. Ferris vorgenommen hatte, führten ihn zur Erkenntnis, dass die Milch zwischen dem Tier- und dem Pflanzenreich stehen müsse. So sei die Milch zwar eine Emulsion aus Wasser und öligen Kernen. Die Fähigkeit der Milch, aufgrund des vorhandenen Zuckers sauer zu werden, zeige ihre Verwandtschaft zu den Pflanzen, ebenso ihr öliger Teil, der wie die Pflanzenöle ranzig, scharf und bitter werden konnte. Jedoch der »käsige oder schleimige« Teil der Milch, der in Fäulnis übergehen konnte, der hätte eindeutige Beziehungen zum Tierreich.[78]

Die Uneindeutigkeit der Milch, mit der die Humorallehre schon zu kämpfen hatte, fand so eine neue Beschreibung. In der Tat, Milch ist neben dem Honig das einzige von Tieren stammende Nahrungsmittel, das Zucker enthält. Die Uneindeutigkeit der Milch, ihre Zwischenstellung zwischen Pflanze und Tier wird noch einmal bekräftigt werden, wenn hundert Jahre später ihre Besiedlung mit Milchsäurebakterien bekannt werden wird.

Erst langsam lüftet sich in diesen Jahren der Nebel, der noch über der Entstehung von Milch liegt. Verschiedene Theorien konkurrieren. Zedlers Universallexikon referiert noch die ältere Theorie, die Milch als aus dem im Körper der Schwangeren zurückgehaltenen Blut entstanden sieht. Eine neuere Theorie betrachtet Milch als umgewandelten Chylus (Milchsaft). Chylus ist eine alte Bezeichnung für die weiße (Lymph-)Flüssigkeit, die ausgehend von den Darmzotten über den heute sogenannten Brustlymphgang (Ductus thoracicus) vor allem Eiweiße und Fettstoffe aus dem Darm in Höhe der linken Brust ins Blut führt.

Seit 1622 war bekannt, dass der Körper neben den Blutgefäßen über ein weiteres Röhrensystem verfügt: die lymphathischen Gefäße. Forscher hatten nun beobachtet, dass sowohl der Fettgehalt der Milch als auch der des Chylus sich abhängig vom Fettgehalt der Nahrung änderten. Sie leiteten daraus ab, dass der aus dem Darm kommende Chylus mit dem Blut zirkulieren würde (sie dachten, das helle Blutserum sei der Chylus, der lediglich mit dem Blut transportiert würde) und in den Brustdrüsen als Milch wieder abgesondert würde. 40 Jahre später widerspricht Dr. Ferris mit dem Argument, der Urin würde ja auch nicht aus dem Getränk kommen, sondern sei eine Ausscheidung der Niere. Seine Annahme ging bereits in die Richtung, die von der heutigen Medizin bestätigt wird: Die Brust selbst transformiert in ihrem Drüsengewebe das Blut in Milch.[79] Zwar hat die Milch noch gewisse Eigenschaften des Blutes – aber als ein künftig vom »Ganzen« abgetrennter, eigenständiger Stoff ist die Milch nun bereit, in das wissenschaftlich-technische Zeitalter einzugehen.

KAPITEL IV

Weißer Fortschritt –
Die gewerbliche Milch

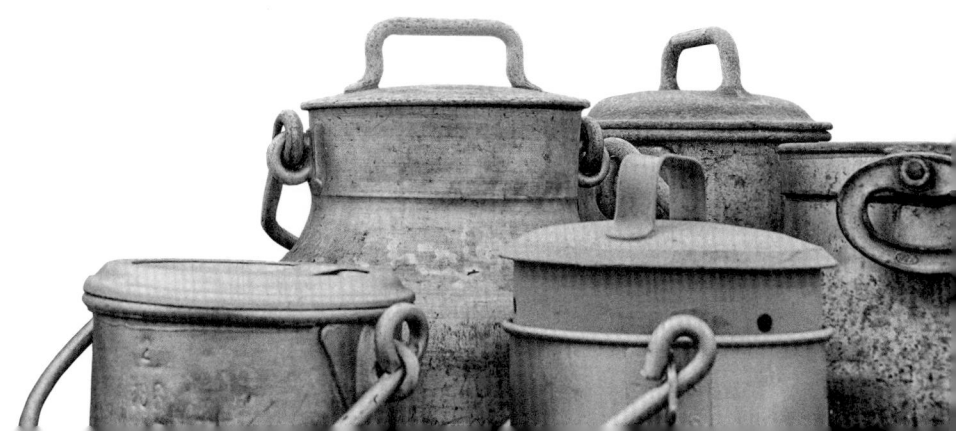

Die merkantile Wirtschaftsorientierung hinterlässt im ausgehenden 18. Jahrhundert einen ökonomischen Blick auf die Milch. Unabhängig davon haben Bauern längst damit begonnen, Feldwirtschaft und Milchviehfütterung ertragreicher zu gestalten und die Agrarreformen zu Beginn des 19. Jahrhunderts erleichtern individuellere Betriebsgestaltungen. Im Zusammenhang mit der Mitte des 19. Jahrhunderts beginnenden Industrialisierung und Zunahme der Bevölkerung in Deutschland kommt es zu beachtlichen Steigerungen der Milcherzeugung (Abschnitt 1).

Die Produktion von Milch wird im Verlauf dieser Entwicklung immer mehr vom internationalen (Futter-)Getreidehandel beeinflusst und der internationale Handel mit Butter und Käse bezieht auch die USA (als neuer Akteur auf dem Milchmarkt) sowie die englischen Kolonien mit ein. Die Milchverarbeitung gerät an ihre hauswirtschaftlichen Kapazitätsgrenzen (Abschnitt 2).

Im Zuge dieser Entwicklung erfasst der wissenschaftlich-technische Fortschrittsgedanke nun auch die Milch. Im letzten Drittel des 19. Jahrhunderts werden alle künftig wichtigen Technologien eingeführt, um die Milch zu einem Produkt der neuen urbanen Märkte zu machen. Mit der Gründung von Molkereien verlässt die Milch die Hauswirtschaft und das Reich der Frauen. Neue, männlich dominierte Netzwerke kümmern sich jetzt um die gewerblich gewonnene Milch (Abschnitt 3).

Die Bevölkerung und die Städte Deutschlands wachsen schnell, und die Versorgung der Städte mit frischer Milch erfordert neue kommerzielle Organisationsformen. Milchkonsum hängt jetzt vom Einkommen ab und die Konsumenten müssen sich mit neuen Technologien der Haltbarmachung und mit Milchersatzstoffen auseinandersetzen. Frühe Kritik an der städtischen Milchversorgung legt dabei den Grundstein für Milchhygiene als privates wie öffentliches Aufgabenfeld (Abschnitt 4).

Die Entdeckung der Bakterien als mögliche Ursache für Seuchen und Krankheiten zum Ende des 19. Jahrhunderts wird zum Markstein für eine Neubewertung der Milch und ihrer Märkte. Im Zusammenhang mit den Konflikten auf den neuen städtischen Milchmärkten tritt der Staat als neuer Akteur auf. Milchqualität wird von nun an gesetzlich definiert (Abschnitt 5).

Milch und Klee – die neue Allianz

Der ökonomische Blick auf die Milch

Milch und Wasser: Von beiden verstanden die Holländer viel, und die Bändigung des Wassers, die Trockenlegung der Sümpfe versprachen nicht nur Futter für die kriegswichtigen Pferde sondern auch Milch, Butter und Käse.[1] Louise Henriette von Nassau-Oranien (1627 bis 1667) war die junge, aus den Niederlanden stammende Ehefrau des preußischen Großen Kurfürsten Friedrich Wilhelm I. (1640 bis 1688). Sie holte Holländer nach Preußen, nicht nur zur Trockenlegung der Brandenburger Sümpfe, sondern auch, um für die neu angesiedelten Bauern vorbildhafte »Holländereien« einzurichten.[2]

Milch und Landentwicklung gehen auch unter der Regie des nachfolgenden Soldatenkönigs Friedrich Wilhelm I. (1688 bis 1740) Hand in Hand. Er gründete 1737 die »Butterakademie« und reservierte ihr fast ein Viertel des neugewonnen Landes: 4000 Morgen bestes Wiesen- und Ackerland im Amt Königshorst. Hier sollten Holländer die Bauerstöchter in zweijähriger Lehrzeit in die Kunst des Butterns und Käsens einweisen; für den angeschlossenen Milchviehbetrieb kaufte er Zuchtrinder aus Ostfriesland, aus Holstein, aus der Schweiz und Holland ein. Es hieß, der König selbst habe die Prüfungen für die Butterbereitung abgenommen. Den drei besten Mägden wurde jeweils ein Brautschatz von 100 Talern versprochen, »damit sie nun eher einen Mann finden und so die verbesserte Milchwirtschaft weiter verbreitet würde.«[3] Neben reichlich Butter und Käse spielte diese Muster-Milchwirtschaft dem »alten Fritz« rund 14 000 Taler beziehungsweise ein Fünftel seines Familienbudgets in die Kasse.

Doch bereits sein Sohn Friedrich II. (1712 bis 1786) ärgerte sich über die sinkende Butterqualität der Königshorster Butter. Er gründete 1779 die »Ordentliche Akademie des Buttermachens« noch einmal neu und übergab die Leitung wieder einer holländischen Familie. Aber auch ihre Kunst fand offenbar Grenzen. Als 1873 Theodor Fontane durch das Havelland wandert, rühmt er zwar die Königshorster Butter als eine der besten Berlins, jedoch, so Fontane weiter: »eins fehlt ihr vielleicht – das Aroma. Das Luchgras (…) kann nicht wetteifern mit dem süßen, saftigen, kräuterreichen Gras der Nordseemarschen.«[4]

Landwirtschaft war, neben dem Bergbau und dem Handel, einer der Schlüsselsektoren des wirtschaftlichen Wachstums und Wohlstands der absolutistischen Staaten des 18. Jahrhunderts. Von der Landentwicklung und den Früchten des Landes hing nicht nur die Ernährung der Bevölkerung ab, sie öffneten oder schränkten den Raum ein für weiteres Bevölkerungswachstum und damit für auch für die Ausdehnung der frühindustriellen

Manufakturen (zum Beispiel Webereien) auf dem Lande. Da der preußische Staat inzwischen eine Verbrauchssteuer (Akzise) auf jedes Stück verkauften Viehs, auf jedes verkaufte Fass Butter und jedes Scheffel Getreide erhoben hatte, kamen Millionen Taler aus den selbstbewirtschafteten oder verpachteten Domänen in die Staatskassen: mehr als ein Viertel der gesamten Staatseinnahmen.[5]

So wundert es wenig, dass inzwischen sowohl von staatlicher wie von wissenschaftlicher Seite her ein ökonomischer Blick auf die Milcherträge geworfen wurde. Die Pachtpreise für die sogenannten Anteilsverträge, bei denen einzelne Tiere oder ganze Herden der herrschaftlichen Domänen an »Holländer«, Meier oder sogenannte Hofleute verpachtet wurden, mussten auf die Produktivität der Tiere abgestimmt sein. 1763 berichtete Geheimrat Johann Gottlieb von Eckhart, »eine nur auf der Weide gegangene Heide- oder Sandkuh« bringe gerade mal 1000 Liter Milch und ein Schlachtgewicht von 180 Kilogramm auf die Waage, wobei das Fleisch selbst »elendlich schlecht« sei. Daher, so Eckhart weiter, könne man so eine magere Heidekuh für nur fünf bis sechs Taler verpachten, eine friesische Kuh würde hingegen mindestes fünfmal höhere Gelderträge bringen.[6]

Überall wurde nun erkundet, gemessen, gewogen und gerechnet. Vorreiter hoher Milcherträge waren die Domänen der ostfriesischen Grundherren. Die Haltung eigener Bullen, eine gute Zuchtauswahl und Fütterung sowie die Pflege der Kühe brachte ihnen rund 50 Kilogramm Butter pro Kuh und Jahr ein.[7] Hohe Erträge erlaubten auch günstige, das heißt in Stadtnähe gelegene Betriebsstandorte. Johann Georg Leopoldt, wie Gottlieb von Eckhardt ein Begründer der neu aufgekommenen Landwirtschaftslehre, hatte beobachtet, dass die kuhhaltenden Ackerbürger in der Stadt Frischmilch verkauften und dazu ihre Kühe auch während der Wintermonate gut fütterten. Auf den Vorwerken der Domänen hingegen, so Leopoldt, müsse aus Gründen des für den Ackerbau so notwendigen Düngers mehr Vieh gehalten werden. Daher könnten die Kühe vor allem während des Winters nicht so reichlich Futter bekommen, ihre Leistungen seien entsprechend geringer.[8]

Die Milchproduktion sollte sich lohnen! Das war der neue Blick, den die Kameralistwissenschaftler (Lehre von der Ökonomie der Domänen) und späteren Agrarökonomen auf die Milch geworfen hatten. Einer ihrer wichtigsten Vertreter war Heinrich Gottlob von Justi (1717 bis 1771). Leidenschaftlich plädierte er, Adam Smith vorwegnehmend, für mehr Liberalisierung der abgeschotteten Merkantilwirtschaft Preußens. Dazu solle die Landwirtschaft sich stärker auf den Markt hin orientieren. Ein neues Gleichgewicht – er nennt es »Ordnung« – solle geschaffen werden und der Schwerpunkt der Domänenwirtschaft müsse sich noch stärker als bisher auf die Markterlöse hin ausrichten.

In seinem 1759 veröffentlichten »Systematischen Grundriß aller öconomischen Cameralwissenschaften« befasst er sich auch mit der Milch und erläutert dem »Hauswirt« der Domänen genauer, wie eine solche Ordnung im Milchviehstall zu erreichen sei. Dazu solle sich der Landwirt genau überlegen, welches der zur Verfügung stehenden Futtermittel eingesetzt werden sollte: Stroh, Spreu, Ölkuchen, Krautblätter, Rüben, Getreide oder Heu. Am besten stelle er eigene Versuche an, um herauszufinden, wie viel jedes Futter an Milch- oder Buttererttrag bringen könne. Dann solle er die Kosten des Futters dagegen halten und am Ende dasjenige Futter einsetzen, das den höchsten Gewinn ermögliche. »Der Landwirt muß also wissen, was seine Kühe an Milch oder Butter geben, wenn er so und so viel Ölkuchen unter die Söde [Gemenge aus Futter und Wasser – AFK] menget; und es muß im auch bekannt sein, was er für Nutzung hat, wenn er so und so viel geschrotes Getreide untermischet. Diese Verschiedenheit des Nutzens und des Preises, wenn er eines gegen das andere genau berechnet, muß ihn demnach zur Entscheidung veranlassen, wessen er sich von beiden zur Fütterung bedienen soll.«[9]

Was zunächst für die Domänenwirtschaft entwickelt worden ist, wird im nächsten Jahrhundert als neues Leitbild für die Entwicklung der bäuerlichen Betriebe genommen: ein Wirtschaften, das Kosten und Markterlöse genau kalkuliert, und eine Betriebsorganisation, die sich an den Erfordernissen des Marktes orientiert.

Aufs Futter kommt es an

Im Jahr 1816 hatte das preußische Innenministerium Johann Nepumuk Schwerz (1759 bis 1844) beauftragt, über die bäuerlichen und landwirtschaftlichen Verhältnisse des neu ins preußische Königreich eingegliederten Westfalens und der Rheinprovinz Bericht zu erstatten. Schwerz kommt dieser Aufgabe gerne nach. Wie viele seiner europäischen Kollegen – Schwerz wird 1818 Direktor der neu gegründeten Königlich-Württembergischen Versuchs- und Unterrichtsanstalt für den Landbau in Hohenheim – hatte auch er schon Jahre zuvor Flandern besucht, um die neuen Produktionssysteme kennenzulernen.[10]

In Flandern hatten die Bauern schon früh begonnen, die alte Dreifelderwirtschaft mit ihrer Brache und ihrer Vor- und Nachweide aufzulösen. So konnte das gesamte Ackerland nicht nur intensiver, sondern auch flexibler und mit denjenigen Früchten genutzt werden, die die Märkte nachfragten. Um die Bodenfruchtbarkeit zu erhalten, entwickelten sie – als Ersatz für die Brache – ein ausgefeiltes System des Fruchtwechsels von Getreide, kleeartigen Futterpflanzen und Hackfrüchten (Kartoffeln, Futterrüben). Dieser zusätzliche Anbau von Futterpflanzen ermöglichte mehr Vieh zu halten, verbesserte die Milchviehfütterung und folglich die Milcherträge. Zugleich erhöhte er den Dunganfall, was wiederum eine bessere Düngung bestimmter Flächen und Kulturen erlaubte.

Als vorbildlich angesehen war auch die Landwirtschaft Englands. Sie hatte sich schon sehr früh am Markt orientiert. Fruchtwechselwirtschaft mit Futterrüben erlaubte dort eine fast ganzjährige Milcherzeugung. Allerdings war mit der Durchsetzung eines praktisch kapitalistischen Pachtsystems und der Abschaffung der gemeinschaftlich genutzten Weideflächen (enclosures) ein Großteil der Bauern zu Landarbeitern der Großgrundbesitzer geworden.

Hatten die Bauern in den neuen preußischen Provinzen bereits das »flandrische System« (Thaer) eingeführt? Im abgelegenen Gebirge der Eifel angekommen, staunte Schwerz zuerst einmal über die kleinen mageren Bergkühe. Sie wogen gerade mal 150 bis 200 Kilogramm. Dabei hatte doch vor vielen Jahren der Herzog die schweren und milchreichen friesischen Kühe und Bullen kommen lassen, um sie einzukreuzen und die Milchleistung so zu verbessern! Nur wenige Kuhgenerationen später war davon nichts mehr zu sehen. Die Kühe waren so klein und mickrig geworden wie die heimische Landrasse immer schon war. Das bestätigte, was Schwerz auch bei den alten Hausväter-Literaten des vorangegangenen Jahrhunderts gelesen hatte: Es ist nicht die Rasse, die zählt, alles kommt eben auf das Futter und auf die Pflege an.[11]

Die neuen Konzepte seien in die Dörfer der Eifel noch nicht vorgedrungen, stellt Schwerz in seinem Bericht nüchtern fest. Zu weit entfernt waren diese Dorflagen auch von jedem städtischen Absatzmarkt. Noch immer gehe alles Vieh unter der Obhut des Dorfhirten auf die gemeinschaftlich genutzten Weiden, und die Wiesen würden, wie üblich in diesen ertragsschwachen Mittelgebirgsstandorten, alle drei bis vier Jahre umgebrochen. Dann würden sie weitere fünf Jahre lang mit Hafer bestellt und weitere acht Jahre wieder als Kuhweide genutzt (Egartwirtschaft). Vielleicht übertrieb er ein bisschen, wollte die Auftraggeber zu Reformen ermutigen, wenn er schrieb, dass den Kühen auf den mageren Wiesen so wenig Futter bereitstehe, dass es nicht selten sei, dass sie zusammenbrächen und »auf einer Leiter, wie auf einem Trauergerüst ausgestreckt, nach Hause getragen werden müssten.«[12]

Die Reise Schwerz' fand zu einer Zeit tiefer Hungersnot statt: Die Preise für Getreide waren explodiert, Fehlernten verschärften die Lage für die Bevölkerung, die besonders stark in den ländlichen Unterschichten angewachsen war. Die Steigerung der landwirtschaftlichen Erträge war jetzt, wie so oft in der Geschichte, wieder einmal zu einer Frage von Sattwerden oder Hungern geworden.

Die neue Agrarordnung und ein Mehr an Milch

Der Wiener Kongress hatte 1815 endlich eine Ordnung in die von den napoleonischen Befreiungskriegen erschöpften Staaten Europas gebracht.[13] Aus dem untergegangen Heiligen Römischen Reich Deutscher Nation haben sich moderne Staaten mit zentraler Bürokratie sowohl im Rheinbund als auch in Preußen entwickelt. Seit der Französischen Revolution verbreiteten sich liberale, bürgerliche Ideen von Aufklärung und Demokratie. Die feudalen Verhältnisse auf dem Land passten auch dazu nicht mehr.

Preußen war mit der Abschaffung der Leibeigenschaft 1807 vorangegangen. Der Boden wurde zum handelbaren Gut und die an die Stände gebundenen Wirtschaftstätigkeiten waren nun allen Bürgern freigegeben. Die Agrarkrise 1816/17 beschleunigte die Auflösung der alten Agrarordnungen in den anderen deutschen Provinzen. Die Gemeinheiten und Weiderechte wurden aufgehoben, Gemeindeflächen aufgeteilt, privatisiert, Flurstücke zusammengelegt oder um die Höfe herum arrondiert. All dies wurde durchgesetzt mal gegen den Widerstand der großen Betriebe, die ihre Schafweiderechte beibehalten wollten, mal gegen den Widerstand der Kleinbauern und Häusler, die durch die Neuordnung die Futtergrundlage ihrer wenigen Tiere verloren. Doch anders als zum Beispiel in Frankreich, das 1789 durch einen einzigen revolutionären Akt die Reste der Feudalordnung abgeschafft hatte, vollzog sich im territorial aufgesplitterten Deutschland der Reformprozess uneinheitlich und mit regional unterschiedlichem Tempo.

Der Historiker Reiner Prass[14] hat diesen Prozess für das Göttinger Umland rekonstruiert. Wie für andere Regionen ebenfalls festgestellt, konnte er zeigen, dass die rechtlichen Änderungen teilweise nur nachvollzogen, was vor Ort bereits durch die Bauern eigenständig in Gang gesetzt worden war. Die Bauern hatten begonnen, auf den Brachflächen Körnerleguminosen, Klee, Esparsette und Hackfrüchte anzubauen, um auf diese Weise die Zufütterung im Stall während der Sommermonate zu verbessern. Als die Weidegemeinschaften 1850 formal aufgehoben und die Gemeinheitsteilungen der 1870er- und 1880er-Jahre durchgeführt waren, erfolgte jedoch kein – wie in der Theorie vorgesehener – Übergang zur vollständigen Stallfütterung. Im Gegenteil: Die Bauern behielten kleine, gemeinsam genutzte Weideareale und ließen weiterhin ihr Vieh gemeinsam hüten. Mit dem Unterschied jedoch, dass die Entscheidung jetzt freiwillig und an eine Bedingung geknüpft war: Wer seine Stoppelfelder nicht für den Viehtrieb öffnete, durfte überhaupt kein Vieh austreiben. Auf diese Weise war schließlich nicht nur eine Intensivierung der Landbewirtschaftung, sondern zugleich auch eine individuellere Betriebsführung möglich geworden.

Die landwirtschaftliche Produktion erhöhte sich auf dem Acker wie im Stall, die Agrarpreise stiegen, und es gelang, eine stark wachsende Bevölkerung nicht nur ausreichend sondern auch zunehmend besser, das heißt mit Milch und Fleisch, zu ernähren. Überall dort, wo die Milcherzeugung im Vordergrund stand, wurde auf Milchleistung hin gezüchtet, die leistungsstarke englische Shorthorn-Rasse eingekreuzt oder auch die Schwarzbunte Niederungsrasse der nördlichen Milchregionen. So wurden ab 1850 die alten Landrassen nach und nach durch milchbetontere Rassen ersetzt. Die enorme Steigerung der Milchproduktion (siehe Kasten) dieser Jahrzehnte war auch ein Resultat dieses Zuchtprozesses.

In den Mittelgebirgslagen aber blieben bis weit ins 20. Jahrhundert hinein die genügsamen und kleinen Landrassen erhalten. Sie dienten als Zugtier, Milchlieferant und Düngerproduzent für das Brotgetreide und standen damit im Zentrum bäuerlicher Eigenversorgung, wie es Schwerz bereits auf seiner Reise 1816 beschrieben hatte.

Zum Ende des Jahrhunderts wird sich die (Milch-)Landschaft wie folgt verändert haben: Das Weideland wird von anfänglich rund 5,5 Millionen Hektar (1800) auf 2,7 Millionen Hektar (1900) geschrumpft sein. Verlierer sind die extensiven Hute- und Ödlandflächen. Und das Verhältnis von Grünland zu Ackerland wird sich von vormals 1:1,5 (1800) auf 1:3 (1900) und damit zugunsten des Ackerlandes verschoben haben. Zugleich spezialisieren sich Regionen wie das Allgäu, Oberbayern, Oldenburg, Holstein, Hannover sowie Teile von Ost- und Westpreußen mehr denn je auf das Grünland und damit auf die Milcherzeugung.

ERSTE ZAHLEN ZUR DEUTSCHEN MILCHWIRTSCHAFT

Die Zahl der Rinder stieg von zehn Millionen Tieren (ca. 1800) auf 13,4 Millionen im Jahr 1853. Das Schlachtgewicht von Kuh und Ochsen erhöhte sich, und die gesamte Milchproduktion Deutschlands verdoppelte sich im gleichen Zeitraum von schätzungsweise 5,32 Millionen Tonnen (1800/1804) auf 10,4 Millionen Tonnen (1850). Die regionalen Unterschiede waren beachtlich (und folglich die Schätzungen sehr unsicher).

Als Folge verbesserter Züchtung und Fütterung waren besonders die Milchleistungen pro Kuh gestiegen, das allerdings von sehr unterschiedlichem Ausgangsniveau. Brachte eine durchschnittliche Bauernkuh um 1800 rund 600 Liter Milchertrag (zuzüglich der Milch fürs Kalb) und eine Kuh in einer Holländerei rund 1500 Liter, lagen die durchschnittlichen Milcherträge 1875 bereits bei 1100 bis 1600 Kilogramm pro Kuh und Jahr und im Jahr 1913 bereits bei 2200 Kilogramm pro Kuh und Jahr (es gibt jedoch Berichte aus dem Allgäu, dass dort schon Anfang des 19. Jahrhunderts die durchschnittliche Milchleistung bei rund 2500 Kilogramm Milch pro Jahr gelegen hätten – und das bei einer 16-jährigen Nutzungsdauer der Kühe![15]).

Die Milcherzeugung konzentrierte sich so auf die der landwirtschaftlichen Betriebe und war ein Stück weggegangen von den kleinen und landarmen Leuten, da deren Futtergrundlage nun weggefallen war. Bis 1913 wird sich die erzeugte Milchmenge ein weiteres Mal verdoppelt haben. Sie beträgt dann 23,3 Millionen Tonnen. In diesen Jahrzehnten hat sich die Gesellschaft Deutschlands grundlegend gewandelt: Aus einer Agrargesellschaft ist ein hochindustrialisiertes Land geworden und die deutsche Bevölkerung wird von 24,5 Millionen (um 1800) auf 41 Millionen Menschen (1871) angewachsen sein, um dann, bis 1914, noch einmal um 60 Prozent auf 65 Millionen Menschen zu wachsen. Mit großem Tempo hat sich ein Prozess der Urbanisierung vollzogen (und vollzieht sich noch). Eine neue soziale Gruppe ist entstanden: die marktabhängigen, städtischen Konsumenten. Die Milch kann mit dieser neuen und gewachsenen Nachfrage kaum noch Schritt halten.

Butter und Käse für den Weltmarkt

Neue Akteure treten auf

»Diese Kühe sind uns eine Quelle großer Freude in diesem kargen Land, denn sie geben uns ausreichend Milch für unseren Tee und Kaffee – was schon als solches ein Luxus ist«.[16] 1836 schreibt Narcissa Whitmann diese Zeilen an ihre europäische Verwandtschaft. Zusammen mit Eliza Spalding, ihren Ehemännern und den Kühen war sie nach mühevollen Wochen der Wanderung an der Westküste Amerikas in Oregon angekommen. Lange genug hatte die Hudson Bay Company verboten, dass weiße Siedlerfrauen auf den Trecks mitkamen. Sie wussten eines ganz genau: Mit den Frauen kamen die Kühe. Dann war eine Siedlung nicht mehr zu vermeiden und die Abhängigkeit der Menschen von der im Fellhandel groß gewordenen Company konnte aufgebrochen werden.

Zweihundert Jahre zuvor (1634) hatten holländische Auswanderer an der Ostküste den Grundstock der Milcherzeugung der vormals »milchfreien Zone« Amerikas gelegt. Sie gründeten die Kolonie New Amsterdam auf Governor's Island in New York. Jedem weiteren Siedler versprachen sie freien Zugang zur Weide, ein Haus, einen Stall und eine entsprechende Ausstattung zur Milchverarbeitung. 25 Jahre später, die Briten hatten diese holländische Kolonie erobert, lebten hier bereits 10 000 Menschen und die Milchwirtschaft war so gut entwickelt, dass New York für die nächsten 200 Jahre das Zentrum der kolonialen Butter- und Käseproduktion bleiben sollte.

Zugleich war die Milch mit den Farmersfrauen weiter ins Land vorgerückt. Als Ende des 18. Jahrhunderts aus den USA bereits in größerem Umfang Käse exportiert wurde, stammte er aus den Hauswirtschaften der Farmersfrauen. Über ein gut funktionierendes Netz von Käseaufkäufern gelangte er in die Städte sowie nach Übersee. 1851 gründete der Farmer Jesse Williams in Rome im Staat New York die erste Käserei, die nicht nur eigene Milch sondern auch zusätzlich Milch der benachbarten Betriebe mit verarbeitete. Während des Bürgerkrieges (1861 bis 1865) schnellten die Preise für Käse nach oben, woraufhin in den anderen Bundesstaaten ebenfalls viele dieser kleinen Käsereien wie Pilze aus dem Boden zu sprießen begannen. Wie zuvor die Farmersfrauen, so arbeiteten auch diese gewerblichen Käsereien zunächst nur während der milchreichen Sommermonate. Die Farmer brachten die Milch auf Pferdewagen aus einem kleinen Umkreis von maximal fünf Meilen zur Käserei. 1869 gab es bereits rund 1000 dieser Käsereien; viele erzielten ihren Gewinn aus dem Export nach England. Auch wenn diese Käsereien ab 1880 nach und nach von Firmen aufgekauft wurden, das Netzwerk an Käsereien blieb bis in die 1930er-Jahre hinein erhalten und bildete die Basis für die Präsenz des US-Cheddarkäses auf dem neuen Weltmarkt für Käse.

Der Boom der gewerblichen Käsereien war bereits eine Reaktion auf den Weltmarkt beziehungsweise eine Reaktion auf eine 1846 getroffene Entscheidung Englands. Dieses hatte seine bisherigen Zollschranken für Getreide zugunsten der weiteren industriellen Entwicklung aufgegeben. Die vom städtischen Bürger- und Unternehmertum getragene Freihandelsbewegung hatte schon lange darauf gedrängt, um so die Lebenshaltungskosten zu senken. Englands Getreideimporte verzehnfachten sich in der Folgezeit und das Getreide, das heißt das Brot für die Menschen und das Futter für die Tiere, kam nun nicht mehr alleine aus dem Osten Europas, sondern längst schon aus den weiten Anbauflächen Amerikas. Die englische Milchwirtschaft hatte sich bereits im 18. Jahrhundert auf eine Belieferung städtischer Haushalte und der Seefahrt mit Käse und Butter ausgerichtet – nun erhielt sie einen erneuten Impuls in Richtung Milchwirtschaft, konnte aber die steigende Nachfrage nicht wirklich ausreichend befriedigen. Einem Magneten gleich begann England nun Butter und Käse auf den internationalen Märkten nachzufragen: Die Kolonien Kanada, Australien und Neuseeland lieferten vorrangig und forderten die englischen Produzenten schwer heraus. Als diese in den 1860er-Jahren zusätzlich hohe Tierverluste durch den Ausbruch von Rinderpest hinnehmen mussten, stießen die nordamerikanischen Cheddar-Käselieferungen ab 1870 in diese Lücke und provozierten die Gründung von gewerblichen Käsefabriken in der traditionellen Cheddarregion Derbyshire.

Und wieder war es der Getreidepreis, der 1873 einen Impuls zum weiteren Ausbau der Milchwirtschaft gab: Der Börsencrash in Wien und in New York löste bei den inzwischen eng miteinander verflochtenen Wirtschaften Europas und Amerikas eine Krise und Depression aus. Unter anderen hatte die US-Überproduktion die Weizenpreise sinken lassen, und diese zogen die europäischen mit nach unten. Zugleich verdreifachten sich allein zwischen 1878 und 1889 die US-Weizenexporte nach Europa. Deutschland reagierte mit Schutzzöllen auf Brot-, Futtergetreide und Fleisch und konnte so die Preissenkungen etwas auffangen. Die am Freihandel orientierten Länder wie England, Niederlande und Dänemark wählten – noch einmal deutlicher als zuvor – den Weg der Milch (und des Fleisches). Dänemark lieferte in den Jahren 1875 bis 1879 bereits 84 Prozent seiner erzeugten Butter nach England und teilte sich mit Australien den Winterbuttermarkt Englands.[17] Seit 1896 konnte auch Deutschland seine schnell gewachsene Bevölkerung und deren Nachfrage nur noch über erhöhte Importe von Butter, Brot- sowie Futtergetreide versorgen. Unter vielen Faktoren werden diese Butterimporte (»Fettlücke«) sowie Teuerungen auf den Futtermittelmärkten zu einer lang andauernden und scharf geführten politischen Auseinandersetzung um die Ausrichtung der deutschen Agrarpolitik führen. Doch dazu später. Die günstigen Getreidepreise aus Nordamerika hatten noch ganz andere Auswirkungen.

Die folgenreichen Überlegungen des Herrn Swartz in Schweden

Gustav Swartz war Gutsherr von Hofgaarden bei Wadstena am Wettersee im südlichen Schweden und besaß eine beachtliche Herde von 160 leistungsstarken Shorthorn-Kühen.[18] Aus der Milch machten seine angestellte Meierin und die Milchmädchen vor allem gesalzene und in Fässer geschlagene Butter sowie Cheddarkäse. Beides ging über den Hamburger Großmarkt nach London, dem damaligen Hauptumschlagplatz für Butter.

Eines Sommerabends, so wurde die Geschichte später immer wieder erzählt, sei Swartz ausgeritten. Man schrieb das Jahr 1862 und 16 Jahre waren vergangen, seitdem die Engländer ihre »corn laws« erlassen hatten. Der Londoner Buttermarkt boomte. Gustav Swartz habe eine Bäuerin um ein Glas Milch gebeten und statt der erwarteten lauwarmen, frisch gemolkenen Milch, habe sie ihm eine köstlich kühle Milch gereicht.[19] Die Bäuerin verrät ihm ihr Geheimnis: Die Abendmilch würde nicht sofort abgerahmt sondern im kalten Wasser des Brunnens aufbewahrt, erklärt sie ihm. So abgekühlt lasse sie sich, zusammen mit der Morgenmilch, besser aufrahmen.

Dieses Gespräch gab Swartz einen wichtigen Anstoß, noch einmal über die Zukunft seiner Milchverarbeitung nachzudenken. Die Nachfrage stieg. Lange schon grübelte er über die Frage nach, wie er die Produktion ausdehnen konnte. Seine vielen Reisen in europäische Milchgebiete hatten ihm in den letzten Jahren einen guten Einblick in den internationalen Markt verschafft: Die günstigen Getreidepreise aus Übersee hatten die Milch- und

Fleischproduktion in der »alten Butterzone« stimuliert, und Dänen wie auch Iren waren in den letzten Jahren verstärkt ins Buttergeschäft mit London eingestiegen. 2,5 Millionen Verbraucher lebten dort! Die Nachfrage hatte sich verändert, die Verbraucher wurden immer verwöhnter. Ein Drittel höhere Preise erzielte frische, nicht so stark gesalzene Butter während der Wintermonate. Die Iren mit ihrer ausschließlichen Weidewirtschaft waren hier im Hintertreffen. Aber die Dänen! Seitdem der Krieg vorbei war, steckten sie ihre ganze Kraft in den Aufbau ihrer Milchwirtschaft. Sie verfütterten jetzt noch mehr Ölkuchen an die Kühe (früher hätte man das ja aus geschmacklichen Gründen abgelehnt), so konnten sie während der Wintermonate mehr Milch melken. Um möglichst gleichmäßig und rund um das Jahr Milch liefern zu können, hatten sie außerdem damit begonnen, die Kühe erst im Februar oder gar im November abkalben zu lassen.

Für Swartz selbst war es schwierig geworden, die Milchwirtschaft weiter auszudehnen. Er nutzte zwar das holsteinische Aufrahmverfahren mit den großen, acht Liter fassenden Satten. Doch der Milchkeller war längst an seine Grenze gestoßen, denn erst nach 36 Stunden kann bei den Satten die oberste Rahmschicht abgenommen werden. Die Holländer hatten einst dieses Verfahren entwickelt und nach Holstein gebracht. Von dort kam es zusammen mit dem »holsteinschen« Butterfass im 16. Jahrhundert über Dänemark bis nach Südschweden. Pro gemolkene Kuh braucht man für die Aufrahmung rund einen Quadratmeter Fläche. Da die Herden größer wurden und die Kühe immer mehr Milch gaben, hatte man schon seit über zwanzig Jahren nach besseren, raumsparenderen Lösungen gesucht. Man hatte die hölzernen Satten durch gusseiserne oder emaillierte Satten ersetzt. Es gab Satten, bei denen nicht der Rahm abgeschöpft werden musste, sondern die Magermilch an einer bodennahen Öffnung einfach abgelassen werden konnte. Mit einem Nachteil: Der Dreck blieb im Rahm.

Tiefe Aufrahmtöpfe verwendeten die Franzosen der Normandie. Ihre Butter war berühmt, da sich in den unteren Milchschichten feinere und aromatischere Milchsäurebakterien entwickelten als in den flachen Schichten. Die Butter aus der Normandie erzielte daher sehr gute Preise. Swartz überlegte. Das Kühlen der Milch verhinderte ein Sauerwerden des Rahmes. Er konnte die begehrte, salzarme Butter herstellen. Doch wie die Raumfrage lösen?

In den folgenden Jahren stellte er zahlreiche Versuche an, bis er sich dazu entschied, die Milch in circa 50 Zentimeter hohen rund 30 bis 50 Liter fassenden Weißblechsatten aufrahmen zu lassen und diese zugleich mit Eiswasser zu kühlen. Das Kühlen verbesserte die Fettausbeute und verhinderte das Sauerwerden sowohl des Rahmes als auch der Magermilch (süße Magermilch ist ein gutes Kälber- und Schweinefutter). Die Rahmgewinnung beschleunigte sich und brauchte weniger Platz. In nur einer Stunde konnte jetzt eine Person rund 1000 Liter Rahm absahnen und der Platzbedarf pro Kuh war auf die Hälfte gesunken. Das »Swartz'sche Aufrahmverfahren« und die exportfähige Süßrahmbutter waren geboren und verbreiteten sich rasch in Skandinavien sowie in Schleswig, in Holstein und Ostpreußen.

In der Folgezeit entstanden erste Gemeinschaftsbetriebe und Rahmstationen. Als 1870 der erste gemeinschaftliche Butterbetrieb in Ostholstein gegründet wird, wagt die Milch erstmalig einen Schritt heraus aus den Hauswirtschaften der Gutsbetriebe. Sieben Jahre später wird eine Zentrifuge ein maschinelles Entrahmen ermöglichen und den hohen Platz- und Zeitbedarf der Sattenentrahmung überflüssig machen. Da das Swartz'sche Verfahren gute Butterqualitäten ermöglichte, blieben jedoch beide Verfahren bis zum Ersten Weltkrieg nebeneinander bestehen.

Die Milch verlässt den Hof

Technischer Aufbruch

Benno Martiny, Wilhelm Fleischmann und Wilhelm Lefeld haben sich vielleicht schon vorher gekannt. 1872 treffen sie sich auf der ersten großen und internationalen Milchausstellung in Wien. Gemeinsam bewundern sie die dort präsentierten neuen Geräte: die verbesserten Butterfässer, die ersten Kühlapparate, das Swartz'sche Aufrahmverfahren.[20] Dank der neuen Wissenschaften und der Ingenieure machen gerade hier in Deutschland die technischen Entwicklungen Quantensprünge: erst die Eisenbahn, jetzt die neuen Kraftmaschinen wie Ottomotor und Generator. Die neue Energiequelle Kohle und der daraus gewonnene Strom versprechen einen Abschied von der mühseligen Handarbeit. Diesem Aufbruch kann sich die Milch nicht mehr entziehen.

So ist es kein Zufall, dass diese drei Männer sich hier treffen. Die Milch-Weltausstellung führt in diesen aufregenden Gründerjahren Deutschlands alle zusammen, die den neuen Milchsektor entwickeln möchten. Benno Martiny (1836 bis 1923), seit 1861 Generalsekretär des Landwirtschaftlichen Hauptvereins preußischer Landwirte (ein Vorläufer heutiger Landwirtschaftskammern), ist gelernter und studierter Landwirt. Zahllose Reisen durch ganz Europa haben ihn zum Milchfachmann werden lassen. Wilhelm Fleischmann (1837 bis 1920) ist Chemiker; seine Leidenschaft gilt der Analyse der Milchzusammensetzung. Und schließlich ist da noch der Tüftler und Maschinenbauer Wilhelm Lefeldt (1836 bis 1923). Er betreibt in Helmstedt eine Fabrik für landwirtschaftliche Maschinen. Heute würden wir diese drei ein »interdisziplinäres Team« nennen. Damals war es einfach nur eine Männerfreundschaft. Sie sollte Geschichte schreiben.

Bei ihrem Rundgang lassen sie sich auch die neuen Methoden zur Milchfettbestimmung vorführen. Schnelles und einfaches Messen des Milchfettgehaltes, daran sind nicht nur die Zuchtverbände interessiert (sie wollen auf höheren Milchfettgehalt hin züchten), sondern auch die Lebensmittelkontrolleure, die damit mögliche Verwässerung der Marktmilch feststellen könnten. Sie bestaunen einen Apparat des Ingenieurs Alexander Prandl aus Weihenstephan, der mithilfe der Fliehkraft die Fettkügelchen von der Magermilch trennen konnte. Da hatte Benno Martiny eine Idee. »Was meinen Sie, Lefeldt, könnte man mit so einem Apparat auch in größerem Umfang Fett aus der Milch schleudern und das mithilfe der neuen wunderbaren Dampfkraft? Diese Aufrahmverfahren brauchen einfach zuviel Zeit, Platz und Arbeitskräfte.« So könnte Martiny mit Lefeldt gesprochen haben.

Fakt ist: Wilhelm Lefeldt machte sich an die Arbeit. Zwei Jahre später konnte er »seine« Eimerzentrifuge dem weitgereisten Publikum auf der Internationalen Landwirtschaftsmesse in Bremen vorstellen. An einer waagerechten drehbaren Scheibe waren eimerförmige, mit Milch gefüllte Blechgefäße angehängt. Sie sollten bei 600 Umdrehungen in der Minute entrahmen. Lefeld schließt sie mit Transmissionsriemen an eine Dampfmaschine an. Doch die Vorführung gerät zum Fiasko. Die Maschine war auf eine zu hohe Geschwindigkeit gestellt und die Eimer samt Milchinhalt fliegen dem Publikum um die Ohren. Dies hätte das Ende der Zentrifuge sein können.

Doch Lefeldt gibt ebenso wenig auf wie sein Konkurrent Prandl. Beide entwickeln Zentrifugen, die erstmalig ein ununterbrochenes Entrahmen erlauben. Prandl zeigt seine Maschine 1875 auf der Weltausstellung in Frankfurt. Aber es ist Lefeldts Maschine, die zwei Jahre später, am 4. September 1877, in der ersten »Zentrifugenmeierei« der Welt, in Kiel, ihre Arbeit aufnimmt. So erntete zunächst Lefeldt den Ruhm. Doch der Erfolg hat immer viele Väter. Inzwischen reklamierte auch der Münchner Clemens Freiherr von Bechtolsheim für sich, der eigentliche Erfinder der Zentrifuge (jetzt mit Trommeleinsätzen) gewesen zu sein. Später kam noch der Schwede Gustav de Laval hinzu. Er hatte Bechtolsheim das Patent, das in Deutschland keiner haben wollte, abgekauft. Seine weltweit vertriebenen Alfa-Separatoren legten den Grundstein für das heute (weltweit) operierende Unternehmen für Separatorentechnik (dessen Tochterfirma heute die Tetrapackungen für Milch herstellt).

Benötigte man einst rund 36 Stunden für das Entrahmen von 100 bis 130 Litern Milch, so war jetzt diese Arbeit in einer Stunde erledigt und zugleich gründlicher als zuvor. Diese Magermilch hatte kaum noch 0,2 bis 0,3 Prozent Fett. Mit anderen Worten: Die neue Zentrifuge schleuderte nicht nur das Fett aus der Milch, sondern erhöhte auch noch die Ausbeute. Der Milchbedarf für ein Kilogramm Butter konnte von vormals 40 Litern auf 28 Liter gesenkt werden.

1887 ging in Elmshorn/Holstein der erste Dampfturbinenseparator in Betrieb, der die Transmissionsriemen entbehrlich und die Arbeit mit der neuen Maschine sicherer machte. Bis 1915 war die Separatorentechnik soweit, dass 4000 Liter Milch in einer Stunde entrahmt werden konnten (heutige Separatoren entrahmen 25 000 Liter Milch in der Stunde).

Die technischen Voraussetzungen für eine Milchverarbeitung, die nicht mehr an Kellerwände stieß, für die man nicht mehr Milchmädchen beaufsichtigen und bezahlen musste, waren nun geschaffen. Bevor die Milch ins Gewerbe eintreten konnte, mussten jedoch weitere Hürden genommen werden. 1883, 21 Jahre nach der Gründung der ersten Sammelmolkerei zur Butterherstellung, konnte das Problem des Anfallens hoher Magermilchmengen gelöst werden: Die Molkerei lieferte sie jetzt an die Landwirte zurück und diese begannen eine wachsende Zahl an Schweinen damit zu mästen.

Das größere Hindernis aber war das Genossenschaftsrecht. Dieses verlangte unbeschränkte Haftung der Genossen. Die Landwirte zögerten. Eine Anteilszeichnung kostete Geld und es gab keine Sicherheit, ob die Molkereien wirklich Erträge abwerfen konnten. Am 20. Mai 1889 kam endlich grünes Licht: Die lange geforderte Haftungsbeschränkung wurde im Genossenschaftsrecht verankert. Eine wahre Welle an Molkereigründungen folgte in den relativ marktfernen Grünlandgebieten Nord- und Ostdeutschlands. 1890 gab es bereits 639 Molkereigenossenschaften, fünf Jahre später doppelt so viele. Der Höhepunkt der Gründungswelle fällt schließlich in die Jahre vor dem Ersten Weltkrieg. Alle Grenzen scheinen nun überwunden zu sein: Die Eisenbahn schließt die stadtfernen Regionen an die Zentren des Verbrauchs an, eröffnet neue Absatzmöglichkeiten. Und das künstliche Eis verlängert die Haltbarkeit von Butter und frischer Milch. Ein neues Zeitalter bricht an.

Das Oldenburger Land, Schleswig und Holstein standen in diesen Jahren an der Spitze der Molkereientwicklung. Sie hatten einen mit dem benachbarten Dänemark vergleichbaren Grad der Milcherfassung durch Molkereien erreicht. Ihr Schwerpunkt lag bei der Butter. Da die neuen Molkereigenossenschaften nicht nur größere Mengen verarbeiten konnten, sondern auch kleinbäuerlichen oder kapitalschwächeren Betrieben durch die Bildung reiner Milchliefergenossenschaften oder Rahmstationen eine Teilhabe am sich stetig vergrößernden Milchmarkt boten, gerieten in den Folgejahren die Holländereien und Gutsmolkereien immer mehr ins Hintertreffen.

Die Zentrifugen in den Molkereien haben zwar die gewerbliche Butterbereitung schnell vorangetrieben, dennoch blieb parallel dazu die Milchverarbeitung noch lange in den Hauswirtschaften der Bäuerinnen. Gerade in bevölkerungsreichen, stärker urbanisierten Regionen widersetzten sich die Bäuerinnen dem genossenschaftlichen Anschluss und beharrten darauf, weiterhin selbsterzeugte Butter, Quark und einfachen Käse auf die lokalen

Märkte zu tragen. Schließlich war Milchgeld nicht Milchgeld: Das Geld von der Molkerei ging in die Tasche des Bauern und die Erlöse des direkten Milchverkaufs gehörten immer schon der Bäuerin selbst. Doch auch die Bäuerinnen profitierten von der neuen Technik. Die einfachen Handzentrifugen, die vor dem Ersten Weltkrieg von Alfa-Laval mit großem Erfolg vertrieben wurden, erleichterten ihnen die Arbeit beträchtlich. Den Genossenschaften aber waren diese Handzentrifugen ein steter Dorn im Auge. Sie beklagten sich, dass diese einen weiteren Ausbau der Molkereigenossenschaften verhindern würden. Das Selbstverarbeiten mache die Ablieferungsmengen für die Molkereien unkalkulierbar, schreibt Molkereimeister Carl Schwarz in seinem 1936 erschienenen Rückblick. Regelrecht bestochen worden seien die Bauern, denn die Alfa-Laval-Separatoren-Gesellschaft in Berlin habe denjenigen Regionen, in denen sich die meisten Handseparatoren absetzen ließen, erstklassige Zuchtbullen gestiftet.[21] Eine der ersten Handlungen der Nationalsozialisten zur Durchsetzung einer totalen Milcherfassung über Molkereien war daher die 1934 verfügte Beschlagnahmung und das Verbot dieser Handzentrifugen.

Frauenkunst, Männerwissen und neue Netzwerke für die Milch

Für die Pioniere der neuen, gewerblichen Milchwirtschaft stellten sich nicht nur technische Probleme. Die Frage war, wie sie an das praktische Wissen, an die Erfahrungen der Frauen gelangen könnten. Ob im kleinbäuerlichen Haushalt oder auf der »Holländerei« oder »Meierei« der Gutsbetriebe: Die Regie über die Milchverarbeitung führten erfahrene Frauen. War nicht (mal abgesehen von den Mönchen in den Klöstern und den Sennen der Schweiz) die Kunst des Butterns und des Käsens über Jahrhunderte hinweg unter Frauen erlernt, erprobt und weiterentwickelt worden?

Die ersten Männer der Neuzeit, die versuchten, sich das Wissen der Frauen anzueignen, waren sogenannte »gentlemen lords« in den englischen Midlands des späten 18. Jahrhunderts.[22] Als wohlhabende Pächter großer Landgüter hatten sie bis zu 100 Kühe im Stall. Die von ihnen angestellten Frauen und Milchmädchen verarbeiteten die Milch zu Käse, der nach London vermarktet wurde. Einige dieser Pächter waren selbst Käsehändler, kamen viel herum, kannten sich gut aus. Sie empfanden die Zeit als reif, die Kunst des Käsens endlich zum »richtigen Business« werden zu lassen. Nur mit gleichbleibend guten Qualitäten ließe sich der Londoner Markt besser bedienen, so ihre Einschätzung.

Doch eines blieb ihnen verschlossen: die »sakralen Räume«, die »weibliche Sphäre« der Milchkammern. Höchstens mit ihrer Nachbarin würden die Frauen ihr Wissen teilen, gibt William Marshall zu. Er gehörte, zusammen mit Joshia Twamley, der 1784 sein Buch über »Das Geschäft des Käsemachens« herausbrachte, zur ersten Generation der englischen Agrarökonomen. Seine Bücher über die Methoden der Milchverarbeitung erschienen zwischen 1787 und 1798. An zahllosen Küchentischen sitzend, während er Abnahmeverträge mit den Bäuerinnen machte, habe er viel erfahren können über die Kunst des Käsemachens, gab Twamley offenherzig zu. Auch Marshall räumte ein, sein Wissen von »seiner Frau« bekommen zu haben. Mit diesem Wissen ausgestattet gingen sie nun daran, für ihre eigenen Betriebe nicht nur die besten Meierinnen und Milchmägde auszuwählen. Sie begannen auch deren Arbeitsabläufe zu beobachten, diese zu optimieren, zu definieren und schließlich zu kontrollieren. Sie entwickelten eine »Best-practice«-Anleitung und veröffentlichten dieses Wissen. Jetzt waren *sie* die Autoritäten in Sachen Butter und Käse! Weit über England hinaus fanden ihre Werke große Resonanz. Albrecht Thaer referierte aus ihnen, Benno Martiny reiste den beiden hinterher, um sich direkt vor Ort einen Eindruck von der nun als vorbildlich geltenden englischen Milchverarbeitung zu verschaffen. Die englische Historikerin Dorothea Valenze hat diesen Prozess der Wissensaneignung genau beschrieben. Sie fand viele Hinweise darauf, wie dieses »neuere« Wissen den Frauen vorgehalten wurde und wie diejenigen unter ihnen, die nicht zu den neuen Methoden übergehen wollten, als »störrisch« oder »rückständig« diffamiert worden seien.

In den zehn Jahren von 1860 bis 1870, als infolge der US-Importe in den Midlands die Cheddarkäseproduktion der Hauswirtschaften unter Preisdruck geriet, wird dieses früh erarbeitete Wissen die Grundlagen dafür legen, die Käseproduktion rationeller und wettbewerbsfähiger zu gestalten. Denn nun galt es Arbeitskräfte einzusparen, möglichst nur noch mit den familieneigenen Kräften auszukommen. Zugleich wurden erste gewerbliche Käsefabriken gegründet. Doch noch weit ins 20. Jahrhundert hinein werden 80 Prozent des englischen Käses in den »farm houses« hergestellt werden.[23]

Auf dem Festland vollzog sich dieser Übergang des Wissens seit Mitte des 19. Jahrhunderts zunächst einmal von Frau zu Frau und unter Kooperation der naturwissenschaftlich-technisch interessierten Männer. Zugleich war der Austausch von Wissen von Anfang an international. Studienreisen brachten die milchwirtschaftlich Interessierten zusammen und diese waren durchaus nicht nur männlicher Natur.

1869 reisten Wilhelm Fleischmann und sein Schweizer Kollege Schatzmann nach Holland, Holstein, Dänemark und Schweden. Sie bewundern, mit welcher »Rationalität« dort gemolken, gebuttert und gekäst wurde. Thermometer, Waage und Buchführung sowie die vielgelobte »nordische Reinlichkeit« fehlten in keinem der besichtigten Betriebe. Zu ihrem Erstaunen waren die Meierinnen allesamt gut ausgebildet und überall gab es gut organisierte Butter- und Käseausstellungen. Finnland hatte bereits 1840 eine Molkereilehranstalt eingerichtet und 16 Lehrmeierinnen eingestellt, die Bäuerinnen im Melken, in der Viehpflege und im Buttern unterrichteten.

Die nordischen Staaten ließen sich diese Ausbildung etwas kosten, schließlich sollte die Exportbutter weiterhin konkurrenzfähig bleiben.

Fleischmann kam von dieser Reise nicht nur mit der Idee zurück, eine Versuchs- und Forschungsanstalt für Milchwirtschaft zu gründen, sondern auch die Ausbildung der Meierinnen zu verbessern. Auf seine Anregung hin gründete Frau Backhausen in Rastede bei Oldenburg 1875 die erste deutsche Molkereischule. Weitere Schulgründungen, oft in Verbindung mit Gutsmeiereien, folgten. Eine Schülerin von Frau Backhausen war Maria Agathe Zeis. Sie gründete nicht nur eine eigene Molkereischule im sächsischen Radeberg, sondern verfasste auch für ihre Schülerinnen das erste Lehrbuch »Die Milch und die Butter«. Auf zahlreichen Studienfahrten, die sie bis in die USA führten, erweiterte sie auf eigene Faust ihre Kenntnisse des Käsens. 1883 sollte sie es sein, die mit großem Erfolg den ersten deutschen Camembert auf den Markt brachte.

Nicht nur die Reiseerlebnisse von Wilhelm Fleischmann waren für die deutsche Milchwirtschaft und den Aufbau neuer Wissensnetzwerke folgenreich. Auch Benno Martiny war davon überzeugt, dass alles was er 1860 auf seiner Reise nach England gesehen hatte, auch einmal nach Deutschland kommen würde:[24] Das enorme Wachstum der Städte, ihre ganz neue Nachfrage nach Milch und die damit verbundene wirtschaftliche Bedeutung der

---

FRAUEN UND »IHR KÄSE«

Das Käsen blieb noch lange in weiblicher Hand.[25] Einigen Frauen wurde für die Erfindung neuer Käsesorten sogar ein Denkmal gesetzt: Madame Harel hatte 1791 den Camembert erfunden. Ihr Denkmal steht in Vimoutiers in der Normandie. Marie Voss brachte 1825 die Kunst des Goudakäses ins Rheinland und stieg erfolgreich in die Produktion ein. Ihr Denkmal steht in Reymer am Niederrhein. Vermutlich kein Denkmal bekommen hat die von Wilhelm Fleischmann so bewunderte Frau Nielsen aus Gut Havarthigaard in Dänemark. Sie war Hoflieferantin des dänischen Königshauses und für ihre Butter berühmt. Außerdem hatte sie auf vielen Auslandsreisen das Wissen mitgebracht, zahlreiche ausländische Käsesorten selbst herstellen zu können. »Fräulein Klunck«, der Wirtschafterin der Hofkäserei des Gutes Birjohlen in Ostpreußen, wird die Erfindung des »Tilsiters« zugeschrieben. Der Gutsherr Westphal erkannte das Geschick des Fräuleins, heiratete sie und die Hofkäserei wurde nach Tilsit verlegt, wovon der Käse seinen Namen bekam (die Tradition des handwerklichen Käsens erhält in den 1980er-Jahren eine Renaissance, als junge Frauen – und Männer – einsteigen, Hofkäsereien gründen oder als »Lohnsennen« im Sommer auf die Alpen ziehen.)

Milch. Zu diesem Zeitpunkt hatte Deutschland erst wenige industrielle Regionen wie das Ruhrkohlegebiet im Rheinland/Westfalen, das alte Industriezentrum Sachsen, Schlesien sowie auch die Stadt Berlin. Aber Deutschland war im Aufbruch.

So hatte Benno Martiny eine Vision: Die Milchwirtschaft sollte zu einem wichtigen Zweig der Volkswirtschaft werden. Damit sie das erreichte, brauchte sie nicht nur wirtschaftliche und gute Erzeugnisse und höhere Milchleistungen auf Basis »einer planvollen Milchviehhaltung und -fütterung«, sondern vor allem »Wissen über die Milch«. Die wirtschaftlichen Pioniere der Milchwirtschaft, so Martiny weiter, müssten »durch laufende Belehrung und ständige Vermittlung neuer Erkenntnisse« unterstützt werden. Für ihn führten drei Wege zu diesem Ziel: das Buch, die Zeitschrift und der Verein.[26]

Sein zweibändiges Buch »Die Milch, ihr Wesen und ihre Verwertung« erschien 1871. Er fasste darin das ganze zu diesem Zeitpunkt verfügbare Wissen über Milch zusammen. Noch im gleichen Jahr gründete er die erste »Milch-Zeitung«, drei Jahre später den Milchwirtschaftlichen Verein. Dieser wurde zum Sammelbecken »aller an der Förderung der Milchwirtschaft in wissenschaftlicher, technischer und wirtschaftlicher Beziehung mitarbeitenden Vereinigungen von Wissenschaftlern und praktischen Fachleuten«.[27] Die Arbeit Martinys war durchaus praktischer Natur. So wurde er unter anderem Vorsitzender des Geräteprüfausschusses und bekam darüber ein großes Mitwirkungsrecht bei der Zulassung aller technischen Einrichtungen der Molkereien (wie unter anderem der Pasteurisierungsanlagen).

Wissenschafter wie Fleischmann bauten Labore und Versuchseinrichtungen auf und, nach langem politischem Drängen, war es 1922 dann so weit: Die »Preußische Versuchs- und Forschungsanstalt für Milchwirtschaft« in Kiel wurde gegründet. Da die Milch in Deutschland gerne getrennte Wege lief, gründete das Land Bayern 1923 in Weihenstephan mit der »Süddeutschen Versuchs- und Forschungsanstalt für Milchwirtschaft« eine vergleichbare Einrichtung. Beide Anstalten blieben bis in die 1990er-Jahre hinein tätig. Als »Think Tanks« und Forschungsanstalten der Milchwirtschaft wirkten sie an allen staatlichen wie privatwirtschaftlichen Entscheidungen im Milchbereich mit.

Bis vor dem Ersten Weltkrieg hatte sich das anfänglich kleine Netzwerk der milchwirtschaftlich Interessierten breit ausdifferenziert und bis heute noch wirksame Strukturen geschaffen: Die Produzenten von Milch organisierten sich, die Molkereigenossenschaften und die Privatmolkereien hatten eigene Verbände geschaffen, Zeitschriften und Dachverbände wurden gegründet. Es gab sogar einen Weltmilchverband. Der Milchhandel hatte eigene regionale wie überregionale Verbände. Neue Berufsgruppen wie die Molkerei- und Käsereifachleute entstanden. Aber auch Veterinäre, Lebensmittelkontrolleure, Ernährungswissenschaftler und die Ingenieure und Che-

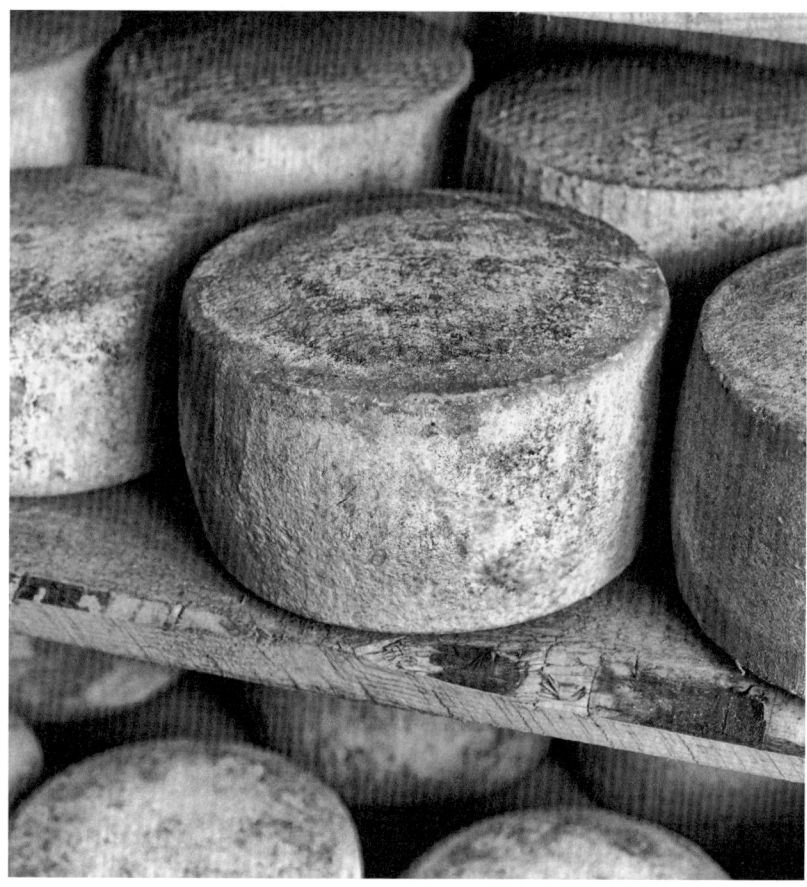

1 Guter Käse muss reifen und braucht Pflege.

miker der Ernährungsindustrie mussten sich von nun an um die Milch kümmern. Alle mit eigenen Verbänden, Vereinen, Zeitschriften, Tagungen und Instituten. Der Chor der Stimmen war nun aufgestellt: Die Vielfalt der Meinungen und widersprechenden Ansichten über Milch, die Forderungen und Wünsche rund um die Milch – sie alle sollten sich im Verlauf des 20. Jahrhunderts entfalten. Ihr erster Probelauf wird die Organisation des Trinkmilchmarktes sowie die damit verbundene Bewertung und Qualitätssicherung der sogenannten Marktmilch sein. Darüber mehr im nächsten Kapitel.

Milch in der Stadt und für die Stadt

Zwischen Pfannkuchen und Milch im Kaffee: Milchkonsum in den Städten

Nicht das Servieren immer neuer Speisen war der Stolz der Bauersfrauen. Sondern eine gute und gleichmäßige Versorgung aller Haushaltsmitglieder rund um das Jahr und aus der eigenen Wirtschaft heraus – trotz wechselnder Ernten, Schlachtergebnisse und Milchleistungen. Für Abwechslung sorgten ohnehin die Jahreszeiten, die Feiertage und Feste.[28] Um 1870 waren rund 48 Prozent der Bevölkerung in der Landwirtschaft beschäftigt und wurden direkt von deren Hauswirtschaften ernährt (2,5 Millionen landwirtschaftliche Familien plus verheiratete und unverheiratete Gesindekräfte, Tagelöhner etc.) und viele auf dem Land lebende Familien von Handwerkern oder Kaufleuten pflegten ebenfalls noch ländlich traditionelle Konsummuster.[29] Ein Wandel der Ernährungsgewohnheiten vollzog sich jedoch auch dort: Die sauren (Milch-)Suppen und die (Milch-)Breikost wurden nach und nach durch Kaffee(-surrogat) mit Milch, Wurst- oder Schmalzbrote sowie Kartoffelgerichte ergänzt oder ersetzt.

In den Städten hingegen dominiert ein gänzlich neues Konsummuster: Die ausschließliche Versorgung über den Markt. Glücklich, wer noch über ein Stück Land verfügt oder über eine Ziege! Mitte des 19. Jahrhunderts hatte in Preußen noch jede zweite Familie Zugang zu wenigstens einer Landparzelle.[30]

Eine Anleitung zum »guten und auch zum sparsamen Kochen« wollte die westfälische Hauswirtschafterin Henriette Davidis geben, als sie im November 1844 die Einleitung zu ihrem »Praktische(n) Kochbuch für die gewöhnliche und feinere Küche« schrieb (allein zu ihren Lebzeiten wird es 21 Auflagen erleben und wird 1964 sowie nochmals 1999 neu herausgebracht).[31] Sie widmete ihr Buch ganz ausdrücklich »den praktischen Hausfrauen und Köchinnen«. Die vielen einfachen Gerichte habe sie allesamt selbst ausprobiert und auf Sparsamkeit überprüft. Ihr Kochbuch wurde über die nächsten Jahrzehnte hinweg zum »Inbegriff der deutschen Küche« und fand mit den Auswanderern sogar den Weg bis in die USA.[32]

Milch und vor allem Butter haben einen guten Platz in ihrer Hausmannskost, Käse hingegen wird nur selten erwähnt. »Etwas Butter« darf bei der Verfeinerung aller Sorten von Gemüse nicht fehlen, ebensowenig bei fast allen würzigen wie süßen Saucen, in den Teigen der Pasteten und natürlich in den Kuchen- und Plätzchenteigen. »Gute Butter«, wie in den Rezepten stets betont wird, ist teuer. Daher sei sie sparsam einzusetzen und, wo möglich, durch andere Fette zu ersetzen. Weggeworfen wird nichts. Ranzig gewordene Butter, so Davidis, könne man durch Kneten mit Essig wieder gebrauchs- und lagerfähig machen.

Die frische Milch diente der Alltagsküche, welche abseits von den repräsentativ angelegten Festessen (in deren Mittelpunkt der Braten stand) die tägliche Kost der bürgerlichen Familien wie die der Handwerker prägte. Frischmilch wurde verwendet bei warmen und kalten Puddinggerichten, Aufläufen, Plinsen, Omelettes und Pfannkuchen, Eier-, Milch-, Mehl- und Reisspeisen, in Saucen und Klößen, in selbstgemachtem Eis und der feinen Creme zum Nachtisch. Den Milch- und Wassersuppen widmet Davidis noch ein eigenes Kapitel (!), und selbstverständlich kommt Milch in die Torten, Kuchen und in die Hefeteige für das Schmalzgebackene.

Mit besonderer Hingabe beschreibt Henriette Davidis die Zubereitung der Milch für den Kaffee. Für einen guten Kaffee »sorge man auch für gute Milch – schlechte Milch verdirbt einen guten Kaffee«. Für so einen guten Kaffee »ist selbstredend Sahne, sowohl roh als gekocht, erwünscht; hat man diese indes nicht und mag nicht gern gekochte fette Milch nehmen, da manche die Haut scheuen, so kann man sich auf folgende Weise helfen: Man setze frische Milch auf ein rasches Feuer und rühre sie beständig, bis sie kocht, dann nehme man den Topf ab, zerrühre je nach Menge ein bis zwei ganz frische Eidotter mit einigen Tropfen kaltem Wasser, gebe von der kochenden Milch allmählich dazu und rühre noch eine kleine Weile, damit sich keine Haut bilde.«[33] Milch oder Sahne kommt auch in den Tee und in die heiße Milchschokolade, die man auch schon mal nur aus Wasser bereiten kann, wenn die Milch fehlt.

Sparsamkeit ist das Gebot der bürgerlichen Haushalte. Mit den Milch-Mehl-Eiergerichten lassen sich gut die Reste vom Vortag sowie das Obst

---

ZIEGEN MITTEN IN DER STADT[34]

Sie taucht in (fast) keiner Statistik auf: die »Kuh des kleinen Mannes«. Und doch hat sie ganz ordentlich zur alltäglichen Milchversorgung beigetragen. Zum Beispiel in den Landgemeinden Hessens, Badens und Württembergs, in denen viele Tagelöhner, Handwerker oder Wanderarbeiter lebten und nebenher kleine Parzellen bewirtschafteten. Selbst in Städten mit mehr als 20 000 Einwohnern war um die Jahrhundertwende herum noch Ziegenhaltung üblich, so zum Beispiel in Württemberg oder Sachsen-Anhalt. In Berlin eröffnete 1888 sogar eine Ziegenmolkerei ihr Geschäft. Sie lieferte von rund 100 bis 150 Ziegen in Flaschen abgefüllte Milch in die Haushalte. Die Geschäftsidee war, gesunde, garantiert tuberkulosefreie Milch zu verkaufen. Aus Schottland/Edinburgh wird berichtet, dass Ziegen- und auch Eselsmilch aufgrund ihrer Heilwirkung noch bis weit ins 19. Jahrhundert gerne von den Konsumenten gekauft und verzehrt wurden. 1924 zählt die Statistik 4,3 Millionen Ziegen und Esel, halb soviele wie die Anzahl der Kühe.[35]

und Gemüse (aus dem Garten) verwerten. In Zeiten ganz knapper Kassen können sie auch weitgehend das Fleischgericht ersetzen, nachdem zuvor schon von hochwertigen Fleischstücken auf minderwertigere Teile wie Kochfleisch, Innereien oder Maul ausgewichen worden war.

Gespart wird zuallererst auch an der Butter. Öl, Rindertalg, Schweineschmalz oder fettes Fleisch, Speck und Wurst sorgen dann für die notwendige Energiezufuhr. Soll es dennoch Butter sein, wird einfache Fass- oder Kochbutter gekauft oder die teure Butter durch ausgebratenes Ochsen- oder Schweinefett gestreckt. Die Preisunterschiede sind gerade bei Butter groß: 1885 muss ein Berliner Maurer fünf Stunden arbeiten, um sich ein Kilogramm feinster Butter leisten zu können, »nur« drei Stunden für ein Kilo billigster Butter.[36] Ab 1901 kam die noch billigere, unklassifizierte US-Importbutter auf den Markt. Noch günstiger zu haben war nur die Kunstbutter, die Margarine.

Historisch betrachtet hat Henriette Davidis' Kochbuch dazu beigetragen, die bürgerliche Küche in den Arbeiterhaushalten einzuführen.[37] Es dauerte jedoch lange, bis sich gegen Ende des 19. Jahrhunderts ein Arbeiterhaushalt mehr als nur das Nötigste leisten konnte. Oft wurde gar nicht selbst gekocht. In den von zahlreichen Familien bewohnten Mietskasernen der Städte entstand ein gänzlich neuer Haushaltstyp: ohne Naturaleinkommen (wie die Bergleute), ohne Gartennutzung. Die Haushalte waren auf »Schlaf- und Konsumgemeinschaften« geschrumpft. Zeitnehmendes Kochen oder gar Bevorratung und Selbstverarbeiten wie in den bürgerlichen (oft mit Dienstpersonal ausgestatteten) Haushalten waren nicht möglich. Die geringen Löhne erlaubten nur ein Einkaufen in kleinen Mengen, und ohnehin stand die Familie oftmals bis zum nächsten Lohntag beim Bäcker, Krämer und Metzger in der »Kreide«. Zahllose Studien weisen darauf hin, wie entsprechend katastrophal die Ernährungslage und damit die Gesundheit vieler Familien und vor allem ihrer Kinder waren. Letzteres entsprach durchaus auch der Lage der sozialen Unterschichten auf dem Lande.

Der Frankfurter Stadtrat Dr. Karl Fleisch hat 1890 typische Arbeiterhaushalte in Frankfurt besucht, unter anderem die Familie Koch.[38] Herr Koch arbeitet in der staatlichen Eisenbahnwerkstatt und verdient genau 3 Mark 22 Pfennig am Tag, aufs Jahr gerechnet 1024 Mark. Über die Hälfte seines Einkommens braucht die Familie für Nahrungsmittel, vornweg für Brot (19 Prozent), Fleisch und Wurst (zwölf Prozent). Nur 3,3 Prozent geben sie für Milch aus. Statt Butter gibt es für die Kinder Schmalz aufs Brot. Der Kaffee wird entweder mit ein bisschen Milch oder mit Zucker genommen. In der Schule erhalten die kleinen Kinder ab und zu einen Teller Suppe und ein Butterbrot. Nur abends wird gemeinsam eine Suppe gegessen. Viel wird außer Haus verzehrt, ein Stück Fleischwurst als Vesper für die Arbeit, an der Bude ein Bier, sonntags ein Eis für die Kinder.

Um 1900 lebte jeder fünfte Deutsche bereits in einer Großstadt. Brot, Kartoffeln, Kaffee, Zucker, Wurst und Fleisch sowie Bier bildeten jetzt die Grundlage der Arbeiterkost und hatten endgültig die Getreidebrei-Kartoffelkost abgelöst. Der Verbrauch von Milch und Butter war allerdings gering und es gab große regionale Unterschiede. In milchwirtschaftlichen Traditionsgebieten wie in Bern waren einer Untersuchung von 1890 zufolge die Ausgaben der Arbeiterhaushalte für Milch höher als für Brot und Fleisch.[39]

Die steigenden Mieten und der knappe Wohnraum erlaubten jetzt auch bürgerlichen Haushalten kaum mehr eine Vorratshaltung. Die Konsumgenossenschaften, die sich seit 1890 als Selbsthilfe der Konsumenten zu einer »Massenbewegung« entwickelt hatten, ermöglichten jedoch ihren Mitgliedern (Arbeiter-, Handwerker- wie einfachen Bürgerhaushalten) günstig einzukaufen. Eines ihrer stark nachgefragten Produkte war Margarine als Ersatz für die teure Butter.

Erste konkrete Untersuchungen von 1903 zum Verbrauch von Milch zeigen, dass diese stark den Pfaden des Wohlstandes und der Kaufkraft folgte:[40] In den wohlhabenden Städten Süddeutschlands war der Pro-Kopf-Verbrauch höher als zum Beispiel in den Industriestädten Sachsens. Selbst innerhalb einer Stadt wie Hamburg, die traditionell einen relativ hohen durchschnittlichen Pro-Kopf-Verbrauch hatte (137,5 Liter im Jahr 1903), spiegelte sich der Milchverbrauch im sozialen Gefälle wieder: Im von Industrie und Arbeiterfamilien beherrschten Vorort Harburg wurde weniger als ein Drittel dessen an Milch abgesetzt, was im gutbürgerlichen und sehr wohlhabenden Wansbeck konsumiert wurde.

Milchkühe in der Stadt

Woher kam die frische Milch in der Stadt? Die Zeiten, in denen die Milchfrau oder Milchbäuerin in großen Krügen die Milch aus den Landgütern oder Vorwerken zur Privatkundschaft in die Städte trugen, sind längst vorbei.[41] Wie der Historiker Uwe Spiekermann für München zeigen konnte, spielten Wochenmärkte nur für die Butter- und Käseversorgung eine Rolle. Das eigentliche Problem stellte die Frischmilchversorgung dar. Wer selbst keine Kuh oder Ziege hatte, war darauf angewiesen, Milch zu kaufen. Schon früh waren kuhhaltende Bürger in diese Marktlücke gesprungen und hatten begonnen, die Kühe auch während der Wintermonate so gut zu füttern, dass sie reichlich und lange übers Jahr verteilt Milch geben konnten. Angegliedert an Brauereien und Brennereien, berichtet Friedrich Arends 1818 aus Ostfriesland, hätte es in Emden und Leer spezielle Kuhhaltungen auf der Basis von reinem Futterzukauf und der Verfütterung der anfallenden Bier- und Tresterschlempe gegeben.[42] Im Verlauf des 19. Jahrhunderts werden diese sogenannten »Abmelkbetriebe« zur typischen Begleiterscheinung der wachsenden Städte. Belege dafür gibt es aus allen Großstädten wie London, Edinburgh oder New York. So auch aus Deutschland. Abmelkbetriebe sind vor allem im Ruhrkohlebezirk, in dieser durch Zuwanderung aus dem Osten so schnell wachsenden neuen Industrieregion, entstanden, auch im industrialisierten Sachsen. In Berlin zum Beispiel nahmen diese Abmelkbetriebe so schnell zu, dass sich – bei gleichzeitiger Zunahme der Bevölkerung von 632 000 auf 1,7 Millionen Menschen – das Verhältnis von Kühen zu Einwohnern von einer Kuh auf 126 500 Einwohner Berlins im Jahr 1864 auf eine Kuh pro 4260 Einwohner im Jahr 1893 reduziert hatte.[43] Nicht immer waren diese Betriebe Brauereien/Brennereien angegliedert. Stadtnahe Milchkuhbetriebe konnten sich auch durch Eingemeindungen plötzlich mitten in der Stadt befinden und stellten dann ihre Milchproduktion auf den Nahabsatz um.

Parallel dazu entstand die Gruppe der Milchhändler(innen). Bereits zu Beginn des 19. Jahrhunderts hätten die stadtnahen Milchbetriebe auf die

---

DIE MILCH UND DIE (KÜNSTLICHE) KÄLTE[44]

Mit Kälte und Eis bleiben die leicht verderbliche Milch und die schnell ranzig werdende Butter länger frisch. Nur langsam jedoch löste sich in Europa die Milch von der an den Rhythmus der Jahreszeiten und Witterungsbedingungen gebundenen Konservierung: vom frühen Gang zum Markt, von den Kellern und kühlen Orten der Rahm- und Käsereifung sowie zu den Eiskellern und Eisgruben der ländlichen Haushalte. Ein Tischler aus Maryland gibt den Anstoß. Um seine Butter gekühlt auf den Markt bringen zu können, entwickelte er 1803 eine mit Natureis gefüllte Kühlbox und nannte sie »refrigerator«. 60 Jahre später werden zwei Drittel der Haushalte von Bosten bereits einen mit Natureis betriebenen Kühlschrank haben. Zu diesem Zeitpunkt bewundern die Europäer die ersten Kunsteismaschinen auf den Weltausstellungen. Die Brauereien benötigen Eis, treiben diese Entwicklung voran und schaffen so, als unbeabsichtigten Nebeneffekt, zugleich die Voraussetzungen für einen überregionalen bis weltweiten Handel mit Frischmilch, Butter und Käse. Ab 1880 nutzte die Eisenbahn in Deutschland (wenn auch sehr spärlich) erstmalig sogenannte »Thermowagen oder Butterwagen«, die im Sommer mit Eisblöcken gekühlt und im Winter notfalls auch beheizt werden konnten. Kühldampfer brachten Frischmilch aus Russland und Dänemark nach England und die russischen Eisenbahnen gekühlte Milch aus Sibirien. Kälte wird nun auch zur Prozesssteuerung von gewerblich hergestelltem Käse eingesetzt (1881 erstmalig für Gervais, 1886 für Roquefort). Erst 70 Jahre später und mit dem Verschwinden der Wirtschaftsräume, hält die künstliche Kälte des Kühlschrankes auch in den privaten Haushalten Europas Einzug.

neue Konkurrenz der Abmelkbetriebe reagiert, schreibt Spiekermann für München. Die Landwirte seien dazu übergegangen, in der Stadt kleine Lagerräume anzumieten. Dorthin fuhren sie nun ihre Milch. Mit der Hilfe angestellter Milchmädchen wurde dann die Milch in die Haushalte gebracht. Ab 1840 begannen die Milchmädchen sich mit den »Milchhäuschen« selbstständig zu machen. Der Landwirt hatte ihnen dazu Geld geliehen und den Lagerraum vermietet. So war eine neue soziale Gruppe entstanden: die eigenständige Milchhändlerin beziehungsweise der Milchhändler. Über Jahrespachtverträge sicherten sie sich die Milchlieferungen vom Land.

Doch noch einmal zurück zu den Abmelkbetrieben. Aus heutiger Sicht verkörperten sie viele Aspekte der modernen Milchviehhaltung des ausgehenden 20. Jahrhunderts: Sie waren spezialisiert, da der Betrieb selbst keine Rinder aufzog und nur hochtragende oder frischmelkende Kühe aufkaufte. Die Kühe wurden so lange gemolken, bis der tägliche Milchertrag – je nach Futterkosten und Erlösen – unter sechs bis zehn Liter gefallen war. Dann wurde die Kuh gemästet und ging zum Schlachter. Sie waren kapitalintensiv, weil alles Futter zugekauft werden musste. Günstiger war es, wenn die Kuhhaltungen einer Brauerei oder Brennerei angeschlossen waren, da sie dann deren Reste verwerten konnte. Riskant waren diese Betriebe auch, weil der Zukauf von Tieren verschiedener Herkunft leicht zu Seuchen und Krankheiten führte. Sie waren aber auch gewinnträchtig, da die Milch direkt an die Kleinhändler abgegeben wurde und weder Kosten für den Transport noch den Zwischenhandel entstanden.

Abmelkbetriebe blieben, obwohl ihr Ruf nicht immer gut war (siehe nachfolgendes Kapitel) bis in die 1920er-Jahre eine Art der städtischen Milchversorgung, denn die kuhwarme Milch galt bei den Konsumenten als besonders gut und frisch.

Die Städte wuchsen, nahmen die Umlandgemeinden mit, und die Industriezentren zogen immer mehr Menschen an. Mit jedem Neubürger stieg der städtische Bedarf an Milch und war über Abmelkbetriebe immer weniger zu decken. Seitdem die Eisenbahn die Kannenmilch in die Städte bringen konnte (Abbildung 2) nahm die Bedeutung der Abmelkbetriebe, bezogen auf die täglichen Milchmengen, die jetzt in die Städte kam, ab.

Mannheim ist so eine schnell gewachsene Industriestadt am Oberrhein im Herzogtum Baden. 1896 zählte sie mit mehr als 100 000 Einwohnern bereits zu den Großstädten in Deutschland. Anna Witzenhausen, eine im Verein für Socialpolitik (dem ehemaligen Sammelbecken der Hygienebewegung) engagierte Doktorandin, hatte 1910/1911 den Milchmarkt in der Stadt Mannheim genau wissenschaftlich analysiert. Anlass für ihre Studie wie für zahlreiche ähnliche Studien in dieser Zeit waren die heftigen, in der Öffentlichkeit ausgetragenen Konflikte um den Milchpreis, von denen im nächsten Kapitel noch ausführlicher die Rede sein wird.[45]

1910 gab es in der Altstadt Mannheims noch neun Kuhhaltungen mit insgesamt 44 Kühen. Sie verkörperten, so Witzenhausen, noch »ein Stücklein guter alter Zeit«, aber der direkte Kundenkontakt war auch ihnen inzwischen fast verlorengegangen, da sie ihre Milch an Händler abgaben oder sogenannte »Achsenmilch«, das heißt mit der Eisenbahn transportierte Milch, zukauften. Betrachtet man das gesamte Stadtgebiet, so wurden im Jahr 1910:

- 1,5 Millionen Liter Milch von 600 Kühen teils zur Eigenversorgung der 254 Familien, teils zur Nahversorgung der Städter erzeugt.
- 2,5 Millionen Liter Milch auf dem Landweg in die Stadt gefahren. Der Umkreis war maximal zwölf Kilometer.[46]
- 19,6 Millionen Liter mit der Eisenbahn aus einem Umkreis von 160 Kilometern transportiert. Die »Hauptmilchzone« hatte einen Umkreis von 70 Kilometern.

Der Milchhunger der Stadt veränderte seinerseits die Wirtschaftsweise der milchliefernden Betriebe. Diese begannen, ihr traditionelles Höhenvieh durch leistungsstärkere Rassen wie Schwarzbuntes Niederungsvieh zu ersetzen. Einige der Betriebe waren sogar dazu übergegangen, einseitig die Milcherzeugung zu betonen, Kühe zuzukaufen oder gar, wie die städtischen Abmelkbetriebe, nur noch auf der Basis zugekaufter Kühe und zugekauften

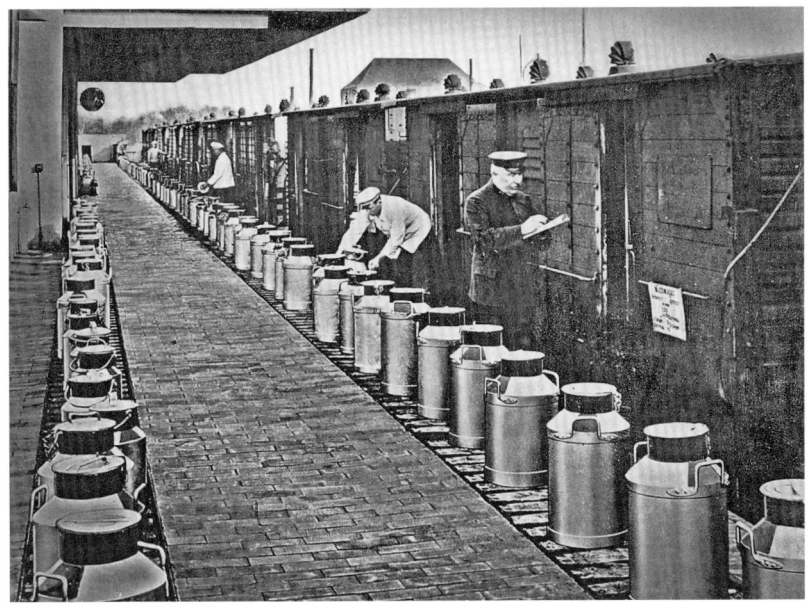

2 Die Rampe der Bayerischen Milchversorgung in Nürnberg besaß eine elektrisch betriebene Förderanlage für Milchkannen (März 1932).

Futters (zum Beispiel Melasse aus den Zuckerfabriken, Ölkuchen aus der Mühle) Milch zu erzeugen.

Der Milchmarkt erforderte immer mehr Organisation: Steigende Milchmengen mussten von den zahlreichen Betrieben erfasst, gegebenenfalls gereinigt und gekühlt werden, die gekennzeichneten Milchkannen mussten auf die Eisenbahnwagons verladen, in der Stadt abgeladen, den Händlern zugeordnet werden. Diese wiederum verteilten die Milch an die unzähligen Verbraucher. Produzenten, Milcheinkäufer (»Sammler«), Vereinigungen der Produzenten, Milchgroß- und Einzelhändler sowie deren Vereinigungen, erste von Händlern oder Produzenten gegründete Molkereien – sie alle waren in einem von Stadt zu Stadt sehr unterschiedlichen Anteil am Geschäft mit der Milch beteiligt.

In Mannheim hatten zum Stichtag der Erhebung 1910 genau 471 Personen ein Milchgeschäft angemeldet und bezogen die Milch entweder direkt von den Produzenten oder vom Milchgroßhändler oder vom städtischen Abmelkbetrieb. In der Regel waren es Frauen, die das Milchgeschäft betrieben, auch wenn 80 Prozent der Betriebe auf deren Ehemänner eingetragen waren. Die Mehrheit der Milchhändlerinnen verkaufte nicht nur Milch, sondern auch Kolonialwaren, Brot und Flaschenbier. Zudem gab es Kolonialwarenhändler, die »nebenher« auch Milch verkauften. Ladengeschäfte für Milch waren selten in Mannheim, die Mehrheit der Milchhändlerinnen ging selbst durch die Straßen und verkaufte die offene Milch an ihre Stammkundschaft. Zwischen 90 und 500 Liter waren das am Tag, nur 13 Händler verkauften mehr. Das Risiko nicht verkaufter Milch trug einerseits der Händler, der diese Übermilch selbst zu Quark, Butter und Käse verarbeitete. Andererseits der Produzent, der nicht seine gesamte Milchmenge an die Händler verkauft kriegte. Beide Gruppen gründeten jeweils Verarbeitungsbetriebe (Molkereien), die dann ihrerseits wiederum anfingen, Groß- und Einzelhandelsfunktionen zu übernehmen.

Erste Hygienelösungen für die Trinkmilch

Kritik an den Abmelkbetrieben wurde spätestens Mitte des Jahrhunderts in allen schnell gewachsenen Städten Europas laut und trug mit dazu bei, dass sich Hygiene- und Gesundheitsbewegungen gründeten.[47] In England erreichten sie, dass seit 1858 die städtischen Kuhhaltungen Londons genehmigt sein und ausreichend Raum, Luft und Licht für die Tiere nachweisen mussten. Dung war täglich zu entfernen. Die Konzession lief nur ein Jahr lang und die Betriebe wurden alle zwei Monate von den Behörden kontrolliert.

In Deutschland kümmerte sich die 1867 vom Frankfurter Arzt Johannes Georg Varrentrapp (1809 bis 1886) zusammen mit seinem Freund Max Pettenkofer (1818 bis 1901) ins Leben gerufene Sektion für öffentliche Gesundheitspflege der Wanderversammlung Deutscher Naturforscher (sie

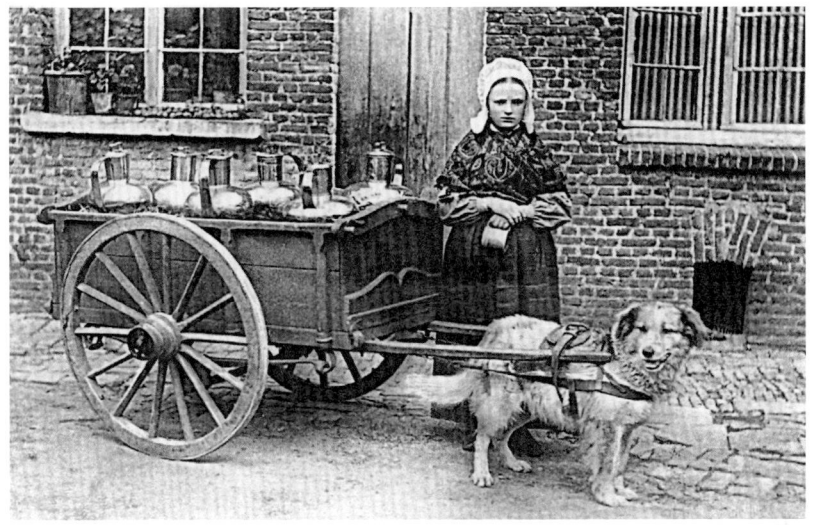

3 Der mühselige Verkauf von Milch an die Haushalte blieb bis weit ins 20. Jahrhundert Frauensache. Wer konnte, zog die Wagen mithilfe von Tieren, wie dieses Milchmädchen in Nordamerika.

wurde als Verein für öffentliche Gesundheitspflege zum wichtigsten Organ der neuen Hygienebewegung) um die Abmelkbetriebe. Die Milch der städtischen Abmelkbetriebe habe einen »faden, oft sogar einen schwer zu bezeichnenden widerlichen, schwach säuerlichen oder bitteren Geschmack« kritisiert der in der Sektion engagierte, praktische Arzt Friedrich Dornblüth aus Rostock 1880.[48] Der Geschmack einer normalen Milch, so Dornblüth sei »nussartig süsslich«, da die Milch aus Trockenfutter, Wiesengras, Alpenkräuter erzielt werden würde und nicht, um den Fettgehalt nach oben zu bringen, aus zuviel Ölkuchen. Die Marktmilch habe daher einen öligen Geschmack. Zusammen mit dem Stallgeruch der Milch müsse man sich nicht wundern, dass Kinder eine Abneigung gegen diese Milch entwickelten und daher nicht genug trinken würden. Schlimmer noch: Diese aus »Kunstfutter« erzeugte Milch führe bei Kindern zu Verdauungsstörungen und Erbrechen sowie zu den gefürchteten Durchfällen. Nur von einem gesunden Tier könne ein Kind gesund ernährt werden. Krankheiten unter den Kühen der Abmelkbetriebe waren jedoch stark verbreitet.

Die Kritik richtete sich nicht allein gegen die Milch der Abmelkbetriebe sondern gleichermaßen gegen die neu aufgekommene starke Hitzebehandlung der Milch sowie gegen die zahlreichen, von der Industrie auf den Markt geworfenen Ersatzstoffe für Frauenmilch. Die Hygieniker forderten eine unverfälschte und naturbelassene Milch von Kühen. Und sie begannen praktische Gegenmodelle zum üblichen Abmelkbetrieb zu schaffen. In vielen Großstädten Deutschlands richteten sie sogenannte »Milchcuranstalten« ein (Abbildung 4). Diese waren mitten in der Stadt angesiedelt. Der Kunde soll sehen können, wo und wie die Milch erzeugt wurde. Da die Milch Kur- und Heilzwecken diente, konnte sie vor Ort und kuhwarm aus Gläsern getrunken werden.

Die erste Milchcuranstalt wurde am 15. Juni 1875 im Herzen Stuttgarts, im Hofraum der Rotebühlstraße, eröffnet.[49] Der Stall war für 34 Kühe ausgelegt, der schräge Boden mit Ziegelsteinen befestigt, sodass der Urin ablaufen konnte. Gemistet wurde zweimal täglich und die Fenster sorgten für Tageslicht und Luftaustausch. Sorgfältig ausgewählte und auf ihre Gesundheit überprüfte Milchkühe und nur Kreuzungstiere der milchergiebigen Simmenthaler mit dem württembergischen Neckarschlag sowie Allgäuer mit Ellinger Rasse kamen in Frage. Sie wurden regelmäßig mit trockenem Futter, das heißt mit Heu und Öhmd (dem zweiten Grasschnitt) von der Schwäbischen Alb sowie mit Gerstenmehl, Weizenkleie und Salz gefüttert. Während ihrer pro Laktation neun- bis zehnmonatigen Nutzungsdauer gaben sie täglich 12,5 Liter Milch pro Kuh und rund 400 Liter Milch pro Anstalt. Vor dem Verkauf wurde die Milch zahlreichen Kontrollen unterzogen, auf Fettgehalt, spezifisches Gewicht, auf Reinheit, Geschmack und Geruch geprüft. Da sie sehr hygienisch gewonnen wurde, blieb sie unerhitzt fünf Tage lang frisch und süßlich. 40 Pfennig kostete diese Milch, doppelt so viel wie die übliche Marktmilch. Nur wohlhabende Kundschaft konnte sich diese Milch leisten.

30 Jahre nach dem Start dieses Pilotprojektes gab es praktisch in allen größeren Städten diese »Vorzugsmilch« zu kaufen. Sie war in Glasflaschen abgefüllt und galt nicht nur als Kindernahrung, sondern auch als Heilmittel für Kranke, Schwache und Rekonvaleszente. Angeboten wurde sie daher als »Säuglingsmilch«, »Kindermilch«, »Sanitätsmilch« oder »Gesundheitsmilch«.[50] Aus diesen Milchcuranstalten heraus sind die heute noch wirtschaftenden Vorzugsmilchbetriebe erwachsen: Das Milchgesetz 1930 und alle folgenden Milchregelungen haben die Grundregeln der Vorzugsmilcherzeugung gesetzlich festgelegt. Bis heute ist die Vorzugsmilch die einzige Form, in der in Deutschland Rohmilch außerhalb der Höfe gehandelt werden darf.

Margarine, Milchkonserven und Kindermehle – die neuen Milchprodukte der Industrie

Mit der Hilfe der Wissenschaften brach ab 1870 das »Konservenzeitalter« (Teuteberg) an.[51] Den Haushalten brachte es nicht nur eine neue Konservierungsmethode, das Einkochen, sondern auch eine Vielfalt an »Surrogaten«. Das waren »nachgemachte Nahrungsmittel« aus den Labors der neuen Ernährungsindustrie: Margarine statt Butter, kondensierte Dosenmilch und Milchpulver statt Frischmilch, Säuglingsmehle statt Frauenmilch. Von An-

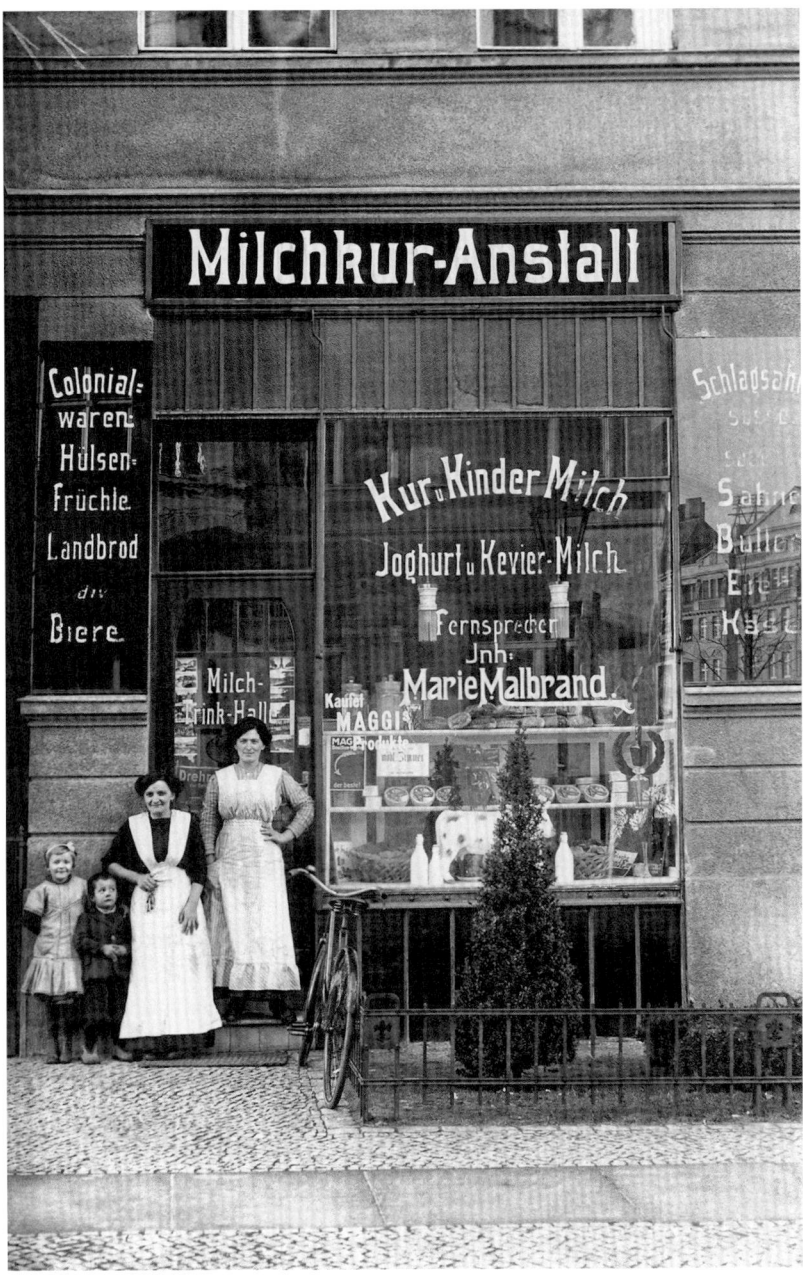

4 Stolz präsentiert sich Marie Malbrand 1914 vor ihrem Berliner Milchgeschäft. Sie nannte es »Milchkur«-Anstalt und verkaufte neben Milchprodukten auch Bier sowie frische Vorzugsmilch für den direkten Genuss.

fang an begleiten Werbung und Werbeversprechen deren Markteinführung, und wie heute noch üblich, wurde an das beim Konsumenten positiv besetzte Bild der »guten« Milch/Butter angeknüpft, zugleich aber ein besserer Gebrauch versprochen (heute sagt man: »Convenience«). Der Vertrieb ist von Anfang an international.

1912 umwirbt die neu auf den deutschen Markt gekommene Kondensmilch »Bärenmarke« ihre Kundinnen mit dem Hinweis, sie sei steril, sauber gewonnen und »absolut keimfrei & der Gesundheit in ganz außerordentlicher Weise zuträglich« und es gäbe weder Zucker, Fremdkörper noch Mikroben. Zudem, so das Etikett weiter, sei sie speziell »für Kranke, Genesende und Kinder«, da es eine »kräftige Milch« der Alpenweiden sei. Die fürsorgliche freundliche Bärenmutter, die ihr Baby mit einer Flasche füttert (Abbildung 5) ziert noch heute das Etikett der Kondensmilch »Bärenmarke«. Außerdem sei Kondensmilch überaus praktisch. Wenn das Dienstmädchen mal frei habe, könne die Hausfrau mit Dosenmilch jederzeit einen Pudding für die Gäste zaubern, ohne dazu erst noch frische Milch besorgen zu müssen.[52]

Die Dosenmilch und das 1913 erstmalig (auch in der Schweiz) entwickelte Milchpulver begründeten auch einen eigenen, von den ersten Anfängen an international agierenden Zweig der Milchwirtschaft: die Milchindustrie.

So wie die in den USA entwickelte Dosenmilch während des Bürgerkrieges einen Aufschwung erlebte, so war auch die Margarine ein »Kind« des Krieges. Napoleon III. hatte sie während des deutsch-französischen Krieges in Auftrag gegeben, um die Marine und die ärmeren Schichten mit Ersatzbutter zu versorgen. 1872 wurde das neue Produkt vom Pariser Gesundheitsrat genehmigt. In zwei Jahre verbreiteten sich die Margarinefabriken wie ein Lauffeuer in Österreich und Deutschland sowie bis nach Nordamerika. Die Werbung für das neue Produkt suchte von Anfang an die Nähe zum Original. Phantasienamen wie »Gebirgs-, Alpen-, Alpenkräuter-, Senn-, Rittergus-, Tiroler- oder Sparbutter« waren üblich. Um die Verwechslung möglichst leicht zu machen, wurde die Margarine ebenfalls in Fässern angeliefert. Der Werbeaufwand war von Anfang an hoch, um dieses Produkt zu platzieren, und so war der Hauptabsatzweg die neue Konsumgenossenschaft (siehe Seiten 152–155).

Einen wahren Boom erlebten auch die Säuglingsmehle. Das Problem fehlender Frauenmilch (zum Beispiel starb in den ländlichen Gemeinden Württembergs zwischen 1840 und 1899 jede zehnte bis zwölfte Mutter an der Geburt), die langen Arbeitszeiten der Fabrikfrauen, die zahllosen Kinder in Waisenhäusern und in Pflegefamilien machten eine Ersatznahrung erforderlich.[53] Der Chemiker Gustav Liebig entwickelte 1865 in seinem Labor eine »Suppe für Säuglinge«, nannte sie »künstliche Frauenmilch« und dank der Berühmtheit seines »Liebig'schen Fleischextraktes« gelang der Absatz dieses aus Gerstenmalz und doppeltsaurem Kali versetzten Milch-Mehlbreis –

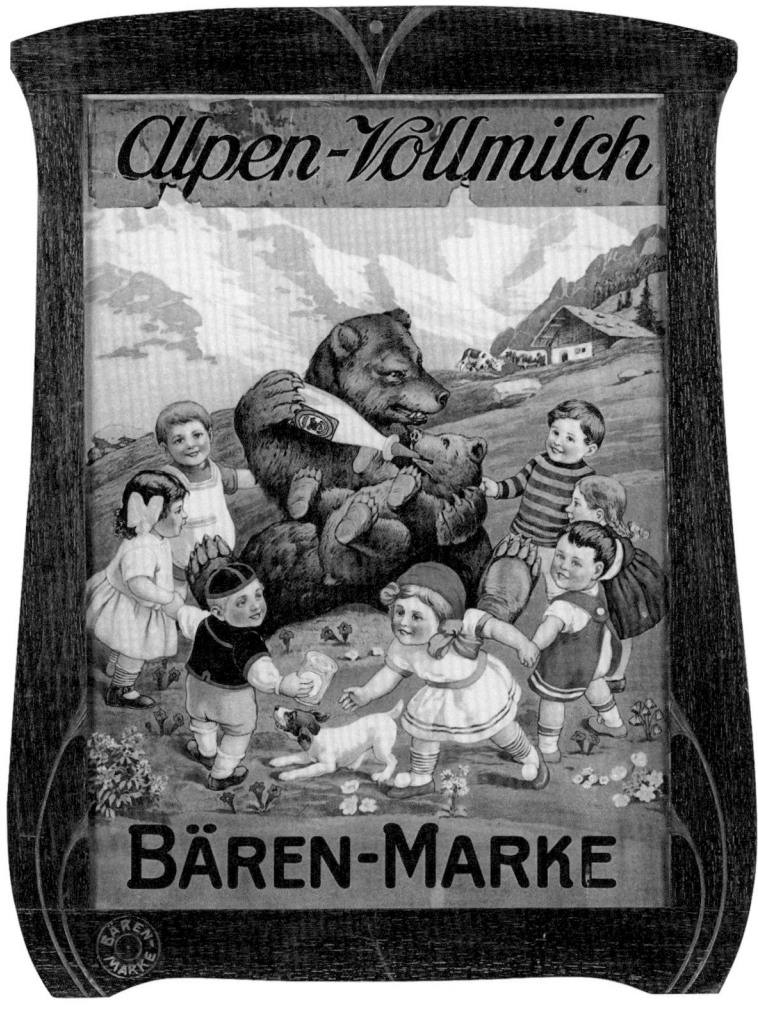

5 Inmitten der Schweizer Alpen füttert die Bärenmutter ihre Kinder mit Kondensmilch und die tanzenden Kinder reichen sich eine Dose Bärenmarke. Das »gute Alte« mit dem praktischen Neuen zu verbinden – darauf setzte die Reklame von Anfang an.

ohne dass er auf seine Wirkung hin überprüft worden wäre. 1868 kam das Schweizer Unternehmen Nestlé mit einem Kindermehl auf den Markt und bewirbt es mit »erstklassiger Schweizer Milch«. Nach sieben Jahren war das Produkt bereits in 18 Ländern vertreten. Nun wollten sie alle mitmischen im Geschäft mit der Säuglingsersatznahrung: Zwiebackhersteller, die Trockensuppenindustrie (sie hatte Erfahrung im Vermischen von Hülsenfruchtmehlen), Molkereien und Kondensmilchfabrikanten. 1880 konnte ein erster Absatzboom verzeichnet werden, denn die mit »keimfrei« beworbenen Säuglingsmehle profitierten von der Bazillenhysterie gegenüber den eben erst entdeckten Tuberkelbazillen.

Von Anfang an kritisierten Ärzte und Hygieniker diese Kindermehle. Sie seien von unkontrollierbar unterschiedlicher Zusammensetzung und ihr hoher Zuckergehalt (auch der Kondensmilch) rufe Ernährungsstörungen hervor. Der berühmte Kinderarzt Victor Cnyrim kritisierte hier speziell das Kindermehl von Nestlé, da es kaum Milch enthalte und zu 45 Prozent aus Zucker und zu 20 Prozent aus Stärkemehl bestehe.[54] Kritisiert wurde damals bereits, dass die für eine Zubereitung notwendigen hygienischen Bedingungen nicht immer gegeben seien.

Ob nun Kindermehle oder abgekochte Kuh- oder Ziegenmilch – vertragen wurden sie von den Säuglingen und Kleinkindern allesamt wenig. Das Risiko für nichtgestillte Säuglinge, früh zu sterben, war hoch, und Darmerkrankungen waren eine der Hauptursachen.[55] Infektionserkrankungen hingegen spielten eine nur untergeordnete Rolle.

Die Hygienebewegung forderte das neu gegründete Reichsgesundheitsamt auf, eine Kennzeichnung der Kindermehle gesetzlich zu verankern. Das 1879 verabschiedete Reichsnahrungsmittelgesetz nahm diese Forderung nur halbherzig auf und dies nicht nur, weil entsprechende Untersuchungs- und Kontrollverfahren noch fehlten. Damals schon war der Einfluss der Unternehmen groß, und so blieb die schlechte Deklaration der Inhaltsstoffe industriell hergestellter Kindernahrung bis heute ein Konfliktstoff (so zum Beispiel beim Zuckergehalt von Kindertee).

Konflikte und Streit um die Milchqualität

Bakterien, die neuen Milchhexen und der Kampf gegen die Seuchen

Vierzig Jahre nachdem Louis Pasteur die Hefebakterien entdeckt hatte, ist für die Milch nichts mehr wie es vorher war.[56] In den 1890er-Jahren geriet sie unter Generalverdacht, Krankheiten zu übertragen; ein jahrzehntelanger Streit um den richtigen Weg zur Milchhygiene folgte.

Die Geschichte begann Mitte des 19. Jahrhunderts. Das Mysterium der Milchgärung war immer noch ungeklärt: Wie kann aus süßer Milch eine saure Milch, wie können so komplizierte Dinge wie Käse entstehen? Ist es die gleiche Gärung wie die des Bieres oder des Brotes? Was löst diese Gärung aus? Die Wissenschaften waren in dieser Frage gespalten. Die Vitalisten gingen von einer Art »Urzeugung« aus, eine Art »generatio spontanea«. Chemiker wie Liebig sahen darin eher eine Zersetzung träger Stoffe, ohne das Eingreifen irgendeiner »Geisterhand« oder eines Lebewesens anzunehmen.

> **MILCHHEXEN BLEIBEN NOCH LANGE LEBENDIG**[57]
>
> Als zwischen den Jahren 1929 und 1933 hunderte von Ehrenamtlichen über das Land zogen, um mit ihren Fragebögen die noch existierenden Gebräuche des deutschen Volkes zu erforschen, da fanden sie, unter anderem in der Eifel, noch ganze Dörfer, in denen Bauern und Bäuerinnen glaubten, dass es die Hexen seien, die dem Vieh Schaden zufügten und die Milch verdarben. Mit einem Unterschied zu früher: Der Hexerei beschuldigt wurde nicht mehr die alte Frau. Jetzt waren es die Juden und Zigeuner.

Louis Pasteur wandte sich schließlich gegen beide Lehrmeinungen, als er 1858 im Rückstand der Milchgärung, in dieser grauen Substanz (später nennt er sie »Hefe«) etwas zu isolieren vermochte, das genau diese Gärung hervorzubringen imstande ist: die Bakterien. Die Biologen werden diese Lebewesen schließlich als eine zwischen Pflanzen- und Tierwelt angesiedelte Art taxieren. Im Labor gezüchtet bieten sie bereits in den Folgejahren den Brauereien und Käsereien ganz neue Möglichkeiten der Gärprozesskontrolle.

Was einst den Umtrieben und Böswilligkeiten der Milchhexen zugeschrieben wurde, fand jetzt rationale Erklärungen: Bakterien können Milchfehler hervorrufen. Sie können die Milch mal braun oder orangerot färben, ihr grün fluoreszierende oder violette Flecken bescheren oder gar eine schleimige Konsistenz. Nach und nach gelang die Aufklärung vieler Phänomene, so auch der lange rätselhaft gebliebenen »blauen Milch«, die der Milch einen Geschmack fauler Fische bereitet. Der Schadzauber hieß jetzt »bacterium cyanogenes«.

Die Begegnung Pasteurs fiel in eine Zeit immer wiederkehrender Seuchenzüge. Gleichsam die Schattenseite eines Europas, das sich der Weltwirtschaft öffnete und einen intensiven Austausch von Gütern und Menschen mit den Kolonien in Übersee betrieb. Die Cholera war aus Indien über Russland nach Europa gekommen und hatte in den Slums der Industriestädte, ihren schlechten sanitären Verhältnissen und in der Armut ihrer Bewohner ideale Bedingungen gefunden. 1831 erreichte sie erstmalig Preußen, 1832 London. Weitere Pandemien erschüttern Europa noch bis 1896.

Außerdem war inzwischen die Tuberkulose zur Volksseuche Nummer eins geworden. 1880 war in Deutschland fast jeder zweite Todesfall bei zwischen 16 und 40 Jahre alten Erwachsenen auf diese Seuche zurückzuführen. Aus der romantischen Krankheit der Bohème des 18. Jahrhunderts war eine Seuche des Proletariats geworden. Da fast alle Organe von Tuberkulose befallen sein können, sind die Symptome der Krankheit vielfältig. Man fasste sie daher nicht als eine einzige Krankheit auf und so viele Namen (zum Beispiel »Schwindsucht«, »die Motten«) wie sie hatte, so viele vergebliche Therapien gab es. Auch Rinder erkranken an Tuberkulose, der »Perlsucht«. Betroffen davon waren zunächst vorrangig die im Stall gehaltenen und intensiv gefütterten Tiere der städtischen Abmelkbetriebe. Weidetiere waren allgemein gesünder.[58] Wie beim Menschen auch, so waren die Symptome der Rindertuberkulose ebensowenig eindeutig. Es brauchte lange, bis die Milch der kranken Kühe die Krankheit anzeigten und dick, gelb und eitergleich wurde.[59]

So unklar die Übertragungswege, so unklar waren die wissenschaftlichen Theorien. Hygieniker der »alten« Schule, wie Max von Pettenkofer, glaubten noch an eine Übertragung auf dem Luftwege (Miasmen-Theorie) und forderten eine verbesserte Stadthygiene (unter anderem zentrale Wasserversorgungseinrichtungen). Andere Hygieniker hielten eine Ansteckung durch Partikel für wahrscheinlicher (Contagionisten). Der dieser Denkschule zugehörige englische Arzt John Snow vermutete daher, dass das mit Fäkalien beschmutzte Trinkwasser eine Hauptursache für die Ausbreitung der Cholera in London gewesen sein könnte.

Die Antwort fand Robert Koch in dem Jahrzehnt zwischen 1880 und 1890. Er identifizierte die bakteriellen Erreger der Tuberkulose bei Menschen wie bei Rindern. Es entfaltete sich ein langer wissenschaftlich geführter Streit darüber, ob die Rindertuberkulose nun auf den Menschen übertragbar sein könnte oder nicht (Robert Koch bestritt das noch im Jahr 1901). Die Öffentlichkeit sah nur Eines: Die Schranke zwischen Tier und Mensch war durchbrochen und die Milch war das Bindeglied!

Als es Robert Koch 1883 gelang, das Cholerabakterium zu identifizieren, wurde er als Nationalheld gefeiert. Die Ansätze der »alten« Hygieniker, die auf eine Verbesserung der Gesamtlebensumstände abzielten, waren damit politisch gesehen gestorben. Desinfektion der Kleider, Abkochen des Wassers und Isolation der Kranken wurden zu Kernelementen der Seuchenprophylaxe. 1892 jedoch brach erneut eine Choleraseuche im Hamburger Hafen aus. Als Ursache wird nun eine Verunreinigung der zentralen Wasserversorgung ausgemacht. »Eine wahnwitzige Angst vor Ansteckung« habe das ganze Deutsche Reich daraufhin befallen. Zeitgenossen beobachteten, wie »der kleine unsichtbare Erreger« nun überall vermutet wurde.[60]

Die »heilige Pflicht« –
Wege zu mehr Milchhygiene

Die Bazillenhysterie der 1890er-Jahre fiel in die Gründungswelle von Milchsammelstellen und Molkereien.[61] Sie fiel genau in die Zeit, in der die Eisenbahnen aus immer weiter entfernt liegenden Regionen frische Milch in die Städte brachten und die Beziehungen zwischen Produzenten und Konsumenten anonymer geworden waren.

Wusste man noch, woher die Milch kam? Wer wusste, ob die Kühe krank waren und Tuberkulose übertrugen? Wusste man noch, durch wie viele Hände die Milch gegangen war? Wie viele »Fremde« daran beteiligt gewesen waren? Welche »jämmerlichen Proletarierexistenzen« die Kleinhändler(innen) führten, die die Milch in den Kammern lagerten, in denen sie aßen und schliefen?

Die junge Milchwissenschaft bemühte sich schon früh, diesen Generalverdacht von der Milch wegzunehmen. In der frisch gegründeten Milchzeitung schrieb Benno Martiny geradezu programmatisch: »Der Gegenstand ist wichtig genug, um das hohe Interesse aller Molkereien beanspruchen zu dürfen, welche die bedeutsame Aufgabe haben, das Publicum mit dem edelsten aller Nahrungsmittel, mit Milch, zu versorgen. Denselben erwächst die heilige Pflicht, nur bakterienfreie Milch in den Handel zu bringen.«[62] Wie aber sollte dieser »heiligen Pflicht« nachgekommen werden?

Der technische Weg ging über das Abtöten der Keime durch Hitze: Louis Pasteur hatte bereits 1863 ein Erhitzungsverfahren entwickelt, das später seinen Namen tragen sollte: die »Pasteurisierung«. Ein erster Impuls für eine großtechnische Weiterentwicklung der Pasteurisierung kam in den 1880er-Jahren aus der Viehseuchenbekämpfung. Die Schweine hatten sich als sehr anfällig für Rindertuberkulose erwiesen und sich durch die von den Molkereien zurückgelieferte Magermilch infiziert. Die Schlachthöfe meldeten steigende Zahlen erkrankter Schweine. Daher verfügte das 1884 novellierte »Gesetz betreffend die Abwehr und die Unterdrückung von Viehseuchen«, dass die von den Sammelmolkereien an die Landwirte zurückgelieferte Magermilch 15 Minuten lang auf 90 Grad Celsius erhitzt werden müsse, um die Rindertuberkel abzutöten. Dies wiederum trieb die technische Entwicklung der Erhitzungsapparate voran. Die Tuberkel zu töten ohne zugleich die Milch totzukochen war keine leichte Aufgabe für die Ingenieure. Die Apparate sollten das Vorwärmen der Milch, eine zuverlässige, auf eine bestimmte Zeit und Temperatur hin begrenzte Erhitzung und schnelles Abkühlen der Milch in einem Arbeitsgang ermöglichen. Neue Apparate wurden entwickelt, alte weiterentwickelt oder verworfen. Es kristallisierten sich im Verlauf der nächsten zwanzig Jahre verschiedene grundlegende Verfahren der Hoch-, Dauer- und Momentanerhitzung mit jeweils unterschiedlichen Temperatur-Zeit-Korrelationen heraus. Jede hatte ihre Vor- und Nachteile. Fehlende oder unzuverlässige Nachweismethoden für die gesetzlich vorgeschriebene Erhitzungstemperatur schränkten jedoch den praktischen Einsatz bestimmter Verfahren ein.

Es dauerte nicht lange, bis ein Pasteurisierungszwang auch für die Marktmilch gefordert wurde. Vermutlich noch den letzten Cholera-Ausbruch in Hamburg vor dem inneren Auge forderte der damalige Stadtarzt von Hamburg dies bereits 1903. Die Milchsammelstellen und die zentrale Wasserversorgung seien beides Quellen der Typhus-Erkrankungen. Milch dürfe daher nur noch erhitzt in den Handel kommen.[63] Als vorbildlich galten die Lösungen, die in den großen amerikanischen Städten, vorneweg New York, gefunden worden waren. Dort war die Debatte über mangelhafte Milchqualitäten aus den Abmelkbetrieben (slop-milk) 1841 von Robert M. Hartley losgetreten worden. 1890 hatte die Sheffield Farm Dairy die erste pasteurisierte Trinkmilch auf den New Yorker Markt gebracht. Sie war preiswerter und wurde als »sicher« beworben. Nach langem, öffentlich ausgetragenem Streit mit den Anbietern »naturbelassener« Milch hatte der Staat New York schließlich 1911 einen Pasteurisierungszwang für Trinkmilch verfügt. Es sei nicht möglich, die vielen Kuhställe zu kontrollieren, so die Begründung.[64]

Stallkontrollen, das forderten die Verfechter der »naturbelassenen« Milch auch in Deutschland, vorneweg Ärzte und vor allem die neue Berufsgruppe der Tierärzte. Milchhygiene habe, so ihr Hauptargument, im Stall zu beginnen, bei der Tiergesundheit, bei der Gesundheit des Melkers und der Reinlichkeit im Umgang mit der Milch. Die Pasteurisierung aber würde nur den Molkereien Tür und Tor öffnen, um die Milch kranker Tiere sowie unhygienisch gewonnene Milch als gute Milch zu verkaufen. Ganz offen gaben sie zu, dass die von ihnen geforderten Stallkontrollen ihrem Berufsstand ein gutes weiteres Arbeitsfeld eröffnen würde.[65]

Inzwischen hatten bereits der Staat sowie einige Städte auf die Angst der Konsumenten vor Ansteckung durch verseuchte Milch reagiert: 1909 forderte das novellierte Viehseuchengesetz einen Pasteurisierungszwang aller Milch, die von nachweislich kranken Kühen stammte. Die Übergangsfristen für die Molkereien waren jedoch lang. Die Fachwelt stritt sich über die Übertragungswege und schließlich verschob der Erste Weltkrieg die Debatte. Auf Basis des Reichsnahrungsgesetzes hatten die Städte inzwischen eigene Milchregulative mit Hygienevorschriften für den Umgang mit Marktmilch erlassen. Bayern übernahm 1887 die Vorreiterrolle und schloss die Milch vom Verkehr aus, wenn diese von nachweislich mit Tuberkulose, Milzbrand oder gar Euterentzündungen infizierten Kühen stammte. Ausgeschlossen wurden auch Personen mit Infektionskrankheiten. Zudem wurden für die Aufbewahrung der Milch Vorschriften gemacht wie etwa das Verbot der Lagerung in Schlafzimmern oder neben bestimmten stark riechenden anderen Lebensmitteln. Die direkte Bekämpfung der Tuberkulose in den Ställen kam jedoch erst sehr langsam ins Laufen.

Hinter der Debatte um den richtigen Weg zur Milchhygiene stand von Anbeginn an eine wissenschaftlich geführte Auseinandersetzung um die Frage: Was ist die Ursache von Krankheit? Und: Was ist die Natur des Menschen? Ist er mit der äußeren Natur verbunden oder ist er eine störanfällige, das heißt technisch zu reparierende Körpermaschine? Von der Antwort hing der weitere Weg der Milchhygiene ab. Mit Robert Kochs Untersuchungen schien die Antwort gefunden zu sein: Der Keim ist der Eindringling, der Feind, der die Krankheit auslöst. Ihm gilt das Augenmerk. Er muss bekämpft werden. Der Krieg gegen Seuchen und Krankheiten wird zum Krieg gegen den Bazillus. Die Sprache lehnt sich an die Sprache des Krieges an und die abgeleiteten (Bekämpfungs-)Maßnahmen, das »Tilgen« und »Vernichten«, bleiben im Bild des Außenfeindes. 1905 bekam Robert Koch den Nobelpreis. Als es ab den 1940er-Jahren mithilfe von Antibiotika gelingt, die bakteriellen Infektionserkrankungen wirksam zu bekämpfen, beginnen diejenigen Stimmen leiser zu werden, die einen zweiten Weg entwickeln wollten. Dieser geht zurück auf die Ideen und Theorien, die einst der Physiologe Claude Bernard (1813 bis 1878) entwickelt und über die er mit seinem Freund Louis Pasteur gestritten hatte.

Bernard hatte die Auffassung vertreten, nicht die Bakterien seien die Ursache der Krankheit, sondern das »innere Milieu«. Damit meinte er die Abwehrkraft der Zelle. Sie könne durch Blut und Lymphe gestärkt oder auch geschwächt werden. Bakterien waren für ihn Ausdruck der Krankheit, nicht die Ursache.[66] Ijla Metchnikoff (1845 bis 1916) und Paul Ehrlich (1854 bis 1915) bekamen für ihre Entdeckung der weißen Blutkörperchen und deren Rolle bei der Immunabwehr drei Jahre nach Robert Koch den Nobelpreis verliehen. Bradford Cannon (1871 bis 1945) hatte diese Spuren weiterverfolgt und 1932 die Theorie der Selbstregulation (Homoestasis) entwickelt. Der Milchwirtschaftler Franz Lauterwald war daher ganz auf der Höhe seiner Zeit, als er 1930 in seinem an Molkereifachleute gerichteten Lehrbuch der Milchwirtschaft den Wert der Milchkeime würdigte. Sie seien sogar von einem hygienischen Standpunkt aus zu begrüßen. Schließlich beherberge jeder Mensch in seinem Darm unzählige Mikroben und die moderne Forschung lehre doch, dass die Milchsäurebakterien die Fäulnisbakterien im Darm behindern würden. Daher hätten sie eine so große hygienisch-diätetische Bedeutung und dies begründe auch die gesundheitliche Wirkung von Sauermilcherzeugnissen.[67]

Die positive, die Immunkraft stärkende Wirkung der Milchsäurebakterien sollte erst 60 Jahre später von der Wissenschaft, der Milchwirtschaft und den Konsumenten wieder entdeckt werden (siehe Seiten 233–234).

Wie das Milchfett unter staatliche Kontrolle kam

Jahre bevor die Bakterien zum öffentlichen Thema wurden, führten die veränderten Lebensmittel- und vor allem Milchmärkte zu ersten Gesetzesinitiativen.[68] 1870 hatten tausend Ärzte, Techniker und Bürgermeister beim Reichstag des Norddeutschen Bundes (die Reichsgründung erfolgte erst 1871) eine Petition eingereicht, in der sie ein Gesundheitsamt sowie eine grundlegende und reichseinheitliche Überarbeitung des Lebensmittelrechts forderten. Zu viele neue Fremdstoffe (»Chemie in Lebensmitteln« – damals schon ein Thema!), zu viele Kunstprodukte, keine einheitlichen Regeln und Kontrollen, so ihre Klagen. 1877 legte auch der Landwirtschaftsrat eine Petition vor und forderte zusätzliche Maßnahmen gegen Kunstbutter und andere Verfälschungen.

Der Bericht, den die Sachverständigenkommission, die das neue Reichsnahrungsgesetz vorbereiten sollte, 1878 vorlegte, beklagte, dass bei keinem anderen Nahrungsmittel »die Entwerthung resp. Verfälschung vor dem Verkauf so häufig beobachtet (würde) wie bei der Milch«. Es gäbe eine »Sortenunsicherheit«, und »der Begriff einer reinen unverfälschten Milch sei dem consumierenden Publicum nahezu abhanden gekommen«. Gerade die weniger gut verdienenden Personen würden sich eben in ihr Schicksal fügen, wohl wissend, dass das, was ihnen verkauft würde, keine gute Milch sei.[69]

Am 14. Mai 1879 legte das Reichsnahrungsmittelgesetz den Grundstein für ein neues Lebensmittelrecht und eine im Prinzip heute noch auf diese Weise organisierte Lebensmittelkontrolle. Anders als die bisher noch gültig gewesenen und aus dem Mittelalter stammenden Vorschriften, die unter anderem Zusatzstoffe verboten, setzte das neue Recht nun auf die Kennzeichnung. Noch aber scheute es der Gesetzgeber, Milchsorten und damit die Milch selbst zu definieren.

Die beklagte Sortenunsicherheit, die Frage was ist »echte«, was ist »alterierte« (verfälschte oder verwässerte) Milch – sie tauchte in dem Maße auf, wie die Distanz zwischen Milcherzeugern und Milchkonsumenten zunahm und auch in dem Maße, wie technische Bearbeitungsverfahren die Milch selbst ändern konnten. Obwohl damals noch »Nischenprodukte«, zählte Fleischmanns Lehrbuch von bereits 1915 folgende Milch-»Sorten« auf: gekühlte, tiefgekühlte, pasteurisierte, homogenisierte, sterilisierte, dauererhitzte sowie technisch gesäuberte und in Flaschen abgefüllte Milch.[70] Um höhere Preise zu erzielen, würde die Milch zudem mit Phantasienamen wie »Gebirgsmilch«, »Zentrifugenmilch«, »Eismilch« oder »Kaltmilch« angeboten. Die Normalmilch war immer noch die gereinigte, gegebenenfalls gekühlte aber offen verkaufte Marktmilch.

Verfälschungen aufzudecken war die Aufgabe der Marktpolizei. Diese hatte jedoch wenig Kontrollmöglichkeiten beziehungsweise die Kontrolle erforderte viel Wissen über die Milch: Verfälschungen mussten über äußeres Aussehen, Farbe, Geruch und Geschmack der Milch erkannt, Wasserzusatz mithilfe des spezifischen Gewichts oder durch optische Methoden ermittelt werden. Aber wie halbentrahmte Milch von verwässerter Milch unterscheiden, wie Verfälschungen notfalls vor Gericht beweisen? Erst 1890/91 legten der Schweizer Nikolaus Gerber und der Amerikaner Moulton Babcock zuverlässige und auch für die Marktkontrolle geeignete Milchfett-Bestimmungsmethoden vor.

VON DER KUNSTBUTTER ZUR MARGARINE

Zehn Jahre nachdem der Landwirtschaftsrat die Regierung aufgefordert hatte, Kontrollen unter anderem gegen die preisdrückerische Kunstbutter vorzunehmen, trat 1887 wie in vielen europäischen Ländern (mit Ausnahme Hollands) auch im Deutschen Reich ein spezielles Gesetz in Kraft, welches »Kunstbutter« als Begriff verbot und den Namen »Margarine« vorschrieb. Margarine bestand damals noch aus Ochsentalg (Olemargarin), Milchfett und Wasser. Doch bald schon fehlten die wertvolleren Rohstoffe: Die tierischen Fette wurden intensiver ausgeschmolzen, schließlich ersetzten günstigere Pflanzenöle wie Erdnussöl, Baumwollsamenöl und Rapsöl das Rindertalg und Butterfett.[71] Die Margarinequalität veränderte sich, ohne dass Verbraucher es wirklich mitbekommen konnten. Das Kennzeichnungsgesetz selbst zeigte wenig Wirkung. Eine Novellierung von 1897 legte daraufhin fest, dass Margarine, zur besseren Erkennbarkeit, einen Zusatz an Sesamöl bekommen müsste. Da jedoch der bis zu vierprozentige Zusatz von Milch oder Rahm zur Margarine weiterhin erlaubt blieb, nutzte der Handel alle sprachlichen Spielräume aus und verkaufte Margarine zum Beispiel unter der Bezeichnung »Süßrahm-Margarine«. Mit der Ersatzbutter kamen dann schon die ersten in den Medien ausgetragenen Skandale. Nach 1900 gerieten die zur Konservierung zugesetzten Stoffe Borsäure (sie wird 1902 verboten) und Benzoesäure (Deklarationspflicht ab 1912) in die öffentliche Kritik und die Margarine bekam einen nicht unerheblichen Imageschaden. Der Erste Weltkrieg und seine Versorgungskrise ließen jedoch diese Vertrauenskrise schnell vergessen.

Dennoch preschten Städte wie Leipzig (1879) und Hamburg (1894) vor und versuchten in ihren Milchregulativen, Milchsorten über die Festlegung von Mindestfettgehalten zu definieren. Der Hamburger Milchhändler Scholz erinnert sich noch gut, wie damals die Fett-Festlegung einer sogenannten »Halbmilch« (es entsprach der Praxis, die entrahmte Abendmilch mit dem Morgengemelk vermischt zu verkaufen) dazu geführt hatte, dass einige Händler die Milch – bis zum erlaubten Grad – mit Magermilch oder mit Wasser vermischten. So seien die Preise für die Produzenten von 18 Pfennig auf 13 Pfennig gefallen.[72] Um gegen jene »Schleuderer« vorzugehen, richtete die Hamburger Milchhändlervereinigung eine Selbstkontrolle, ab 1911 sogar eigene Untersuchungslabore ein.

Ein Sturm der Entrüstung brach los, als unter dem Eindruck zunehmender Konflikte um den Milchpreis die drei für den Milchmarkt zuständigen preußischen Minister für Landwirtschaft, Handel und Inneres sich am 26. Juli 1912 auf einen Erlass von Grundsätzen zur Regelung des Milchmarktes einigten. Dieser sogenannte »Dreiministererlass« legte drei Sorten Milch fest: eine »Vollmilch« mit 2,7 Prozent Fettanteil und eine sogenannte »Halbmilch« als eine Art Vollmilch, »für die ein Fettgehalt von 2,7 Prozent nicht gewährleistet« werden konnte, und eine »Magermilch«, deren Fettanteil vermindert wurde. Die Festlegung von definierten Milchsorten sollte helfen, die preisdrückerischen Qualitäts- und Sortenunsicherheiten auf den Trinkmilchmärkten zu beseitigen.

Als eine »Sucht, Grenzwerte festzulegen« kritisierte Wilhelm Ernst, Amtstierarzt der Stadt München, diesen Vorstoß Preußens. Wie die anderen süd- und westdeutschen Städte und Länder hatte sich auch Bayern, gemeinsam mit den Landwirten und deren Vereinigungen, schon lange gegen die Festlegung eines Fettgehaltes gewehrt. Sie beriefen sich dazu auf ein Grundsatzurteil des Reichsgerichtshofes vom 21. Dezember 1899. Dieses hatte entschieden, dass Milch oder Vollmilch eine Kuhmilch sei, und zwar »in ihrer ursprünglich vollen Zusammensetzung« – der »nichts von ihren natürlichen Bestandteilen entzogen und an der nichts durch Zusätze oder weitere künstliche oder natürliche Einwirkung verändert ist, kurz: Milch, wie sie von der Kuh kommt. Auf einen bestimmten Fettgehalt kommt es nicht an.«[73]

Die Wissenschaft stützte diese Haltung des Reichsgerichtshofs. Professor Wilhelm Fleischmann ergriff in dieser Auseinandersetzung öffentlich das Wort:[74] Fettgrenzwerte, schrieb er in der Molkereizeitung, würden sich nicht mit dem »Wesen der Milch« als einer in ihrer Zusammensetzung von Melkzeit zu Melkzeit veränderlichen physiologischen Flüssigkeit vertragen. Die Eigenschaften der Milch seien rassebedingt und nur in geringem Grade durch Fütterung beeinflussbar. Außerdem, so sein Argument, widerspräche es der Billigkeit gegen die Milch liefernden Landwirte, da es ihnen zur Pflicht gemacht wird, reine unverfälschte Milch gesunder Kühe auf den Markt zu bringen. Daher müsse der Landwirt auch vor der Gefahr geschützt werden, aufgrund unerfüllbarer Vorschriften als Betrüger angeklagt zu werden. Und zum Dritten, so Fleischmann weiter, würde damit der Grundsatz aufgegeben, dass die Milch unverfälscht und so wie sie von der Kuh kommt, als Marktmilch angesehen werden könne. Jede Molkerei würde demnach bestrebt sein, durch Entrahmen beziehungsweise Zusetzen von Magermilch den geforderten Fettgehalt zu erreichen. Damit drücke es die mittlere Beschaffenheit der Marktmilch.

Sein Fazit: Die Forderung des Dreiministererlasses habe nur den einen Zweck, nämlich der Behörde das Geschäft der Überwachung bequemer zu machen. Sie erspare den technischen Beamten die Mühe, sich eingehende Kenntnisse über die Eigenschaften der Milch anzueignen. Sein Kollege, Professor Hittcher von der Lehranstalt für Molkereiwesen in Ostpreußen Königsberg, fügte die Vermutung hinzu, diese Grenzziehung würde nur im Eigeninteresse der großen Molkereien erfolgen, da sie auf diese Weise

Kleinhändler, Landwirte und kleine Molkereien aus dem Markt entfernen könnten.[75] Damit lag er durchaus nicht so falsch. Als in Hamburg 1894 Mindestfettgehalte für die Marktmilch eingeführt worden waren, hatte das dazu geführt, dass diese Mindestfettgehalte zum Bestandteil der Jahresverträge zwischen Produzenten und Milchhandel wurden. Ganze Liefergebiete seien daraufhin ausgefallen, erinnerte sich Scholz, da dort Milchkuhrassen gehalten worden seien, die von sich aus weniger fettreiche Milch gegeben hätten.[76]

Doch Fett war der wichtigste wertgebende Bestandteil der Milch, zumindest für die Buttereien. Diese begannen daher nach 1900 ihre Lieferanten nicht mehr allein nach der Menge angelieferter Milch zu bezahlen, sondern zusätzlich nach dem Milchfettgehalt.[77]

Konflikte um den Milchpreis brechen auf

Im beginnenden neuen Jahrhundert kommt es 1906 und 1911 – nicht nur in Deutschland – zu starken Auseinandersetzungen zwischen den am Milchmarkt beteiligten Gruppen über die Höhe des Milchpreises und um die Frage, wer die Risiken des Milchmarktes übernehmen muss beziehungsweise wer eigentlich über die Preise bestimmen darf.[78]

Die Verbraucherpreise für die Marktmilch lagen weitgehend fest. Bernhard Scholz, der 1902 als junger Mann in Hamburg ein Milchgeschäft aufmachte und bald darauf eine Familie zu ernähren hatte, erinnerte sich noch gut daran, wie in nur wenigen Jahren die Stimmung und der Umgang zwischen Produzenten und Händlern umschlugen. Früher sei es üblich gewesen, zum 1. Mai mit den Produzenten die Milchpreise und eine bestimmte Abnahmemenge an Milch fürs nächste Jahr auszuhandeln. Die Verträge und Preise hätten dann für ein Jahr gegolten. Eine Vertrauenssache sei das gewesen. Der Händler hing davon ab, dass der Produzent gute Milch lieferte, und der Produzent hing davon ab, dass der Milchhändler weiterhin seine Milch abnahm und nicht die des Nachbarn. Das war über viele Jahre hinweg gut gegangen.

Doch um die Jahrhundertwende begannen sich die Verhältnisse grundlegend zu ändern: Die Milchhändler schlossen sich zu Einkaufsgenossenschaften zusammen. Sie nahmen nur noch eine bestimmte Garantiemenge zu einem Garantiepreis ab, verlangten aber, dass die Landwirte bis zu 50 Prozent und mehr Milch für den Bedarfsfall bereitzuhalten hatten. Die Landwirte begannen sich zu wehren. Sie brauchten höhere Preise, um die Futter- und Lohnkosten zu decken. Sie gründeten Vereine der Milchproduzenten. 25 dieser Vereine schlossen sich 1901 zum »Zentralverein der Milchproduzenten Hamburgs e.V.« zusammen. Mit 2800 Mitgliedern lieferte er nun fast die Hälfte der in Hamburg abgesetzten Milch. Die Mitglieder verpflichteten sich zu einer gemeinsamen und einheitlichen Preispolitik. Der neue

Geschäftsführer Meinert berichtete stolz, man habe »verschiedene Milchkämpfe« durchstehen müssen, um endlich einen den Produktionsbedingungen angemessenen Preis durchzusetzen. Der Zusammenschluss habe es schließlich ermöglicht, dass die Produzenten nicht mehr gegeneinander ausgespielt werden konnten und der Erzeugerpreis um zwei Pfennig pro Liter nach oben gesetzt werden konnte. Um die Übermilch, das heißt diejenige Milch, die nicht in den Jahresverträgen einen abgesicherten Absatz fand, besser verwerten zu können, gründete der Zentralverein neun eigene Molkereien. Kleinere Milchbetriebe konnten jetzt direkt an die Molkerei liefern und die Milchhändler konnten durch die zusätzlich in den Markt geschleuste Milchmenge unter Druck gesetzt werden. Ähnliche Entwicklungen wie in Hamburg liefen in zahlreichen Regionen Deutschlands ab (vor allem in Württemberg) und auch in der Schweiz.

So kam der Milchhandel unter Druck. Den Verbraucherpreis auch nur um einen Pfennig nach oben zu setzen, so Scholz, sei undenkbar gewesen. Es wäre immer ein Händler dabeigewesen, der das unterboten hätte. 1906 jedoch gelang es Bernhard Scholz, er war inzwischen Vorsitzender des Verbandes Norddeutscher Milchhändler-Vereine geworden, durch eine Art Kartellierung aller Händler den Trinkmilch-Verbraucherpreis um zwei Pfennige auf 22 Pfennig pro Liter hochzusetzen. Ähnliche Aktionen erfolgten in zahlreichen anderen Städten. Nicht allein die Milch wurde teurer, auch Brot und Fleisch. So kam es zu schweren Verbraucherprotesten, zu Demonstrationen, die sich mit arbeitspolitischen Streiks vermengten. Die SPD machte sich zur Fürsprecherin der Verbraucherschaft und forderte, die Lebensmittelversorgung solle in kommunale Regie überführt werden (vergleichbar der staatlichen Daseinsvorsorge im Bereich Wasser-, Gas- und Elektrizitätsversorgung). Ein weiterer, über alle politischen Couleurs und Differenzen hinweg agierender und daher starker Vertreter für die Verbraucherschaft wurde der 1905 gegründete Deutsche Städtetag.

In den Folgejahren nahmen die Produzenten weitere Anläufe, um die Erzeugerpreise anzuheben. Nun gingen die Händler in Widerstand. Von Hamburg aus habe man versucht, Milch aus Dänemark zu beziehen, um die lokalen Produzenten zu umgehen, berichtete Scholz. Und so mussten die Produzentenverbände die Forderungen zurücknehmen. Verhandelt wurde längst nur noch zwischen den Verbänden.

Als es 1911 erneut einen Vorstoß der Produzenten gab, notierte der Jahresbericht des frisch gegründeten Badischen Molkereiverbandes von 1912, dass überall dort, wo eine Zusammenarbeit von Milchabsatzgenossenschaften der Produzenten und Molkereigenossenschaften gelungen sei, die Produzenten ihren Preis hätten durchsetzen können. Nun lag er zwei Pfennig höher und bei 24 Pfennig pro Liter. Wo es keine Zusammenarbeit gab, mussten die Produzenten den Preisabschlag und Verluste von Tausenden von

Mark hinnehmen. Die Verbraucherseite prangerte hingegen »Kartellierung« und »Wucher« an.

Diese zweite Teuerungswelle 1911 beseitigte die politischen Vorbehalte der bürgerlichen Parteien und der Stadtverwaltungen gegenüber der Sozialdemokratie. Es kam zum Schulterschluss. Als erste deutsche Stadt fällte Mannheim Ende November 1911 den Entschluss, die von SPD, Gewerkschaften und Frauenvereinen seit Jahren geforderte kommunale Milchversorgung einzurichten.[79] Genossenschaften, Frauenvereine Mannheims, Vertreter der Konsumenten wie das Gewerkschaftskartell der Konsumvereine, einige Beamtenvereine und sogar der Verband landwirtschaftlicher Genossenschaften beteiligten sich an der im März 1912 eröffneten Milchzentrale GmbH. Sie wurde dem städtischen Schlachthof angegliedert, betrieb acht Verkaufsstellen und ein Dutzend Verkaufswagen und gab die Trinkmilch ab Zentrale für 20 Pfennig und ab Verkaufswagen für 22 Pfennig pro Liter ab. Ein Jahr später waren es bereits täglich 10 000 Liter, die auf diese Weise an den Verbraucher gelangten – zum großen Ärger des Verbandes der Milchhändler. Sie kritisieren die Kostenvorteile der kommunalen Einrichtung, die Beschäftigung kommunal bezahlter Personen und die Kapitaleinlagen der Verbände: So könnten sie »größere Geldmengen zu Reklamezwecken« ausgeben, würden systematisch »Propaganda« betreiben; zum Beispiel erhielten alle neu nach Mannheim zugezogenen Familien einen Hinweis auf die Bezugsquelle der städtischen »Qualitätsmilch«. Die Proteste der Händler nutzten ihnen nichts. Sie mussten ebenfalls die Preise senken, sodass diese mit 20 Pfennig pro Liter wieder das Niveau von 1912 erreichten.

Nach dem Vorbild dieser kommunalen Milchzentralen wird, wie wir im folgenden Kapitel sehen werden, während des Ersten Weltkrieges die Kriegsbewirtschaftung der Milchversorgung organisiert werden.

KAPITEL V

Moderne Massenware – Die industrielle Milch

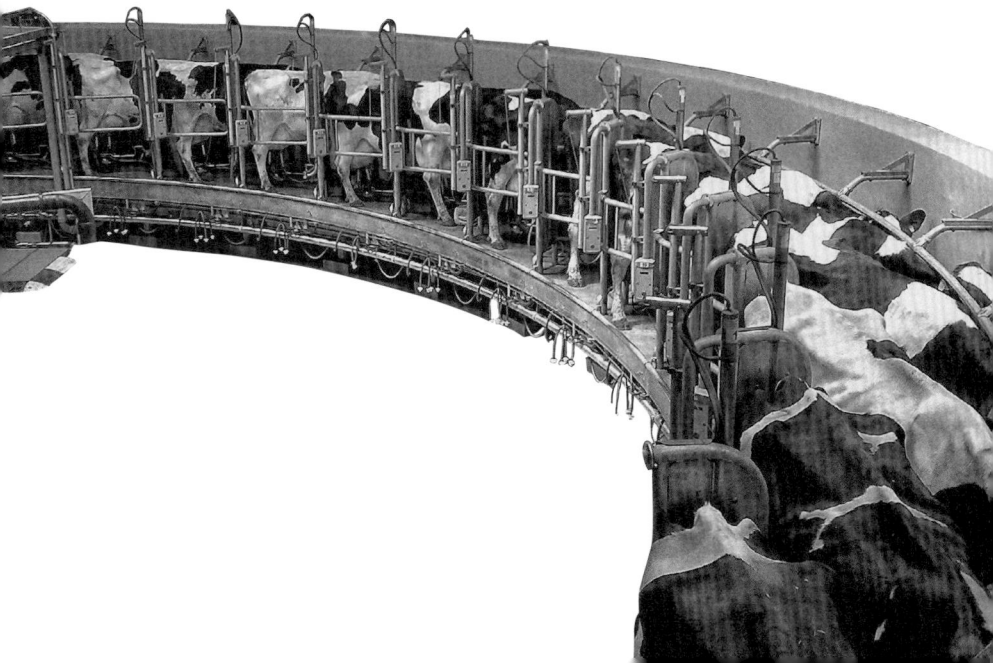

Nachdem im 19. Jahrhundert und vor allem in den konflikthaften Jahren vor dem Ersten Weltkrieg alle Akteure ihre Position bezogen haben, nachdem nun alle für diesen Modernisierungsschritt wichtigen technologischen wie wissenschaftlichen Schritte vollzogen sind, werden schließlich die Beziehungen auf dem Milchmarkt neu und tiefgehend geregelt.

Zuvor muss die Milch zwei große Krisen bewältigen: Die Versorgungskrise während des Ersten Weltkrieges und keine zehn Jahre später die Weltwirtschaftskrise. Beides beendet die Jahre der wissenschaftlichen wie politischen Debatten über Wege zur nachholenden Modernisierung der deutschen Milchwirtschaft. 1930/1931 schließlich wird die Milchmarktordnung etabliert, auf deren Basis die Nationalsozialisten eine Rationalisierung der Milchwirtschaft autoritär durchsetzen (Abschnitt 1).

Gereinigt von ihren bäuerlichen Resten und reduziert auf wenige Standardprodukte tritt die Milch nach dem Zweiten Weltkrieg ins Zeitalter von Massenproduktion, Massenkonsum und Wohlstand ein. Erzeugung und Verarbeitung werden den Anforderungen industrieller Massenware angepasst. Vielfalt kommt jetzt aus der Molkerei. Am Ende wird die Milch eine andere sein, und neue Risiken zeigen sich, nachdem Seuchen, Tbc und sichtbarer Schmutz längst der Vergangenheit angehören (Abschnitte 2 und 3).

Milch muss modern werden

Die Krise der Milch

Nach dem Ersten Weltkrieg war nicht nur das alte Kaiserreich untergegangen.[1] Der Krieg hatte auch – mit der Blockade der Alliierten – gezeigt, dass das Land die Menschen längst nicht mehr ernähren konnte. Zu sehr beruhte die Ernährung bereits auf Importen von Futtermitteln, Fetten (Butter) und Fleisch. Alle Grundnahrungsmittel, auch die Milch, wurden daher einer Zwangsbewirtschaftung unterworfen (Ablieferpflicht, Butterungsverbot, Lebensmittel-Bezugsscheine) und die Städte bekamen, was die Sozialdemokraten vor dem Krieg gefordert hatten: die Regie über die Marktmilch.

Im Weltkrieg blieb nicht mehr als die Verwaltung der Not, und so starben schätzungsweise zwischen 500 000 und 800 000 Menschen während der letzten beiden Kriegsjahre direkt und indirekt an den Folgen des Hungers.[2] Die während der Teuerungsunruhen vor dem Krieg aufgebrochenen Konflikte zwischen Verbrauchern und Produzenten, zwischen Stadt und Land verschärften sich. Mit Horten und Schwarzmarktverkäufen widersetzten sich die Bauern den staatlichen Gängelungen. Die Städter reagierten ihrerseits darauf mit Krawallen und sogenannten »Speckumzügen«.

Während des Kaiserreiches hatten die Städte zur Daseinsvorsorge in die neuen Netze für Wasser, Elektrizität, Gas sowie Verkehr und Kommunikation investiert. Die Versorgung mit Nahrungsmitteln war – bis auf die ersten Ansätze zur Sicherung eines lauteren Wettbewerbs auf den Frischmilchmärkten – immer noch weitgehend der Wirtschaft selbst überlassen. Aber jetzt hatte die Not während des Krieges deutlich gemacht, dass die Sicherung der Ernährung künftig nicht mehr alleine der (Land-)Wirtschaft und dem Handel überlassen werden durfte, sondern auch zu einer staatlichen Aufgabe werden musste. Das 1916 zur Organisation der Zwangsbewirtschaftung eingerichtete Kriegsernährungsamt hatte erste Erfahrungen sammeln lassen, wie eine solche staatliche Aufgabe bewältigt werden könnte, und in der Folge wurde 1922 das Reichsministerium für Ernährung und Landwirtschaft gegründet.

Die Zwangsbewirtschaftung der Milch blieb noch weit über das Kriegsende hinaus erhalten. Nur schrittweise und gegen ihren erklärten Widerstand verloren die Städte ab 1924 (nach dem Ende der Hyperinflationsjahre) ihren Einfluss auf die Milchversorgung. Das 1926 erlassene »Gesetz zur Regelung des Verkehrs mit Milch« hob das ihnen während des Krieges zugestandene Recht, alle Milch zwangsweise über städtische Milchhöfe führen zu dürfen, auf. Als Gegenleistung wurde den Kommunen erlaubt, den Milchhandel einer Konzessionspflicht zu unterwerfen und diese Zulassung an Sachkunde und Mindestumsatzmengen zu binden. Um die Vorkriegskonflikte um den

Milchpreis nicht wieder aufflammen zu lassen, wurden außerdem paritätisch besetzte Preisausschüsse in den Städten eingerichtet.

Seit dem Krieg hatten sich die politischen wie wirtschaftlichen Gewichte der Gesellschaft noch weiter in Richtung Stadt und Industrie verschoben: Das Bevölkerungswachstum Deutschlands wurde zwar weniger rasant, aber die Verstädterung ging deutlich weiter: 1933 sollten 67 Prozent der Deutschen in Städten leben (25 Prozent in Städten mit mehr als 100 000 Einwohnern) und der politisch erzwungene Neuzuschnitt der Wahlkreise trug während der Weimarer Republik erstmalig diesen gesellschaftlichen Verschiebungen Rechnung. Die Stadtbewohner sollten fortan im Parlament besser vertreten sein als noch zu Kaisers Zeiten.[3] Weiter in Richtung Industrie und Dienstleistungssektor verschoben sich auch die wirtschaftlichen Verhältnisse. Bereits vor dem Ersten Weltkrieg war der Anteil der in der Landwirtschaft Beschäftigten auf 27 Prozent aller Beschäftigten (1907) gesunken. Im Laufe der nächsten Jahre sollte er weiter sinken. Gestützt von US-Krediten erreichte die deutsche Industrie in den »Goldenen Zwanziger Jahren« eine Hochphase und konnte ihre internationalen Handelsbeziehungen wieder auf- und ausbauen.

Die Landwirtschaft befand sich in diesen Zwischenkriegsjahren praktisch in der Dauerkrise: Der kriegsbedingte Produktionsrückgang musste aufgeholt, es musste investiert werden. Zugleich waren die Getreideanbauflächen in Übersee ausgedehnt worden und die international fallenden Agrarpreise setzten auch die europäischen Preise stark unter Druck. Eine Rückkehr zur alten Politik der Agrarschutzzölle war in Deutschland politisch nicht mehr durchsetzbar. Stattdessen wurden die Rufe der Industrieverbände nach Rationalisierung und Kostensenkungen in der Land- und Ernährungswirtschaft immer lauter.

Diese Krise traf die Milch in besonderer Weise: Erst 1928 erreichten die Milchbetriebe mit einem Gesamtproduktionsumfang von 21 Millionen Tonnen Milch pro Jahr das Vorkriegsniveau. Der Futtermangel des Krieges hatte eine neue »Grünlandbewegung« ausgelöst und die Züchtung von Ackerfutterpflanzen vorangetrieben. Neue Verfahren der Futtererwerbung (Silage, Heutrocknung) kamen zur Praxisreife und das während des Krieges entwickelte Haber-Bosch-Verfahren ermöglichte den kostengünstigen Einsatz von Stickstoff-»Kunstdünger«. Futtergetreide war nun günstig einzukaufen, und mit der Hilfe der neuen Vereine zur betrieblichen Kontrolle der Milchleistungen und durch Zuchtverbesserungen waren die Leistungen der Kühe bis 1928 auf durchschnittlich 2200 Kilogramm Milch pro Jahr angestiegen. 1926/27 lieferte die Milch durchschnittlich 32 Prozent der Einkommen aller Betriebe. Noch höher war dieser Anteil für die mittleren Höfe (zehn bis 30 Hektar). Über 40 Prozent der Kühe wurden auf Betriebe mit fünf bis 20 Hektar Nutzfläche gehalten. Da gerade diese Betriebe über ausreichend Familienarbeitskräfte verfügten, hatten sie die Milcherzeugung stark ausgedehnt. So war die arbeitsintensive Milch neben Fleisch zu einer bedeutsamen Einkommensquelle gerade der mittel- und kleinbäuerlichen Landwirtschaft geworden und Martinys Vision von 1871 war Wirklichkeit geworden: Die Milchwirtschaft hatte eine ernstzunehmende volkswirtschaftliche Bedeutung bekommen.

Doch für die Betriebe war es immer schwieriger geworden, ihre steigenden Milchmengen noch am Markt unterzubringen. Der Markt selbst hatte sich verändert: Im sogenannten »Fernhandel«, dem überregionalen Handel mit großen Partien Butter (und Käse), musste das deutsche Angebot verstärkt mit dem Angebot der benachbarten Milchländer, vorneweg der Holländer und Dänen, in Konkurrenz treten. 1929 war ein Viertel der abgesetzten Butter Importware und die Butter musste sich zusätzlich gegen die Margarine durchsetzen. Mit wenig Erfolg, denn der Butterabsatz lag mit 500 000 Tonnen (1929) nur knapp über dem Absatz von Margarine (450 000 Tonnen). Hohe Arbeitslosigkeit und bescheidene materielle Verhältnisse kennzeichneten auch in den 20er-Jahren die Lage der Mehrheit der Verbraucher und ließen diese nach wie vor eher zur Margarine greifen als zur teuren Butter. Zugleich stagnierte der Marktmilchabsatz, der vor dem Krieg noch die höchsten Renditen hatte erzielen lassen. Erste »Milchschwemmen« und Preiseinbrüche zeigten sich 1924/25 auf diesem Markt und erneut 1926. Der Staat war zum Handeln aufgerufen.

Modernisierungskonzepte für die Milch

Das neu gegründete Reichsministerium für Ernährung und Landwirtschaft rief daher 1926 eine Enquete-Kommission ins Leben.[4] Sie sollte die Erzeugungs- und Absatzbedingungen der deutschen Landwirtschaft untersuchen und eine Antwort auf die Frage erarbeiten, durch welche Maßnahmen »die Versorgung des deutschen Volkes mit Erzeugnissen des heimischen Landbaus vermehrt, verbessert und verbilligt werden« und wie die deutsche Landwirtschaft gegenüber den Veredlungsgebieten der benachbarten Länder konkurrenzfähiger werden könnte.[5] Ein Unterausschuss befasste sich speziell mit der Lage der deutschen Milchwirtschaft. Zahlreiche Studien und Untersuchungen wurden angefertigt.

Das Fazit der Analysen ist jedoch schnell gezogen: Die deutsche Milchwirtschaft hatte den Anschluss an eine Modernisierung verloren, wie sie die benachbarten Milchländer Holland und Dänemark bereits vor dem Krieg vollzogen hatten. Ihre Defizite, so die Studien, lägen vor allem in der Milchverarbeitung und in der Absatzorganisation.

*Die deutsche Milchwirtschaft:
zu klein und schlecht organisiert*

Während der ländliche Raum und die Kleinstädte allgemein als gut versorgt mit Milch galten, lag ein Hauptaugenmerk vieler Analysen auf der Versorgung der städtischen Absatzmärkte und deren veränderten Absatzbedingungen. Im Fokus stand der schnell gewachsene und mit 3,6 Millionen Konsumenten (1925) absatzstärkste Milchmarkt Deutschlands, das Ruhrgebiet.[6] Damals hatten die Konsumgenossenschaften einen erneuten Zulauf bekommen; schätzungsweise kaufte jede dritte Familie dort ein (die bäuerlichen Familien nicht einberechnet). Das Warenangebot war günstiger, denn die beiden Zentral-Einkaufsgenossenschaften konnten allein durch ihre Nachfragemacht deutliche Preisnachlässe aushandeln. Bestellt wurde zentral, per Telefon und in großen Mengen. Die Hamburger Zentrale habe, so wurde berichtet, wöchentlich 50 Tonnen Butter bestellt und diese dann an ihre Mitgliedsgenossenschaften weitergegeben. Den Zuschlag bekamen die Holländer.

Diese hatten schon seit 1902 ihr Butter- und Käseangebot über Molkereivereinigungen (»bonden«) so gut gebündelt, dass sie solchen Großabnehmern nicht nur die gewünschten Mengen, sondern diese auch in den gewünschten Qualitäten und außerdem zu günstigen Preisen liefern konnten. Ähnliches galt für die dänische Milchwirtschaft. Die westfälischen und rheinländischen Molkereien waren nicht in der Lage, diese Wünsche zu erfüllen. Sie hatten, wie fast die ganze Republik, mit zahlreichen Hemmnissen zu kämpfen, die ihre Wettbewerbsfähigkeit gegenüber den exportorientierten Milchländern verminderte: Zunächst einmal waren die deutschen Molkereien vergleichsweise klein und verarbeiteten durchschnittlich (ohne Einberechnung der kleinen Käsereien) 870 Tonnen Milch pro Jahr. Von insgesamt 9304 Molkereien im Jahr 1927 verarbeiteten nur 536 mehr als 2500 Tonnen Milch im Jahr. Eine durchschnittliche Molkerei hätte also zwei Jahre gebraucht, um diese wöchentliche Bestellung der Konsumgenossenschaftszentrale zu bedienen.[7]

Wo lokale Absatzmärkte den Bäuerinnen gute Erlöse im direkten Verkauf von Butter, Käse und Milch boten (und die Nahversorgung war nach der Aufhebung der Zwangsbewirtschaftung schnell und gut wieder gelungen), war die Moral der Landwirte, alle rund ums Jahr auf dem Hof nicht verbrauchte Milch an die Molkerei zu liefern, ohnehin nicht groß. Zu den üblichen, jahreszeitlich bedingten Schwankungen in der Höhe der Milchanlieferungsmenge kamen dann auch noch, aus Sicht der Molkereien, Unzuverlässigkeiten hinzu. Kriegsbedingt waren auch Investitionen in neuere Verarbeitungstechnik nachzuholen.

Die Erhebungen der Enquete-Kommission ergaben, dass 1927 die Molkereien nur zu einem Drittel an der gesamten Frischmilchversorgung mit Milch und Milchprodukten beteiligt waren:[8]

- Ein Viertel der erzeugten 21,7 Millionen Tonnen Milch wurde auf den 1,5 Millionen Höfen selbst verbraucht (Jungtiere, Eigenverbrauch, Abgabe an Arbeiter, Tagelöhner, Nachbarn).
- Knapp 16 Millionen Tonnen gingen auf den Markt und davon 7,5 Millionen Tonnen an die Molkereien. Ein Drittel davon wurde vorwiegend als Frischmilch verkauft (einberechnet ist darin auch die Milch, die direkt von den Landwirten in die Städte verkauft wurde), 53 Prozent wurden verbuttert, acht Prozent verkäst und 4,4 Prozent als Verkaufsrahm abgesetzt.
- Die restlichen 8,9 Millionen Tonnen Milch wurden noch von den Bäuerinnen zu Butter, Käse und Quark verarbeitet und direkt verkauft beziehungsweise über Butteraufkäufer.

In Dänemark waren die Verhältnisse längst umgekehrt: 80 Prozent der Milch gingen über Molkereien und fast die Hälfte von ihnen verarbeitete mehr als drei Millionen Liter Milch jährlich. 1926 erreichten nur acht Prozent der deutschen Molkereien diese Größenordnung.

Als großer Mangel wurde die Vielfalt an Qualitäten und Preisen sowie die unzureichende Bündelung des Butter- und Käseangebotes gesehen. Hinzu kam, dass Kennzeichnungen und Qualitätsgarantien wichtiger geworden waren, da per Telefon und über weite Strecken hinweg ein- und verkauft wurde und die Marktbeziehungen anonymer wurden.

Bereits vor dem Krieg hatte beispielsweise Dänemark für die Exportbutter ein Qualitätssicherungs- und Kennzeichnungssystem eingerichtet, sodass nur solche Ware die Grenze überschreiten durfte, die staatlich geprüft war und den Qualitätskriterien entsprach. Die Ware war außerdem verpackt, gekennzeichnet und trug einen Markennamen (»Lurpack«).

Das Konzept der Moderne:
Genossenschaften, Standards und Markenware
Dennoch: Nicht Holland und Dänemark waren die Wallfahrtsorte der Moderne in diesen Jahren, sondern die USA.[9] Hatte nicht Ford gezeigt, wie durch Arbeitsteilung und Fließband die Produktivität als Ganzes gesteigert werden konnte? Wie durch Normierung der Einzelteile, arbeitsteilige Organisation der Betriebe und ihre erneute Kartellierung selbst ein ganzer Industriezweig nach diesen Prinzipien besser organisiert werden konnte? Hier lag der Fortschritt! Normierung und Massenproduktion schufen Wohlstand und Konsum für alle. Das zeigten die USA. So setzten auch und gerade die sozialdemokratischen Kräfte in Deutschland hierauf ihre Hoffnung, dass

auf diese Weise der Mief des Kaiserreiches überwunden und einer demokratischen (Konsum-)Gesellschaft zum Durchbruch verholfen werden könne. Ihr Gedanke zog sich bis hinein in die Experimente einer Neugestaltung der Wohn- und Lebensräume (Bauhaus, neue Frankfurter Küche).

Diejenigen, die sich um die Zukunft der Milch sorgten, sie fuhren alle in die USA: die meinungsführenden Professoren der milchwirtschaftlichen Betriebslehre (Westphal) und Technik (Lichtenberg), die Agrarökonomen und Betriebswirtschaftler (Brinkmann, Aereboe und Ritter) sowie die Bakteriologen (Seelemann) und Politiker (Sering).[10] Sie berichteten, diskutierten und empfahlen der Politik nun folgendes Konzept zur Absatzsteigerung der deutschen Milchwirtschaft und gleichzeitig besseren Versorgung der Bevölkerung mit Milch:

Das für den Export entwickelte Absatzsystem müsse auch auf den innerdeutschen Markt übertragen werden: die Standardisierung des Rohstoffes Milch, der Aufbau gekennzeichneter Markenware sowie die Bündelung des Marktangebotes. Für die Milch bedeutete dies, dass die Lieferanten der Milch nicht nur nach Menge, sondern zusätzlich nach Qualität ihrer Anlieferungsmilch bezahlt würden (»erzieherischer Effekt«). Dazu müssten Güteklassen (wie in den USA schon üblich) eingerichtet werden. Die Anlieferungsmilch würde dann auf ihre Qualität hin geprüft und entsprechend ihrer Klassifizierung bezahlt werden. Die Milcherzeugnisse müssten ebenfalls in Güteklassen eingeteilt werden und diese wären durch möglichst gesetzlich festgelegte Qualitätsstandards zu beschreiben.

Gerade für die Milch schien die genossenschaftliche Erfassung, Verarbeitung und Vermarktung das ideale Konzept zu sein: Wie anders sollte die Milch von so unzähligen und zerstreut liegenden Höfen erfasst und wieder an die vielen Einzelhaushalte verteilt werden? Und der Qualitätsstandard selbst – versprach er nicht endlich einen Ausgleich zwischen den Interessen der Produzenten und der Verbraucher? Treffen sich im Standard nicht geradezu ideal die Interessen der Verbraucher an guter sowie klar definierter und verlässlicher Qualität mit den Interessen der Erzeuger an lauterem Wettbewerb und fairer Marktpreisbildung? Die Standardfestlegung wäre auch für die Molkereien wie für den Handel rentabler, da sie die Kosten, die aus dem zersplitterten und uneinheitlichen Angebot resultierten, mindern könne. Diese Rationalisierung funktionierte jedoch nur, wenn es eine klare Arbeitsteilung gab: Der Milcherzeuger sollte sich auf die Milcherzeugung konzentrieren und die Molkerei auf die Verarbeitung. Die bessere Kapazitätsauslastung, so das Konzept, käme schlussendlich den Milcherzeugern, die als Genossen die Eigentümer der Molkerei waren, in Form eines guten Auszahlungspreises zugute.

Es blieb nicht bei Diskussionen. Überall in der Republik gab es Initiativen zur praktischen Umsetzung der Ideen.

> **GÜTEKLASSEN DER TRINKMILCH IN DEN USA**[11]
>
> In den USA, dem Geburtsland der »Standards« und der Einteilung der Rohstoffe nach Klassen und Graden, legte die Normalmilchverordnung aus dem Jahre 1926 acht verschiedene Grade fest:
> - Vorzugsmilch (Certified Milk) – das war unbehandelte »rohe« Milch,
> - Rohmilch Grad A, B, C, D,
> - pasteurisierte Milch Grad A, B, C.
>
> Die Einteilung der Grade A bis D wurde auf Basis der gemessenen Keimzahl der Milch vorgenommen.
>
> *Keime* sind vorwiegend Milchsäurebakterien. Ein Zusammenhang zu Krankheitskeimen besteht nicht. Zuviel dieser Keime machen die Milch sauer und sie kann nicht mehr als Frischmilch verkauft und nicht mehr gut pasteurisiert werden. Die *Gradeinteilung* diente daher der Unterscheidung, welche Milch noch als *Trinkmilch* und welche nur noch als sogenannte »*Werkmilch*« dienen durfte. Die Werkmilch wurde dann zum Beispiel verbuttert. Wurde die Milch erzeugernah pasteurisiert, galt in den USA ein Grenzwert von 200 000 Keimen pro Milliliter. Musste sie zum Ort der Pasteurisierung gefahren werden, galt ein Grenzwert von 500 000 Keimen pro Milliliter. In Holland lagen diese Werte damals bereits sehr niedrig, das heißt bei 30 000 beziehungsweise 50 000 Keimen pro Milliliter.
>
> Die Preußische Versuchs- und Forschungsanstalt für Milchwirtschaft in Kiel wurde beauftragt, ein vergleichbares Schema für ganz Deutschland zu entwickeln. Ihr Vorschlag von 1930 schlug eine Fettbezahlung, hygienische Kriterien (Sauberkeit) und drei Güteklassen vor: Klasse 1 (gut) bis 500 000 Keime, Klasse 2 (noch brauchbar) 500 000 bis vier Millionen Keime und Klasse 3 (schlecht) für Milch, die mit ihren Keimzahlen über vier Millionen pro Milliliter lag.[12]

Erste Qualitätsstandards und Markenware

Die ersten Standards für Butter entwickelte die Landwirtschaftskammer Schleswig-Holstein.[13] Waren einst Holstein und Oldenburg führende und exportierende Butterprovinzen Deutschlands gewesen und hatte man an der Grenze schnell dänische Butter zu »Holsteiner Tafelbutter« umetikettiert, um bessere Preise zu erzielen, so orientierte sich jetzt die Holsteiner Landwirtschaftskammer an ihrem fortschrittlichen dänischen Nachbarn. 1924 führte sie eine amtliche Butterkontrolle und eine darauf begründete Markenbutter ein. Andere Regionen zogen nach. Im süddeutschen Raum wurde vor allem Käse auf Mindestfettgehalt hin kontrolliert, mit einem amtlichen Siegel versehen und eine entsprechende Kennzeichnung des Käses verbindlich vorgeschrieben.

Schwieriger gestaltete sich die Frage, ob mithilfe von einer Markenmilch tatsächlich ein besserer Preis am Markt zu erzielen wäre. Die wissenschaftlichen Analysen hatten allesamt ja festgestellt, dass es ein Mangel an Qualität sei, der den Marktmilchabsatz hemme.

Vorreiterin wurde auch hier die Landwirtschaftskammer Schleswig-Holsteins. 1926 legte sie erstmalig für Deutschland Bestimmungen für eine in Flaschen verpackte und gekennzeichnete Qualitätsmilch fest. Die »staatlich kontrollierte Schutzmarke« konnte jede Milch erwerben, ob Vorzugs- oder Kindermilch, Rohmilch oder erhitzte Vollmilch etc. Sie musste dazu folgende Bestimmungen und Kontrollen (die sich an die Kontrollen der Vorzugsmilchbetriebe anlehnten) einhalten:

- viermal pro Jahr eine tierärztliche Untersuchung der Kühe,
- bakteriologische Stichprobenuntersuchung auf Tuberkulose, Gelben Galt (Streptokokken-Euterentzündung/Mastitis),
- Untersuchung auf erhöhten Keim- und Coligehalt der Milch (Coli ist ein Bakterium, das Verschmutzung anzeigt),
- Stallkontrolle auf Sauberkeit und Anschluss an ein Tuberkulose-Tilgungsverfahren sowie
- die Abfüllung auf Flaschen mit Namensangabe und Datum.

Zusätzlich wurde die Milch in der Molkerei auf Fett- und Säuregehalt, Geschmack und Geruch sowie Aussehen getestet.

Bis 1929/30 hatten sich über tausend Betriebe mit durchschnittlich 15 Kühen pro Stall diesem Verfahren angeschlossen, und in anderen deutschen Provinzen versuchte man ebenfalls, Anschluss an den Erfolg Schleswig-Holsteins zu bekommen. Die Hoffnungen der freiwillig an den Programmen teilnehmenden Landwirte wurden jedoch meist enttäuscht. Um wirklich Zuschläge zu bezahlen, fehlte vielen dieser Initiativen das Geld. Die Befürchtungen der Landwirte, lediglich Abschläge in Kauf nehmen zu müssen, trafen daher meist sogar zu. Unterstützung fanden diese Markenmilchinitiativen bei den neu gegründeten Tiergesundheitsämtern und den staatlichen Veterinäruntersuchungsämtern. Sie versprachen den Veterinären einen zusätzlichen Aufgabenbereich.

Auf starken Widerstand der Landwirte stieß jedoch die in diesen Jahren ebenfalls diskutierte Idee, generell die Erzeugermilch nach Qualitätskriterien wie Fett, Keimzahl, Sauberkeit, Geruch etc. zu bezahlen. Einige städtische Molkereien wie »Bolle« in Berlin oder »Gebr. Pfund« in Dresden waren schon zu solchen Kontrollen und Bezahlweisen übergegangen, um ihre Kundschaft und ihr Preisniveau zu halten. Die Butterbetriebe bezahlten ohnehin nach Menge und Fettgehalt und die süddeutschen Käsereien überprüften die Milch auf ihre Käsetauglichkeit. Die Trinkmilchmolkereien überprüften jedoch in der Regel lediglich die Reinlichkeit (Schmutzprobe)

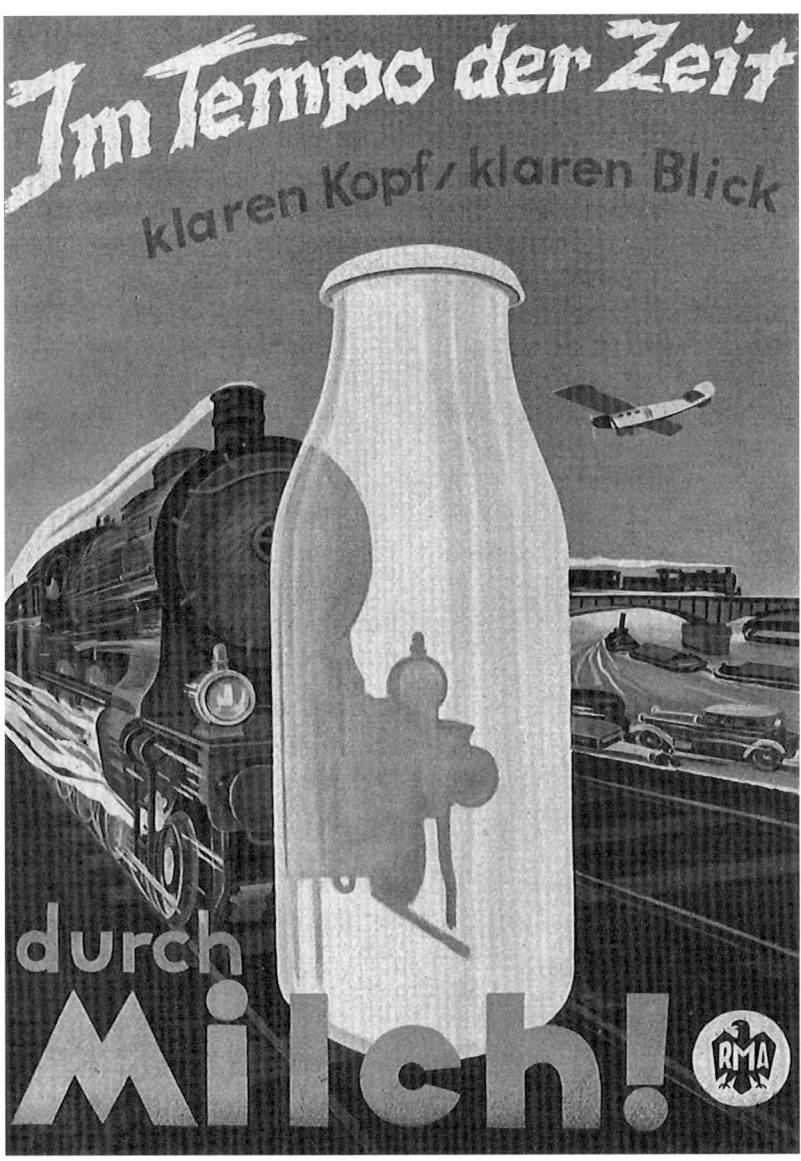

1 Ein Glas Milch – das ist das Getränk und die Nahrung der Städter und der neuen von Mobilität und Tempo geprägten Zeit. Milch, so das Plakat des Reichsmilchausschusses (RMA), ist die Moderne schlechthin.

und nur selten auf Keimgehalt oder auf Frische. Höhere Anforderungen zu stellen wäre für viele schwierig gewesen. Da ihre Position gegenüber den Landwirten schwach war, war das Risiko groß, dass Landwirte die Lieferungen einstellten beziehungsweise die Molkerei wechselten.[14]

Milchpropaganda soll Trinkmilchabsatz steigern
Ein weiterer und vielversprechender Weg zur Steigerung des Marktmilchabsatzes wurde in der Milchpropaganda gesehen (Abbildung 1).[15] Parallel zur Enquete-Kommission wurde 1926 ein Reichsmilchausschuss gegründet und diesem wurden Mittel zur Durchführung einer Milchkampagne nach US-amerikanischem Vorbild gegeben.

Nach dem Krieg hatten bereits England, Holland und Schweden dieses neue Konzept der »Milchfeldzüge« (milk campaign) aus den USA übernommen. Dort war in einer breit angelegten, staatlich getragenen Aktion aller mit Milch befassten Institutionen und Verbände versucht worden, der preisbedingten Kaufzurückhaltung der Hausfrauen im Jahr 1918 unter anderem mit Parolen wie »Trinkt mehr Milch« oder »Das zweite Frühstück mit Milch« entgegenzuwirken.

So wurden auch in Deutschland alle verfügbaren Medien – die alten wie Tageszeitungen und Schaufenster, aber auch die neuen wie Radio und Film – genutzt, um die Bevölkerung über den Nährwert der Milch aufzuklären und sie so zu höherem Milchkonsum anzuregen. Die Kampagne sollte Verbraucherinteressen an ebenso guter wie günstiger Nahrung mit den Absatzinteressen der Milchwirtschaft verbinden.

Das war neu! Kannte man Werbung bisher nur für die neuen Produkte der Ernährungsindustrie (»Bahlsen«-Kekse, »Rama«-Margarine), so wurde jetzt erstmalig für ein traditionelles Nahrungsmittel geworben. Das Glas frischer weißer Milch wird zum Symbol der Kampagne, denn Milch sollte nicht nur Nahrung, sondern auch Getränk sein und dies nicht nur für die Kinder. Gerade für den modernen erwachsenen Menschen sei die Milch ideal. Dieser müsse mehr »Gehirn- und Nervenarbeit« und weniger Muskelarbeit leisten. Milch sei ideal für die »stark beschäftigten, nervösen Massenbewohner der Großstädte«, die morgens in ihre Büros der Innenstädte eilten und vor lauter Hektik und Nervosität weniger essen könnten als früher.[16] Die Kampagne richtet sich daher nicht nur an die Hausfrau, sondern hatte zugleich Schulen (Schulmilchspeisung) und den Außerhausverzehr im Blick. Konsum und Absatz sollten über Milchhäuschen, Milchausschankwagen, Kantinen der Fabriken sowie bei Sportveranstaltungen gesteigert werden.

Die Höhe des Milchkonsums variierte regional noch stark. So verbrauchte in Süddeutschland ein durchschnittlicher Haushalt knapp 50 Prozent mehr Milch als ein norddeutscher Haushalt.[17] Milch blieb dennoch vorwiegend ein Getränk der Kinder. Schon Jugendliche über 14 Jahre konnte man, so

> **DER MANN MIT MILCHBART**
>
> Kamps Ziel, endlich die Männer zum Milchtrinken zu kriegen, blieb noch lange ein Wunschtraum. Selbstkritisch hatte er angemerkt, dass die jungen Männer, »kaum der Kinderstube und dem Vesperbrot entwachsen«, zwar schnell einen Bart, nicht jedoch einen Milchbart haben wollten.[18]
>
> Eine vergleichbare Kampagne und Gemeinschaftswerbung wurde dann ab 1970 bis 2009 von der Centralen Marketinggesellschaft (CMA) mit Bauerngeld und Mitteln der Europäischen Gemeinschaft durchgeführt (zum Beispiel mit dem Slogan »Milch macht müde Männer munter«). Erst hundert Jahre nach der Initiative von Kamp zeigten sich Männer wie Harrison Ford (»Indiana Jones«) oder Superman für die neu aufgelegte US-Milchkampagne selbstbewusst mit Milchbärten.

eine Studie von Schürmann aus dem Ruhrgebiet aus dem Jahr 1926, nicht mehr als Milchtrinker bezeichnen.[19]

Die Kampagne knüpfte dabei an die »Milchhäuschen«-Bewegung der Vorkriegsjahre an, welche vom pensionierten Schullehrer Professor Kamp aus Bonn recht erfolgreich betrieben worden war. Wie er selbst sagte, wollte Kamp die Milch endlich aus dem Schattendasein der weiblichen Haushalte herausführen, wo sie »durch Schlendrian im Kochtopf und der Speisekammer verkomme«.[20] Milch sollte endlich in den Konsumbereich der Männer gelangen. Nur durch männlichen Konsum könne sie Ansehen und Wert gewinnen. Da Männer lieber zu Bier und Schnaps griffen, war »Trank gegen Trunk« seine Parole. 1913 betrieb die von ihm gegründete »Gesellschaft für gemeinnützigen Milchausschank in Rheinland und Westfalen« bereits 197 der 258 in vielen deutschen Großstädten gegründeten Ausschankstellen für Milch.

1930 resümierte Professor Westphal vom Institut für Milchverwertung an der Preußischen Versuchs- und Forschungsanstalt für Milchwirtschaft in Kiel, die Milchhäuschen-Aktion sei erfolgreich gewesen.[21] 1954 meinte hingegen der Milchwirtschafter Kurt Roeder, rückblickend betrachtet hätten die Milchhäuschen doch eher werbend als tatsächlich den Absatz fördernd gewirkt.[22] Erfolgreich war die Kampagne dennoch: Sie trug ein neues Bild der Milch in die Bevölkerung.

Das Milchgesetz, der Reichsnährstand und die Durchsetzung der Moderne

Die Krise und das Milchgesetz

»Mit eiserner Hand muss hier Wandel geschaffen werden. Man darf notfalls sogar nicht vor Zwangsmitteln zurückschrecken (…). Es muss eben alles versucht werden, um die deutsche Milchwirtschaft vor dem Zusammenbruch zu bewahren.«[23] Mit diesen Worten begründete der Zentrumsabgeordnete Franz Bornefeld-Ettmann (1881 bis 1961) seinen Antrag Nr. 293 zum Reichsmilchgesetz bei dessen erneuter Lesung im Deutschen Reichstag am 23. Juni 1930. Unterstützt wurde er von Politikern der Bayerischen Bauernpartei wie Dr. Anton Fehr, dem ehemaligen Reichsernährungsminister und inzwischen Professor für Molkereiwesen in Weihenstephan, sowie von Dr. Michael Horlacher von der Bayrischen Volkspartei und Mitglied des Landwirtschaftsrates. Sie forderten die Einfügung eines zusätzlichen Paragraphen 27a, den sogenannten »Ermächtigungsparagraphen« (später wird er zum § 38 Milchgesetz). Mit seiner Hilfe erhofften sich die Antragsteller, eine staatlich durchgesetzte Neuordnung der Marktbeziehungen und damit ein Ende des preisdrückenden »Chaos'«.

So viele Jahre schon hatte der Deutsche Städtetag (als Sprachrohr der Verbraucherschaft) ein Milchgesetz gefordert. Fast genau so viele Jahre hatte eine aus allen relevanten gesellschaftlichen Interessengruppen zusammengesetzte Sachverständigenkommission daran gearbeitet. Gleich viele Jahre hatten der Landwirtschaftsrat und die Agrarverbände dieses Gesetz blockiert. Sie fürchteten, die Verbraucher könnten bei der Festsetzung der geforderten Standards und der Hygienevorschriften zuviel mitbestimmen. Die Krise änderte alles. Der Ermächtigungsparagraph fand eine Mehrheit und mit ihm das Milchgesetz. Die Agrarier hatten endlich zugestimmt.

Franz Bornefeld-Ettmann wusste genau, was er hier forderte. Er war selbst Milcherzeuger und frisch gewählter Direktor des großen, privaten Molkereiverbandes Westfalen-Lippe (nebst weiteren Vorstandsposten in ländlichen Genossenschaften). Hatte er nicht in den letzten Jahren miterlebt, wie die Preise stetig nach unten gegangen waren? Sein Vorgänger im Verband hatte – durchaus hellsichtig – diesen Dachverband gegründet, um das Trinkmilchangebot zu bündeln und um sich so gegenüber den noch einzeln agierenden, vorwiegend genossenschaftlich organisierten Molkereien des benachbarten Niederrheins zu positionieren. Man wollte schließlich weiterhin im Geschäft mit der Marktmilch bleiben. Diese Möglichkeit, ins Ruhrgebiet Milch zu liefern, hatte ihnen erst der Krieg erschlossen. Vor dem Krieg hatte man alles verbuttert. Doch die Milchknappheit während des Krieges hatte immer mehr Landmolkereien dazu veranlasst, in die Städte Milch zu liefern, und so hatte sich das Einzugsgebiet der Städte stetig erweitert. Nach dem Krieg hielt außerdem die Bahn an ihren günstigen Transporttarifen fest. Also: Warum nicht dabei bleiben? Die Gewinne waren beim Milchverkauf höher als beim Verbuttern. Außerdem besetzten inzwischen die Holländer die großen Buttermärkte. Bornefeld-Ettmanns eigene Molkerei hätte viel zu viel investieren müssen, um da noch mit eigener Butter mithalten zu können.

Mit Sorge hatte er auch beobachtet, wie die Zulassungspflicht des Milchhandels gerade im Ruhrgebiet dazu geführt hatte, dass der Einzelhandel sich gut organisierte, den Großhandel praktisch verdrängte und seine Preisvorstellungen in den regionalen Preisausschüssen (seit 1927 ein gemeinsamer »Rheinisch-Westfälischer Milchpreisausschuss«) immer besser durchsetzen konnte. So war der Erzeugerpreis bereits von 1925 auf 1926 um 1,4 Pfennig auf 14,7 Pfennig pro Liter gesunken.[24]

Seither hatte sich die Lage nun noch mehr zugespitzt: Auf die fallenden Milcherzeugerpreise hatten nicht nur die westfälischen Landwirte mit einer weiteren Aufstockung der Herden, Intensivierung der Fütterung und somit Ausdehnung der Milcherzeugung reagiert. Weltweit war die Milcherzeugung gestiegen (von 1911 bis 1927 um plus elf Prozent), und von 1913 bis 1931 hatte sich der Welthandel mit Butter verdoppelt.[25] Jetzt drängten immer mehr Landmolkereien auf den Trinkmilchmarkt, verschleuderten geradezu ihre Milch, nur um sie irgendwie noch abzusetzen. Dieses Chaos musste ein Ende haben! Mithilfe des Ermächtigungsparagraphen, so dessen Befürworter wie Bornefeld-Ettmann, könnte man Trinkmilchzonen ausweisen und in diesen Zonen Milcherzeuger und Molkereien zwangsweise zusammenschließen (der Handel war noch so stark organisiert, dass er sich von diesem Paragraphen ausnehmen konnte). Nur innerhalb dieser Zone dürfte dann noch Trinkmilch geliefert werden. Molkereien außerhalb dieser Zone müssten Milch verarbeiten (»Ausgleichsmolkereien«). So hoffte er, könne man den »Außenseitern (…) auf die Finger sehen und sie nach Möglichkeit von der Wirtschaft fernhalten«.[26]

Als der Reichstag am 31. Juli 1930 das Milchgesetz verabschiedete, war die weltweite Agrar- und Wirtschaftskrise auf einem ersten Höhepunkt. Die Weltwirtschaftskrise, die auf den Börsencrash im Oktober 1929 gefolgt war, hatte Wirtschaftsdepression und Massenarbeitslosigkeit zur Folge. 1930 waren die Butterpreise ins Rutschen geraten, rissen die Trinkmilchpreise weiter mit sich. Butterzölle und eine weitere Abschottung der Märkte waren nun Schutzmaßnahmen, die alle Länder ergriffen. Alle, auch die USA, errichteten unter anderem Milchmarktordnungen, begannen Erzeugerpreise zu stützen (New Deal) und die Außengrenzen abzuschotten.

Mit der Krise war im März 1930 in Deutschland die Koalition der bürgerlich-liberalen und sozialdemokratischen Parteien zerbrochen. Das Ende der Weimarer Republik war erreicht. Neuwahlen im September brachten einen erdrutschartigen Sieg der Nationalsozialisten. Die Präsidialregierung unter dem Zentrumspolitiker Brüning vertiefte mit ihrer Sparpolitik die aufgerissenen sozialen Gräben. Immer tiefer wurde über Notprogramme auch in die Milchwirtschaft eingegriffen. Als Brüning im Mai 1932 zurücktreten musste, war die Industrieproduktion Deutschlands um die Hälfte gefallen und jeder dritte Arbeitnehmer hatte seine Arbeit verloren. Der Boden war bereitet für die Machtübernahme durch die Nationalsozialisten am 30. Januar 1933.

Durchsetzung der Modernisierung als Teil der NS-Wirtschafts- und Konsumpolitik
Ausgehend vom Ermächtigungsparagraphen und auf der Basis des Milchgesetzes und seiner am 15. Mai 1933 verabschiedeten Ausführungsverordnung errichteten die Nationalsozialisten relativ zügig eine neue Ordnung des Milchmarktes.[27] Sie setzten für ihre Zwecke der Mangelbeseitigung und Konsumlenkung (auch als Teil der Autarkiepolitik und Kriegsvorbereitung) sowie für ihre Vision eines »sozialen Volksstaates« die Modernisierung der Milchwirtschaft durch.

Mit dem Versprechen an die Bauern, sie aus den Zwängen der kapitalistischen Marktwirtschaft herauszunehmen und ihnen endlich einen »gerechten Preis« zu zahlen, waren alle Interessenverbände aufgelöst beziehungsweise in den Reichsnährstand eingegliedert, gleichgeschaltet und dem Führerprinzip unterstellt worden. Auf den Reißbrettern der Milchhauptvereinigung des Reichsnährstandes entstand nun eine neue, durchrationalisierte Milchwirtschaft:

Vollzogen wurde vorneweg und mit aller Härte eine klare Arbeitsteilung. Der Bauer (eigentlich: die Bäuerin) sollte kein Händler sein! Ab 1933 mussten alle Höfe an eine Molkerei oder Sammelstelle liefern (»Andienungspflicht«). Gab es keine oder nicht ausreichend Molkereien, wurden diese vor allem in den noch wenig »erschlossenen« Gebieten Süddeutschlands und der Mittelgebirge neu geschaffen. Das führte bis 1938 zu einer Verdoppelung der Molkereigenossenschaften. Was vor 1933 teilweise offen von wissenschaftlicher Seite her gefordert worden war, nämlich eine Schließung »unrationeller Betriebe«, konnte nun autoritär durchgesetzt werden. Ein Drittel der Molkereibetriebe, vorrangig die kleineren Privatmolkereien (!), wurden geschlossen, auch der Handel »berufsbereinigt«. Für die Trinkmilch wurden feste Einzugs- und Liefergebiete festgelegt, Ausgleichsmolkereien geschaffen und die Funktion der Dauermilcherzeuger (Kondensmilch- und Milchpulverhersteller) definiert. Und so bekamen alle am Milchmarkt Beteiligten schlussendlich einen festen Platz zugewiesen.

Mit großer Geschwindigkeit wurden alle weiteren im Milchgesetz angelegten Maßnahmen zur Rationalisierung von Verarbeitung und Absatz umgesetzt – Hitlers Faszination für die Durchrationalisierung aller Lebensbereiche ist ja bekannt.[28] So wurde die Einhaltung der Hygienevorschriften für den Handel mit Milch kontrolliert; was den Bäuerinnen oft genug den Marktzugang erschwerte (noch nicht kontrolliert werden konnten hingegen die in der Ausführungsverordnung enthaltenen zahlreichen Gebote und Verbote zum Schutz der menschlichen Gesundheit – unter anderem das Verbot des Einsatzes von Arzneimittel und schädlicher Futtermittel).

Da die Erzeugerpreise fixiert worden waren, mussten nun auch die Qualitäten vereinheitlicht werden. Die Standardisierung von Butter und Käse beendete 1934 das »bunte Durcheinander«. Nun gab es nur noch fünf Sorten: Markenbutter, Feine Molkereibutter, Molkereibutter, Landbutter und Kochbutter. Butter durfte nur noch verpackt und gekennzeichnet in den Handel kommen und selbst die auf den Höfen erzeugte »Landbutter« durfte nur noch dann verkauft werden, wenn sie eine bestimmte Punktzahl bei der amtlichen Prüfung erhalten hatte. Bereits Ende 1934 wurde den Höfen – das war ein Teil des »Fettplans« – das Buttern verboten und Verbraucher erhielten die rationierte Butter nur noch auf Bezugsschein.[29]

Hatte die Vertreterin der Sozialdemokraten bei den Beratungen zum Milchgesetz 1930 noch bemängelt, dass die Einführung von drei Güteklassen bei Milch (Vorzugs-, Marken-, Marktmilch) Klassencharakter habe – nun stand der von ihr geforderten »Einheitsmilch« nichts mehr im Wege.[30] Die Trinkmilch wurde nach Fettgehalt normiert sowie auf Reinheit, Keimgehalt und Geschmack geprüft. Marken- und Vorzugsmilch blieben jedoch erhalten.

Wie in anderen Bereichen auch, so fühlten sich in der Milchwirtschaft viele ermächtigt, endlich das zu tun, was sie vorher schon gerne gemacht hätten. Der Milchwirtschaftsverband Niedersachsen preschte bereits im März 1934 vor und sprach auf der Basis des §12 des Milchgesetzes einen Pasteurisierungszwang für alle Milch aus, die nicht aus tierärztlich kontrollierten Beständen kam. Hatte die Andienungspflicht schon die Erzeuger aufgebracht, so regte sich nun zusätzlich der Widerstand der Verbraucher. Kuhwarme Milch war gerade in den ländlichen Gebieten, aber auch in vielen Städten immer noch ein Qualitätsmerkmal für Frische und wurde entsprechend gut nachgefragt und auch bezahlt.

So perfekt die Pläne schienen, die Wirklichkeit sah teilweise anders aus: Gerade die Belieferung des Ruhrgebietes stellte die nationalsozialistische Planwirtschaft vor besondere Probleme. »Es mussten kleinbäuerliche Selbstvermarkter auf den Märkten belassen werden, da sonst zu viele »selbstständig wirtschaftende Existenzen« vernichtet worden wären, gab Dr. Wilhelm Golte 1937 auf dem in Berlin abgehaltenen Weltmilchkongress zu bedenken.[31]

Dennoch war der Plan aufgegangen: 1943 wurden bereits 78 Prozent der Milchmenge von Molkereien erfasst, 1932 waren es erst 39 Prozent gewesen.³² Mit Kriegseintritt wurde den Bauern das Buttern selbst für den Eigenbedarf verboten. Der Zugriff der Nationalsozialisten auf die Ressourcen der besetzten Länder und der Import von Futtergetreide und Fett aus diesen Gebieten vermied für die deutsche Bevölkerung eine mit dem Ersten Weltkrieg vergleichbare Hungerkatastrophe und erlaubte eine, wenngleich bescheidene Aufrechterhaltung der Versorgung mit Milch, Butter und Käse während des Zweiten Weltkriegs.

Großer Nahrungsmangel prägte dennoch die ersten Nachkriegsjahre. Frische Milch, Butter oder gar Käse waren aus den schwer kriegsgeschädigten Städten verschwunden. Carepakete der Alliierten versorgten die Bevölkerung mit Trocken- und Dosenmilch und einfacher Margarine. 1948 wurde der Reichsnährstand zwar formell aufgehoben, dennoch blieb den Bauern das Buttern durch das nachfolgende Nothilfegesetz der Westzone verboten. Fett als Kalorien- und Energieträger blieb Mangelware. Erst langsam, mithilfe des Marshallplans, der Währungsreform, der Gründung der Bundesrepublik Deutschland (August 1949) und der Abschaffung der Zwangsbewirtschaftung des Milchmarktes ein Jahr später, begann auch für die Milch eine neue Zeit. Noch bis in die 1970er-Jahre hinein aber bleibt »die gute Butter« ein Synonym für Wohlstand und den Stolz, sich endlich »was leisten zu können«.

Das »weiße Erdöl« – Milch wird Massenware

Der »Take off« zum Massenmarkt

Die neue Zeit der Milch fing mit einer Debatte an: Wie viel Demokratie verträgt der Milchmarkt?³³ Wie viel »Freiheit« darf der leicht verderblichen Milch zugemutet werden? Wird ein »zügelloser Wettbewerb« die mühsam erreichte Qualität der Markenbutter gefährden? In den Debatten des jungen Deutschen Bundestages zum Thema Milch ging es schon bald hoch her.³⁴ Denn die Regelungen der nationalsozialistischen Milchmarktordnung waren durch Länderanordnungen erhalten geblieben, bis am 28. Februar 1951 das neue Milch- und Fettgesetz in Kraft treten konnte. Allen Bekenntnissen zu Marktwirtschaft und freiem Wettbewerb zum Trotz: Die starren Regelungen blieben und waren auch mit diesem neuen Gesetz lediglich in ein neues Recht gekleidet worden. Erhalten blieben die gebietsweisen Zwangszusammenschlüsse und Lieferbeziehungen zwischen Milcherzeugern, Molkereien und Händlern (§ 7) sowie die Lieferpflicht der Erzeuger in Kombination mit der Festlegung der Molkerei-Einzugsgebiete, das Verbot der Selbstvermarktung (Kontrahierungszwang, § 1) sowie der Pasteurisierungszwang (§ 12). Die Trinkmilch erhielt festgelegte Höchstpreise und die Händler wurden an bestimmte Molkereien gebunden. Zum Außenschutz gab es weiterhin Buttereinfuhrstellen und Lagerhaltungseinrichtungen.

Das Fehlen jeder Form von Wettbewerb wurde von Anfang an stark kritisiert und der Deutsche Gewerkschaftsbund bemängelte, dass die Interessen der Verbraucher vergessen worden seien, zumal sie kaum in den Ausschüssen vertreten wären.[35] Der Verband der Deutschen Milchwirtschaft und der Deutsche Bauernverband hingegen (als Folge des Reichsnährstandes gab es jetzt nur noch wenige Verbände) verteidigten das Gesetz mit dem Hinweis, es würde sonst wieder zu den bekannten Qualitätsmängeln und Absatzeinbußen auf den Trinkmilchmärkten kommen.[36] 1952 wurde das Milch- und Fettgesetz erneut verabschiedet. 1956 bestätigte das Bundesverfassungsgericht die Rechtmäßigkeit der fehlenden Vertragsfreiheit mit dem Argument der Versorgungssicherheit der Bevölkerung. Erst 1960 kam das gleiche Gericht zur Ansicht, der Zwangscharakter des Gesetzes sei mit dem Grundgesetz nicht zu vereinbaren. Doch da stand auch schon eine neue Rechtsordnung – die Europäische Milchmarktordnung – vor der Tür.

Die Milchbauern und Bäuerinnen waren auch selbst in dieser Frage gespalten. Einerseits wollten sie klare Marktbeziehungen (keine Rückkehr zum »alten Chaos«), andererseits ihre Freiheit wieder erhalten.

Den Reichsnährstand überlebt hatten die regionalen Traditionen: Im milchreichsten Bundesland Bayern verarbeiteten die Bäuerinnen 1954 noch rund 15 Prozent der erzeugten Milch zu Butter, und die Bremer Verbraucherschaft nahm wieder ihre Gewohnheit auf, die Milch »roh« zu verzehren (15 Prozent der verkauften Trinkmilch), während in Schleswig-Holstein 86 Prozent der Milch an die Molkereien abgeliefert wurde. Widerstand gegen das Vermarktungsverbot kam daher vor allem aus Bayern. Ganze Dörfer widersetzten sich der Andienungspflicht und waren zur gewohnten Direktvermarktung übergegangen. Ähnliches wurde aus Hessen berichtet. Prozesse wurden geführt, Appelle vom Bauernverband an die Moral und Disziplin der Mitglieder ausgegeben, auf den lokalen Versammlungen der Molkereigenossenschaften kräftig Stimmung gegen die »Außenseiter« gemacht. Diffamierungen und Streit in den Dörfern folgten.[37]

Trotz Selbstvermarktungsverbot wurden zu Beginn der 1950er-Jahre wieder zehn Prozent der insgesamt erzeugten Milch von Bauern und Bäuerinnen selbst vermarktet, weitere 22 Prozent verbrauchten die Höfe selbst. Tendenz steigend. Doch die erzeugte Milchmenge stieg auf den Höfen (plus 50 Prozent zwischen 1949/50 und 1967/68). Bald schon war sie kaum noch anders als über die Molkerei zu verkaufen. In dem Maße wie die zahlreichen Ein- bis Drei-Kuh-Betriebe ihre Hoftore schlossen (von 1949 bis 1967/68 gab fast jeder zweite Betrieb die Milchviehhaltung auf), reduzierte sich der Anteil der auf den Höfen selbst verbrauchten Milch auf 13 Prozent der Gesamtmilch (1967/68). 82 Prozent der 22 Millionen Tonnen Milch gingen

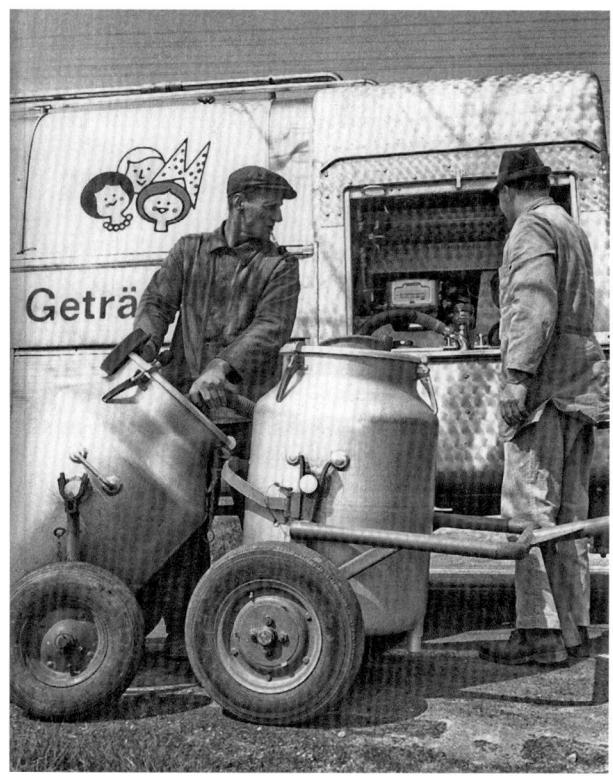

2 Zwei Milchbauern haben ihre großen Milchkannen zur Straße gebracht. Jetzt pumpt der Milchsammelwagen die Milch ab und sie kontrollieren nur noch die Ergebnisse der Durchflusspumpe. Das Milchgeld wird dann am Ende des Monats auf das Konto des Betriebes überwiesen.

jetzt an die Molkerei (Abbildung 2). Der Staat hatte diesen Prozess kräftig unterstützt. Ab 1957 gab es aus dem Fördermitteltopf des »Grünen Plans« einen Zuschuss zum Milchauszahlungspreis in Höhe von vier Pfennig pro Liter, wenn die Milch Güteklasse 1 oder 2 bei der Qualitätsbezahlung durch die Molkerei erreichte. Für viele Bauern war das ein Anreiz, mehr Milch an die Molkerei zu geben als zuvor. Die Bäuerinnen verloren eine eigenständige Einnahmequelle und die auf den Höfen erzeugte Milch wurde nun endgültig zur »Rohmilch« und zum Rohstoff der sie verarbeitenden Molkereien.

Wachsen oder Weichen

Bereits Mitte der 1950er-Jahre begannen die Vorbereitungen auf die Integration der deutschen Milchwirtschaft in den kommenden europäischen Milchmarkt. Da die Arbeitsteilung zwischen Erzeugung und Verarbeitung endgültig durchgesetzt war, ging es jetzt darum, die Kosten der Milcherzeugung selbst zu senken, um sie wettbewerbsfähig zu machen. Gutachten der Bundesanstalt für Milchforschung in Kiel (früher: Preußische Versuchs- und Forschungsanstalt für Milchwirtschaft) hatten sich bereits seit 1949 für diesen Weg klar ausgesprochen.[38]

Der ab 1968 sich öffnende, gemeinsame europäische Agrarmarkt war eines der wichtigsten Projekte der 1957 mit den Römischen Verträgen konstituierten Europäischen Wirtschaftsgemeinschaft (EWG). Die USA hatten ihren Kriegsverbündeten nicht nur die Schulden erlassen und mit dem Marshallplan Wiederaufbauhilfe geleistet. Sie erwarteten ihrerseits den Abbau der in den 1930er-Jahren errichteten Schutzzollsysteme, wirtschaftliche Zusammenarbeit der Europäer sowie den Bezug von US-Waren, insbesondere US-Futtermittel. So war die Europäische Wirtschaftsgemeinschaft (EWG) – neben der Montanunion und der europäischen Zahlungsunion (EZU) – das große Integrationsprojekt der vom Krieg erschöpften Staaten, eine Hoffnung auf Frieden. Aus Sicht der USA war ein prosperierendes Westeuropa zugleich ein Bollwerk gegen den Sozialismus im Osten (»containment«).

In diesen bis 1973 reichenden sogenannten »Goldenen Jahren« Europas, den Jahren des »Wirtschaftswunders«, der steigenden Löhne und Einkommen und der beginnenden Konsumgesellschaft, wurde der Landwirtschaft nicht nur eine dienende Rolle zugewiesen (»Versorgung der Verbraucher zu angemessenen Preisen«), sondern ihr wurden von Seiten der Politik zugleich auch Versprechungen gemacht (»Förderung ihrer Produktivität, damit der landwirtschaftlichen Bevölkerung eine angemessene Lebenshaltung gewährleistet werden kann« – Artikel 39 EWG-Vertrag). Speziell in Deutschland bekam sie zunächst noch die Rolle, überzählige Arbeitskräfte aufzufangen. Doch schon bald wurde sie zu Quelle von Arbeitskräften für die schnell wachsende Industrie und das Dienstleistungsgewerbe.[39]

Für die Milch kam der Wandel mit dem Diesel und dem Strom, den neuen unendlich scheinenden Energiequellen. Fördermittel aus dem Grünen Plan unterstützten die Elektrifizierung der Kuhställe (Melkmaschinen, Kühltanks, Kühlaggregate) und der ländlichen Haushalte. Traktoren hielten Einzug und die Kühe wurden als Arbeitstiere ebensowenig noch gebraucht wie Ochsen und Pferde. Mit reichlich staatlichen Mitteln wurden die Felder und Wiesen auf den neuen Maschineneinsatz vorbereitet: Felder zusammengelegt, Wege neu gebaut, Gewässer begradigt und Höfe aus engen Dorflagen ausgesiedelt. Allein in diesen ersten Jahren verfünffachte sich die Verwendung von Sojaschrot bei der Rinderfütterung. Der neue Energiefluss machte alle Betriebsmittel einfacher verfügbar, da sie nun zugekauft werden konnten: Mineralstickstoffdünger, Importe eiweißreicher Futtermittel (zollfrei importiert als Teil der Abmachung mit den USA) und die ebenfalls erdölbasierte Chemie lieferte künstliche Aminosäuren, um das Sojaschrot als Futtermittel aufzuwerten. Der neue Energiefluss ersetzte vor allem menschliche Arbeitskraft, denn diese fehlte zunehmend mehr auf den Höfen: Von 1950 bis 1970 verließen 2,7 Millionen vollbeschäftigte Familienarbeitskräfte und über 600 000 Lohnarbeitskräfte die Landwirtschaft. Etwa zwei Drittel aller landwirtschaftlichen Erwerbspersonen wech-

> **ABER WER MILKT DIE KÜHE?**[40]
>
> Das Melken ist eine schwere und zeitraubende Tätigkeit. Viele Versuche der Ingenieure hatte es gegeben, um mit der Hilfe einer Maschine aus den Zitzen die Milch strömen zu lassen. Doch die Zitzen der Kuheuter sind auf das Saugen des Kalbes eingestellt. Nur die Hand des melkenden Menschen war seit Tausenden von Jahren in der Lage, so komplexe Bewegungen wie das rhythmisch unterbrochene Saugen des Kalbes nachzuahmen. Um die Jahrhundertwende entwickelten unter anderem Miele, Westfalia und Alfa-Laval neue Melkmaschinen mit Zweiraumbecher und einem Pulsator, der das Saugen des Kalbes imitieren konnte. Ab den 1920er-Jahren stand die Technik bereit. Jetzt, Ende der 1950er-Jahre, als den Betrieben die Arbeitskräfte zu fehlen begannen, als Knechte, Mägde, Tagelöhner und auch viele Familienmitglieder die Arbeit in der Fabrik oder im Büro den Stallarbeiten vorzuziehen begonnen hatten (Abwanderung war erwünscht gewesen), jetzt endlich hielt die Melkmaschine in den Kuhställen Einzug. 1973 wurden nur noch 15 Prozent der Kühe von Hand gemolken.

selten den Beruf (durch Hofaufgabe oder Wechsel in den Nebenerwerb) beziehungsweise schieden aus dem Erwerbsleben aus. Die Höfe wurden mehr und mehr zu Einmann- beziehungsweise Einfraubetrieben. Ohne Maschinen, Diesel und Strom ging nun gar nichts mehr.

Staatliches Geld gab es auch für alle, die ihre Herde vergrößern wollten. Geld gab es aber auch für diejenigen, die ihre Kühe abschaffen und die Höfe aufgeben wollten (mussten). Bis 1967/68 waren drei Viertel aller Betriebe, die nicht mehr als drei Kühe hielten, aus der Produktion ausgeschieden, und die Zahl derjenigen Betriebe, die mehr als 21 Kühe melkten, hatte sich verdreifacht. Nur etwas mehr als die Hälfte der nach dem Krieg noch wirtschaftenden 1,542 Millionen westdeutschen Milchviehbetriebe war jetzt noch am Melken. Und die Milch floss reichlich: 1968 waren es bereits 3771 Kilogramm Milch pro Kuh und Jahr und damit 1298 Kilogramm mehr als noch vor dem Krieg. Die Tuberkulose war, nachdem man sich endlich zu einem effektiveren Verfahren als vor dem Krieg entschieden hatte, praktisch ab 1960 schon getilgt.

Von der Weide in den Stall

Der Eintritt der Milchbetriebe in den europäischen Milchmarkt zwischen 1968 und 1970 (Öffnung der Trinkmilchmärkte) hatte einen Sturz der Erzeugerpreise ausgelöst.[41] Wer von den Milcherzeugern weiterhin ein Haupteinkommen über die Milch erzielen wollte, musste nun die Erzeugungskosten senken, musste rationalisieren und dazuinvestieren. Schon lange gab es keinen Zuschuss mehr zum Milchgeld. Dieses Gießkannenprinzip war schnell politisch verurteilt worden. Die Mittel kamen nun sowohl aus dem europäischen Topf (Europäischer Ausgleichs- und Garantiefond – EAGLF) wie aus dem nationalen (Gemeinschaftsaufgabe Agrarstruktur und Küstenschutz – GAK). Neben Hilfen zum Ausstieg wurden die Investitionshilfen nur noch gezielt den von der Beratung als »zukunftsfähig« eingestuften »Wachstumsbetrieben« gegeben (Einzelbetriebliches Förderprogramm EFP). 60 Prozent der Investitionskosten übernahm der Staat.

Nun wurden die Kuhherden weiter aufgestockt, neue sogenannte Laufställe gebaut, in denen sich die Kühe frei bewegen, dafür aber in der Regel auf ihre Hörner und oftmals auch auf den traditionellen Liegekomfort aus Stroheinstreu verzichten mussten. Da dort kein Mist mehr anfiel, sondern Gülle (ein strohloses Gemenge aus Urin und Kot), musste in deren Lagerung und Ausbringung aufs Feld investiert werden. Statt der Eimermelkanlagen kamen Rohrmelkanlagen, die die Milch direkt in die immer größeren und gekühlten Milchtanks der Höfe absaugten. Bald darauf kam nicht mehr die Bäuerin mit dem Melkgeschirr zu den Kühen in den Stall, sondern die Kühe gingen zu ihr in den Melkstand.

Neue Maissorten wurden gezüchtet, die in der Lage waren, selbst in den nördlichen und kühleren Lagen reichlich Blatt- und Kornmasse auf die Waage zu bringen. Vorbei waren die Zeiten des Klee- und Luzerneanbaus, der Runkelrüben und des Sommerweizens. Die Mais-Hochleistungssorten brauchte man außerdem nicht mehr zu hacken. Das Unkraut wurde weggespritzt. Nicht mehr nur der Maiskolben, jetzt wird die ganze Pflanze geerntet, klein gehäckselt und ähnlich dem Sauerkraut mit Milchsäurebakterien zur Silage vergoren. Da der Grasschnitt auch vergoren werden kann, wurde das Einbringen des Winterfutters unabhängiger von den Sonnentagen, an denen früher das Heu so aufwändig und risikoreich gewonnen werden musste. Die vollmechanisierte »Futterkette«, das heißt eine Mechanisierung von Aussaat über Ernte, Silieren bis hin zur Entnahme der Silage, erleichterte die Arbeit.

Im Stall stieg das durchschnittliche Leistungsniveau weiter kräftig an: von 3771 Kilogramm Milch pro Kuh und Jahr (1968) auf 4824 Kilogramm (1983) bis 5600 Kilogramm zum Ende der 1980er-Jahre hin. Die erzeugte Milchmenge stieg allein in Deutschland von 21,1 Millionen Kilogramm auf 26,1 Millionen an, 30 Prozent mehr als das, was der Markt aufnehmen konnte. Diese Leistungssteigerung ist, neben verbesserter Melktechnik und Fütterung, vor allem ein Ergebnis der Zucht. Bereits Ende der 1960er-Jahre hatte man begonnen, die genetisch um circa 1000 Kilogramm Milch überlegenen Holstein-Friesian-Bullen aus den USA in die deutsche Schwarzbuntzucht einzukreuzen. Die künstliche Besamung der Kühe (1990 wurden bereits 94 Prozent aller Kühe künstlich besamt und jährlich über 12000

Embryonentransfers durchgeführt) ermöglichte es mit dem Sperma weniger Superbullen Tausende von Kühen befruchten zu lassen.[42] Groß blieben jedoch weiterhin die regionalen wie rassebedingten Leistungsunterschiede. So gab eine niedersächsische Schwarzbunte Kuh 1990 durchschnittlich 6956 Kilogramm Milch und damit zwischen 600 bis 700 Kilogramm mehr als ihre bayerische Fleckviehkollegin.

Solche Milchleistungen, das rechneten die Betriebswirtschaftler den Bauern jetzt vor, könne man nicht mehr über die Weide erzielen. Soviel Gras könne eine Kuh gar nicht fressen. Auch sei ihre Futteraufnahme auf der Weide zu »unkontrollierbar« und das dazu notwendige Weidemanagement zu kompliziert. Besser sei es, so die Beratungskonzepte dieser Jahre, die Kühe im Stall zu lassen, ihnen täglich die Gras- und Maissilage auf den Futtertisch vorzulegen und die Milch aus dem hoch konzentrierten und eiweißreichen Kraftfutter (Soja und Getreide) zu »ermelken«.

Der Kraftfutterpreis war günstig in diesen Boomjahren der Milch: Zum Erlös eines Kilogramms Milch konnte man Mitte der 1970er-Jahre rund 1,4 Kilogramm Milchleistungsfutter einkaufen. Die Beratung gab daher die Formel aus: In einem Kilogramm Milchviehfutter sei soviel Eiweiß drin, dass es für zwei Kilogramm Milch reiche. Jedem Lehrling wurde eingeschärft, dass »das erbliche Milchleistungsvermögen der Kühe unbedingt mit Kraftfutter auszuschöpfen« sei, sonst würde die Kuh krank werden.[43]

Immer mehr Kraftfutter pro Kuh wurde nun verfüttert, die Anteile an Getreide sanken, und wie schon in den Zeiten der Abmelkbetriebe kamen billige Ersatzstoffe, auch Reste der Ernährungsindustrie (wie zum Beispiel Zitrusfruchtschalen) in den Trog. Waren es 1960 durchschnittlich 300 Kilogramm Kraftfutter pro Kuh und Jahr stieg der Kraftfutteranteil bis 1970 bereits auf 750 Kilogramm und zehn Jahre später verfüttern die intensiv wirtschaftenden Betriebe Norddeutschlands Mengen zwischen 2000 bis 2500 Kilogramm! Ein Luxuskonsum, wie sich später herausstellen wird. Als 1984 die Milchmenge pro Betrieb begrenzt wurde (Milchquote) hatten die Bauern vergeblich versucht, durch weniger Kraftfutter den Milchfluss einzugrenzen.

Damit konnte erstmalig die Milch fast unabhängig davon erzeugt werden, was sie einst hervorgebracht hatte: die in ihrer Artenzusammensetzung vielfältigen Wiesen und Weiden. In der Folge wurde (und wird weiterhin) Grünland umgebrochen, Mais eingesät und das verbleibende Grünland mit hohen Gaben von Mineralstickstoffdünger und Gülle auf die gewünschten Erträge und eine bis zu fünfmalige Schnittnutzung getrimmt. Alle vier bis fünf Jahre wird es umgebrochen und erneut mit Hochleistungs-Grassorten neu eingesät. Das hat die Landschaft verändert und verändert sie heute noch. Viele Pflanzen- und Tierarten, die an eine traditionelle, das heißt auf sparsamem Stickstoffeinsatz beruhende Bewirtschaftung angewiesen sind, finden sich mehr und mehr auf der Roten Liste des Naturschutzes wieder. Seit den 1970/1980er-Jahren ist der Naturschutz zu einer gesellschaftlichen Bewegung geworden. Die Folgen für die Milch und die Kühe zeigen sich nach und nach (siehe Seiten 198–201).

Trinkmilch und Markenbutter auf dem Weg in den Supermarkt

Wie der Milchhändler verschwand und die Milch in die Tüte kam
Hätte es wirklich Alternativen gegeben?[44] Auf dem 6. Weihenstephaner Symposium im April 1961 wurden wieder einmal die aktuellen Probleme des Milchabsatzes diskutiert. Sorge bereitete den anwesenden Milchfachleuten der seit Jahren rückläufige Trinkmilchverbrauch, und das obwohl die Milch alle Defizite aufgeholt hatte, die ihr in den 1930er-Jahren noch angekreidet worden waren: Alles war jetzt modern, weiß und clean. Die Kühe hatten keine Tuberkulose mehr und die Milch wurde gereinigt, gekühlt, kontrolliert und pasteurisiert. Was hatte man bloß übersehen?

Rund ein Fünftel der gesamten Milch, die in den 1950er-Jahren die Molkereien erreichte, wurde als Trinkmilch vermarktet: für die Rentabilität der Molkereien kein unwesentlicher Anteil, wenngleich die Butterproduktion, die weitere 57 Prozent (1954) der Anlieferungsmilch für sich einnahm, noch wichtiger war. Doch nun stagnierte alles. Hatte der Gewerkschaftsvertreter doch Recht gehabt, als er den fehlenden Wettbewerb auf den Trinkmilchmärkten anmahnte?

Im Jahr 1960 gingen 90 Prozent der Trinkmilch über die Milch(fach)geschäfte, und jeder zweite Liter Milch wurde aus den großen, von der Molkerei früh morgens angelieferten Milchkannen in die kleinen Blechmilchkännchen der Hausfrauen oder der zum Einkaufen geschickten Kinder gepumpt.[45] Ein Jahr zuvor erst hatte es die Bundesregierung geschafft, eine Markenmilch (diese »gehobenere«, zusätzlich auf Geschmack, Geruch und Aussehen kontrollierte Milchsorte) gesetzlich wieder zuzulassen.[46] Jahrelang hatte die Milchwirtschaft die Markenmilch aus der Sorge heraus bekämpft, die Normalmilch könne dadurch in Misskredit kommen. Nun war sie endlich da: die braune Milchflasche mit dem goldenen Aludeckel. Sie blieb von Anfang an ein Nischenprodukt, denn im Zuge der veränderten Absatzstrategien der Molkereien sollte sie – zusammen mit den Milchgeschäften und der ebenfalls über diese vertriebenen Vorzugsmilch – im Verlauf der 1970er-Jahre untergehen (Abbildung 3).

1963 wird eine europäische Studie die während des Symposiums aufgekommene Frage ein Stück weit beantworten können: Am Preis liege es nicht, so das damals überraschende Ergebnis der Studie. In ganz Europa würde überall dort viel Milch getrunken, wo die Zustellung der Milch frei

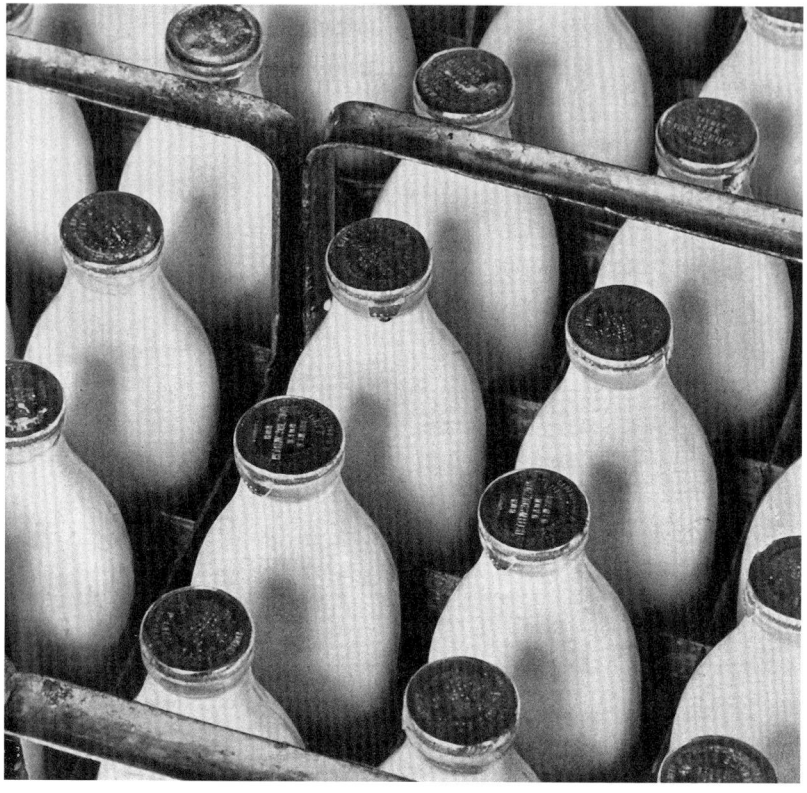

3 Noch in den 1960er-Jahren wurde der Großteil der Milch in Flaschen oder lose vermarktet. Erst in den 1970-ern setzte sich die Milchtüte durch.

Haus (wie in der Schweiz, in Irland, England und in den Niederlanden) gut funktionierte.[47] Daran war in ganz Deutschland aber nicht mehr zu denken. Wer hätte sich schon um die bessere Erreichbarkeit oder Verfügbarkeit der Trinkmilch bemühen sollen? Für die Molkerei war der Trinkmilchmarkt »eingehegt« und »bequem«.[48] Für den Handel boten die starren Preise und Lieferbeziehungen praktisch keinen Spielraum. Weder für einen Lieferservice (1960 wurden immerhin noch 20 Prozent der Milch ans Haus geliefert) noch für einen Qualitätswettbewerb. Nach wie vor bestimmten die Molkereien den Markt.

Das änderte sich jedoch. 1970 mussten durch den Eintritt in den EWG-Milchmarkt die starren Liefer- und Absatzbeziehungen sowie die Preisbindungen auf den Trinkmilchmärkten aufgelöst werden. Zwar hatten die Molkereien es verstanden, durch Fusionen und kartellähnliche Absprachen die »Einhegung« der Trinkmilchmärkte aufrechtzuerhalten. Doch nun drückten Milchüberschüsse auf den Markt. Das Verhältnis zum Handel begann zu kippen.

Ein erstes Zeichen, dass der Handel nun in der stärkeren Position war, zeigte sich bei der Einführung der »verlorenen Packung«, der Milchtüte. Die Molkereien hatten sich dagegen gewehrt. Verbraucher protestierten – jedoch erfolglos.[49] Die stapelbare Tüte war für den Handel bequemer und kostengünstiger; die Molkereien mussten in neue Abfüllanlagen etc. investieren: keine Rücklieferung von Glasflaschen, weniger Lager- und Raumkosten, weniger Personalkosten. Die Entsorgung der Tüte übernimmt die Hausfrau.

Längst hatte sich der Handel mit Milch geändert und dies mit kräftigem Zutun der Molkereien.[50] Ende der 1960er-Jahre hatten die Molkereien begonnen, eigene Frischdienste aufzubauen und über höhere Einstandspreise und Mindestabnahmemengen den Milchläden das Leben schwer zu machen. Sie setzten nun auf ein neues Pferd: den Supermarkt. Nach anfänglicher Ablehnung der Supermärkte durch die Verbraucher, erhöhte sich deren Anteil am Gesamtumsatz der Einzelhandelsbranche recht schnell und betrug 1964 bereits 62 Prozent und 1970 war die Nahversorgung mit Milch über die klassischen Milchhandelsgeschäfte kaum noch gegeben.

Schon tauchten auch die ersten Discount-Läden mit ihrem begrenzten Sortiment und einer ganz neuen, ohne Kühlung haltbaren Trinkmilch auf. 1963 war das Verfahren marktreif geworden. Mithilfe von Dampfinjektion konnte eine bis zu sechs Wochen *ohne Kühlung haltbare*, sogenannte Ultrahocherhitzte UHT- oder H-Milch produziert werden. Ihr Vorteil war: Sie zeigte geschmacklich nicht so stark Änderungen wie die bisherige Sterilmilch. 1968 erhielt sie als eigenständige Milchsorte ihre gesetzliche Anerkennung, 1977 lag ihr Anteil am Trinkmilchmarkt bereits bei 40 Prozent, 1980 ging jeder zweite Liter Trinkmilch als H-Milch an die Verbraucher.[51] Da die Investitionen für diese UHT-Anlagen hoch waren, lohnte der Einstieg nur, wenn große Mengen vermarktet werden konnten. So war die H-Milch von Anfang an eine Ehe mit den Discountern eingegangen.

Doch ihr Preis verfiel. Ihre Haltbarkeit ohne Kühlung war für den Discounter wie für viele Konsumenten günstig, zumal der in den 1970er-Jahren eingesetzte starke Konzentrationsprozess des Einzelhandels nicht mehr für alle Menschen fußläufig eine Versorgung garantierte. Die haltbare Milch bot jetzt Auswege. Gerade auf dem Lande. Dort waren im Verlauf der 1970er-Jahre die Milchsammelstellen, die für viele Verbraucher eine gute Quelle frischer Milch dargestellt hatten, nach und nach geschlossen worden

Bis 1980 sollte der Trinkmilchabsatz von ursprünglich über 100 Liter pro Kopf und Jahr Ende der 1950er-Jahre auf 56 Liter pro Kopf und Jahr sinken. Die Trinkmilch sowie ihre Schwester, die Buttermilch, waren Limonade, Coca-Cola und Mineralwasser hoffnungslos unterlegen.

Markenbutter: Vom Luxusgut zum Sonderangebot

Walter Münster war Molkereimeister in der Molkerei in Lübeck/Schleswig-Holstein.[52] Er war dies mit Leib und Seele, er hatte den ganzen Wandel schmerzhaft mitbekommen. Früher, so erzählte er, hätte jede Molkerei, ähnlich den Bäckereien, »ihre« Butter gemacht. Stadtnahe Molkereien hätten sie täglich frisch an den Fachhandel abgegeben und brauchten weniger auf Haltbarkeit zu achten, umso mehr aber auf das typische Butteraroma. Dieses stellt sich erst nach zehn Tagen ein, da die Butter reift beziehungsweise die Milchsäurebakterien in den verbliebenen Wassertröpfchen der Butter den Restzucker umwandeln. Je stärker die Butter nun gewaschen und geknetet würde, desto weniger Wasser bliebe drin und desto haltbarer würde sie und desto weniger Aromastoffe enthielte sie noch. Doch die Butterverordnung und die starren Preisbindungen hatten jeden Wettbewerb ausgeschlossen, erinnerte sich der Molkereimeister aus Lübeck. Werbung wäre damals nicht möglich gewesen. Zuerst sei die geschmacklich bessere lose Butter aus den Fachgeschäften verschwunden. Dann gab es in den 1970er-Jahren auch schon die ersten Sonderangebote in den neuen Supermärkten. Mit den Supermärkten waren zugleich die neuen Werbestrategien gekommen: Preisnachlässe, Rabatte, den Zeitungen beigelegte Handzettel und Prospekte.

Mit dem scharfen Blick des Flüchtlingskindes erlebte auch Peter Kurzeck diesen Konsumwandel auf dem Lande. Er sah, wie die kleinen Läden bei seinem Heimatdorf Staufenberg bei Gießen verschwanden und die neu gebauten Schnellstraßen die Leute mit dem Auto in die großen neuen Verbrauchermärkte brachten. Peter Kurzeck erinnert sich:

> »*Ich weiß noch wie es war, als plötzlich die Butter (…), die in Deutschland immer mehr oder weniger einen festen Preis hatte seit dem Kriegsende, diese Butter mit dem Bundesadler drauf (…). Es gab zwei Sorten, nämlich einmal die im Pergamentpapier, das war die gängige, billigere, frische deutsche Markenbutter und dann noch mal eine, die in einem Silber- oder Goldpapier eingepackt war. Man wusste nicht genau warum sie besser war aber sie musste besser sein, sonst wär' sie ja nicht in Gold- oder Silberpapier eingewickelt. Und plötzlich gab es in diesen Supermärkten dann die Butter 39 Pfennige billiger. Das war eigentlich unglaublich. Die Leute konnten es nicht fassen, fuhren hin kauften Butter. Auf dem Heimweg schon dachten sie, man hätte viel mehr Butter kaufen müssen, niemals jemals wieder wird die Butter wieder so billig werden.*«[53]

Damit es sich lohnte, mussten die Staufenberger nicht nur große Mengen kaufen, sondern auch Tiefkühltruhen, gegen deren Vorräte man ständig anessen musste, auch um Platz zu haben für das Einlagern neuer günstiger

Sonderangebote. Und so begann ein Kreislauf von Einkaufen, Einlagern, Essen und anschließendem Kampf gegen das Übergewicht, dem man mit Diäten und Joggen versuchte beizukommen.

Dass die Staufenberger die Unterschiede zwischen den drei Sorten Markenbutter nicht mehr so genau kannten, kam nicht von ungefähr und hing mit dem größeren Kreislauf der Butter auf Molkereiebene zusammen. An diesen kann sich Walter Münster noch gut erinnern: »Die EWG-Marktordnung, wie zuvor schon die deutsche Marktordnung, brachte es mit sich, dass die Molkereien sich um den Butterabsatz eigentlich nicht zu kümmern brauchten. Was zuviel erzeugt wurde, konnte in die staatlichen Kühlhäuser gebracht werden.«[54]

Der Staat kaufte diese Butter zu festgelegten Interventionspreisen auf. Anfangs hätte man die Kühllager noch zum Frühjahr hin geräumt, damit sie die Butter aus der überschüssigen Milch des Sommers aufnehmen könnten. Doch schon ab 1968 gab es durch die Leistungssteigerungen der Betriebe bereits während der Wintermonate zuviel Milch und damit Butter. »Diese Überschüsse wurden immer erdrückender,« berichtet Münster, »das brachte vor allem organisatorische Probleme. Schließlich konnte man einmal eingelagerte Butter nicht bis in alle Ewigkeit liegen lassen. Sie musste nach einigen Monaten wieder ausgelagert werden. Aber wenn sie dann auf dem Markt kam, musste dafür umso mehr frische Butter wieder eingelagert werden.«[55]

Ansätze während der 1960er-Jahre, ähnlich der Markenmilch auch eine Markenbutter höherer Qualität zu schaffen, um den Butterabsatz zu steigern, waren schnell fallengelassen worden. Stattdessen machte man mit jeder Neufassung der Butterverordnung durch höhere Mindestfettgehalte (was höhere Grade an Auswaschung und Kneten bedeutete) die Markenbutter der Lagerbutter immer ähnlicher, spricht haltbarer. Vor 30 Jahren wäre so eine Markenbutter bei der Butterprüfung abqualifiziert worden, meint Walter Münster, doch so konnte man die Markenbutter auch nach einem halben Jahr Kühlraumlagerung als »frisch« verkaufen und kein Verbraucher merkte den Unterschied. Wen wundert es also, dass die Verpackungsunterschiede ebenfalls kaum noch eine Rolle für die Kaufentscheidung spielten?

Vielleicht aber merkten die Verbraucher doch den Unterschied? Der Butterverbrauch nahm in dem Moment ab, als aus dem einstigen Luxusgut ein für alle erschwingliches Massenprodukt geworden war. Der Verbrauch pro Kopf war von 8,6 Kilogramm pro Kopf und Jahr im Jahr 1966/67 auf 6,6 Kilogramm im Jahr 1975/76 gesunken. Jetzt lag die Margarine mit 8,6 Kilogramm vorn.

Anfang der 1970er-Jahre suchte die Universität Bonn nach den Gründen und befragte die Verbraucher: »Würden Sie mehr Butter kaufen, wenn diese 25 Pfennig billiger würde?«[56] 87 Prozent der Befragten meinten: Nein. Der Preis sei nicht so wichtig. Fast die Hälfte der Befragten nahm ohnehin nur Margarine aufs Brot und zum Backen. Nur noch die älteren Hausfrauen meinten, sie würden stärker zur Butter greifen, denn sie würden den Buttergeschmack dem der Margarine vorziehen. Die jüngeren bevorzugten inzwischen die Margarine aus gesundheitlichen Gründen. Und sie schätzten die im Gegensatz zur Butter bessere Streichfähigkeit der Margarine. Aber alle waren sich einig: Die Butter mache dick und habe Cholesterin. Nur wenn Besuch kam, dann kam die »gute« Butter selbstverständlich auf den Tisch.

Jederzeit und bequem aus dem Kühlschrank
In diesen 1970er-Jahren wurde der Kühlschrank endgültig zum Herzstück der Küche (Abbildung 4).[57] Er begann die alte Vorratskammer abzulösen und schließlich entließ er auch den Herd aus seiner Funktion. Jetzt hatte er auch die Haushalte der Arbeiter und Rentner erreicht, und 61 Prozent aller Haushalte verfügten nun über einen Kühlschrank – 1955 hatten sich dies nur fünf Prozent und auch nur die einkommensstarken Haushalte leisten können.

Der Kühlschrank, das Tiefkühlfach und die Tiefkühltruhe, sie standen für neuen Wohlstand und eine moderne Lebensweise. Vorbei die Zeiten des mühevollen Einkochens, der Überwachung der Kellervorräte, denen immer nur das entnommen wurde, was sich nicht mehr lange halten würde. Der Kühlschrank (zusammen mit der Waschmaschine) – das war das Versprechen auf ein neues Leben der Frauen: Berufstätigkeit statt Einkaufen und Kochen. Einkaufen auf Vorrat und mit dem Auto.

Der Kühlschrank brachte Glücksgefühle. Eine Frau aus Westfalen erzählte 1957: »… immer ging man an dem Kühlschrank dran vorbei, hat drüber gestrichen und macht ihn auf. Und das glänzte und die Butter lag drin und die Wurst, noch so, wie man sie vorgestern gekauft hat. Wissen Sie, ich denke, man hat in der schweren Zeit so viele Glücksgefühle, ich würde sagen, unwiederbringlich.«[58]

Die Nationalsozialisten hatten bereits damit begonnen, einen Volkskühlschrank (analog zum Volkswagen und Volksempfänger) zu planen, um mit seiner Hilfe, als notwendiges Pendant zur Autarkiepolitik, den privaten »Kampf gegen Verderb« und einen »sparsamen Umgang mit Lebensmitteln« voranzutreiben. Doch im Gegensatz zu den USA, wo jeder zweite Haushalt bereits einen elektrischen Kühlschrank besaß, war es in Deutschland 1937/38 gerade mal ein Prozent der Haushalte gewesen.

Als dann in den 1970/1980er-Jahren die Einbauküche Standard wurde, verschwand der Kühlschrank als Möbelstück. Bequem auf Augenhöhe war er nun integriert wie später der Backofen. Alles war jetzt aus Resopal, weiß

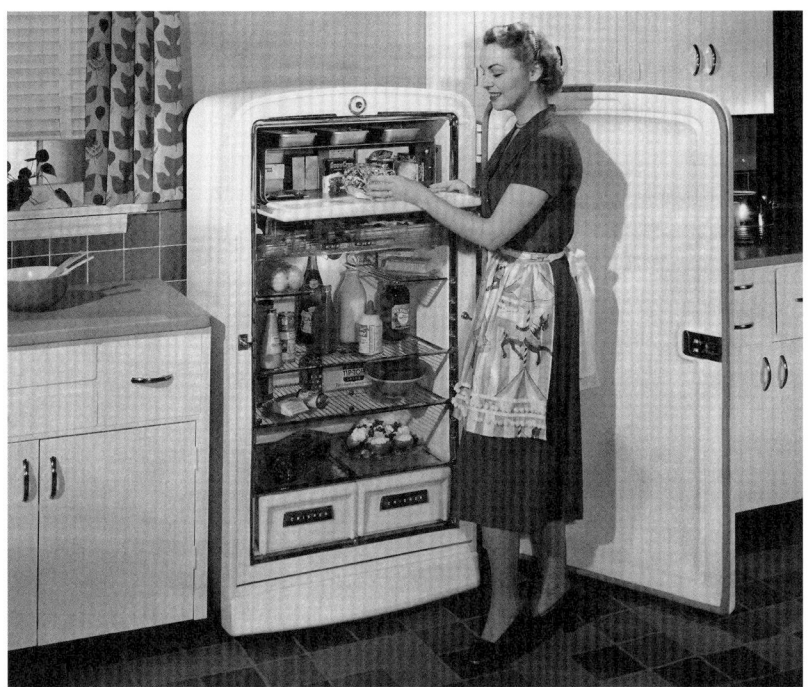

4 Noch bis weit in die 1980er-Jahre ist in vielen Küchen der Kühlschrank mit seinem aufgesetzten Gefrierfach ein großes Möbelstück. Dann verschwindet er in den Einbauküchen. Zu Beginn des 21. Jahrhunderts erlebt er wieder als Schmuckstück der Küche eine Renaissance.

und leicht zu reinigen. Bald darauf folgten Tiefkühlkost und Mikrowelle. Sie begannen sogar das Kochen zu ersetzen. Nichts, aber auch gar nichts mehr erinnerte an die alte Küche, in der die Hausfrau mithilfe von Feuer die Natur in Nahrung transformierte.

Die Milch, die Kühlschränke der Haushalte und die endlos langen Kühltheken in den Super- und Verbrauchermärkten gingen eine enge Verbindung ein. Convenience ist jetzt gefragt. Kein Puddingkochen und Milchreisquellen-Lassen, nur noch ein Griff in den Kühlschrank, das Aufreißen der Packung – und fertig.

Der Rückgang der Trinkmilch korrespondiert mit dem Vorrücken der neuen Milchfrischprodukte: zunächst die Sahne, dann die Früchtejoghurts, Fertigpuddings und andere Desserts, die Quarkzubereitungen, die Milchmischgetränke und der Frischkäse. Ihr Aufstieg in der täglichen Kost wäre ohne die Kühltechnik nicht möglich gewesen. Und mit ihrem Aufstieg verbunden sind die Plastikverpackungen, die Becher und Schüsselchen, die Joghurtgläschen und Tetrapak-Tüten: Der ganze Müll ist die Schattenseite des neuen Schlaraffenlandes.

**UNSICHTBAR WEITE WEGE
DER MILCHPRODUKTE**

Stephanie Böge[59] ist den Wegen eines in Süddeutschland hergestellten Früchtejoghurts nachgegangen: Rohbakterien kommen aus Niebüll/Schleswig-Holstein; der Zucker aus der Region; die Erdbeeren werden in Polen gepflückt und in Aachen verarbeitet, das Gläschen in Bayern hergestellt (die für das Glas notwendigen Zutaten kommen von weit her), die Milch kommt aus der Umgebung der Molkerei (noch), das Etikett liefert eine Firma aus Bayern, die das Papier allerdings aus Norddeutschland bezieht, der Etikettenleim kommt aus Belgien, der Aludeckel wird aus Bauxit und Rohaluminium im Rheinland hergestellt. Für den überregionalen Transport werden die Joghurtgläschen verpackt: Pappkisten, Zwischenlagen, Kunststofffolien ... Rechnet man alles zusammen, hat dieser Joghurt 8447 Kilometer hinter sich, bevor er in den Kühlschrank eines Verbrauchers gestellt werden kann. In den 1930er-Jahren konnte die Milch auch schon mal über 100 Kilometer hinter sich gebracht haben. Damals aber vollzog sich die Verarbeitung zu Frischmilchprodukten wie Dickmilch und Quark vor Ort und vielfach in den Haushalten selbst.

Die Verantwortung für das Kochen und für die Ernährung wurden jetzt immer stärker an die Hersteller der Produkte abgegeben. Das bequeme Kühlhalten der Milch wird zum Ersatz ihrer Frische. Denn bis die Milch den Kühlschrank erreicht, hat sie bereits einen langen Weg hinter sich. In den Hintergrund gerät auch das jahrhundertealte Wissen, dass Lebensmittel (auch die konservierten Lebensmittel) sich verändern. Ersetzt wird dieses tradierte Erfahrungswissen durch den Blick auf das Mindesthaltbarkeitsdatum.

Hatten die alten Kühlschränke noch bis 1957 ein wenig geruchsempfindliches emailliertes Innengehäuse, so nehmen die heute verwendeten günstigeren Kunststoffgehäuse den Geruch der dort gelagerten Speisen an (»Kühlschrankgeruch«) und zugleich mindert die Kühlung alle Gerüche. Käse »stinkt« nicht mehr und längst haben wir uns an den Verzehr von kaltem Käse gewöhnt, finden diesen neutralisierten Geruch »normal«. Dass Käse, ähnlich dem Rotwein, sein wirkliches Aroma erst bei Zimmertemperatur entfaltet, schätzen heute nur noch wenige Gourmets.

Der Mühelosigkeit der neuen Ernährung entspricht der hohe, nun aber unsichtbar gewordene (Energie-)Aufwand, den es braucht, bis der Joghurtbecher im Kühlschrank gelandet ist.

Milchpolitik zwischen Preisstützung und Butterbergen

Hilfen für den Massenmarkt

Würden frühere Generation auf uns schauen, könnten sie meinen, dass wir das Paradies erreicht haben: Berge aus Butter und Magermilchpulver.[60] Wovon einst die Legenden Irlands träumend erzählten, die Milchseen und Kühe, die endlos Milch gaben, Ende der 1980er-Jahre war es erreicht. Trotz Abschlachtprämien und Nichtvermarktungsaktionen (1969/1971) und einer drastischen Reduktion nicht nur des deutschen sondern des gesamten europäischen Kuhbestandes, war die Milchmenge in Deutschland wie in der Europäischen Wirtschaftsgemeinschaft stetig angestiegen. Aus den sechs Gründungsmitgliedern von 1957 waren bis 1983 bereits zehn geworden. Noch vor Frankreich und England hatte sich Deutschland mit allein 25,2 Millionen Tonnen Milch an die Spitze der europäischen Milcherzeugerländer gestellt. Die gesamte europäische Milchmenge betrug 103 Millionen Tonnen und lag damit 31 Prozent über dem, was auf dem Binnenmarkt überhaupt abgesetzt werden konnte. Schon zu Beginn des europäischen Milchmarktes 1968 gab es zuviel Butter und ab 1973 zuviel Pulver aus dem mit der Butterproduktion verkoppelten Produkt, der Magermilch. Zum Höhepunkt der Überproduktion, 1987, sollten es knapp 1,2 Millionen Tonnen Butter sein.[61] Weitere Produktionssteigerungen waren politisch längst nicht mehr mit der Versorgungssicherheit der Bevölkerung zu rechtfertigen. Dennoch funktionierte das System – für einige.

Entgegen aller Mythen: Die EWG (ab 1993 nennt sie sich Europäische Union) bezahlte den Milchbauern keine festen Preise (das hatte zum Beispiel Deutschland bis 1968/70 getan). Kernelement der europäischen Milchmarktordnung sind die Richt- und Interventionspreise, zu denen Aufkäufe getätigt werden. Auf der Basis eines gemeinsamen Außenschutzes (Zölle) wird für Milch (3,7 Prozent Fett) ein Richtpreis festgelegt. Staatliches Handeln, das heißt Aufkaufen, wird jedoch erst dann ausgelöst, wenn die Großhandelspreise für Butter, Magermilchpulver und italienischen Parmesankäse – das heißt die *Erlöse der Molkerei* – unter das Limit des Interventionspreises zu rutschen drohen. Dann kann die Molkerei die überschüssige Butter und das Magermilchpulver der staatlich finanzierten Lagerhaltung anbieten und damit die Milch verwerten.

Diese auf der Ebene der Molkerei angesetzte Preisstützung geht davon aus, dass, wenn die Molkerei einen garantierten Preis für Butter und Magermilchpulver bekommt, sie die Gewinne in Form hoher und stabiler Milchauszahlungspreise nach unten an ihre Milchlieferanten weitergibt. In einem gewissen Sinne funktionierte dieses Konstrukt insofern, als es die Milchpreise zwar niedrig aber dennoch stabil hielt. Formal gesehen war die Überlegung auch richtig, da die Bauern mit ihren Kapitaleinlagen Eigentümer der Molkereigenossenschaft waren, in Vorständen und Aufsichtsräten saßen. Für eine kurze wachstumsorientierte Phase der 1970er-Jahre stiegen denn auch die Interventionspreise für Butter und Magermilchpulver und mit ihnen die Erzeugerpreise derjenigen Molkereien, die wesentlich für die Intervention produzierten.

Nur vor dem Hintergrund der subventionierten Aufkäufe konnte das unbegrenzte Wachstum der Milch funktionieren – sie musste keinen wirklichen Absatzmarkt finden.

Wohin mit dem Überfluss?

Wie aber die überschüssigen Mengen »loswerden«? Die EWG entschied sich für drei Wege:

- Erstens gab und gibt sie weiterhin Zuschüsse für die interne Verwendung. So bekam zum Beispiel die Backindustrie die Butter zu einem reduzierten Preis angeboten, ebenso erhielten Mischfutterwerke verbilligtes Magermilchpulver.
- Zweitens wird Butter in ihrer haltbareren Form als Butteröl, werden Magermilch- und Vollmilchpulver als Nahrungsmittelhilfe nach Afrika, Asien, aber auch schon mal nach Osteuropa praktisch verschenkt.
- Der dritte gewählte Weg ist der wichtigste: Der subventionierte Verkauf auf den Drittlandsmärkten, wozu alle Länder gehören, die nicht der EWG/EU angeschlossen sind.

Der Export des »weißen Erdöls« (Ertl) erfolgt mithilfe von Exporterstattungen. Sie gleichen für den Exporteur (beteiligt sind Milchkonzerne wie Nestlé, überregionale Milchabsatzzentralen sowie private Exporteure) die Differenz zwischen dem höheren europäischen Preisniveau und einem meist niedrigeren Weltmarktpreisniveau aus. Dieser Mechanismus erlaubt es den exportierenden Firmen Butter und Milchpulver, unabhängig vom Weltmarktpreis, zu verkaufen. Die Differenz wird stets aus dem Topf des Europäischen Ausgleichs- und Garantiefonds (EAGLF) – sprich vom europäischen Steuerzahler – beglichen.

Auf dem Höhepunkt der Überschüsse konnten schätzungsweise 30 Prozent der Butterproduktion und 79 Prozent des Magermilchpulvers nur auf diesen drei Wegen »untergebracht« werden. Der Weltmarkt für Milch hatte sich durch die expansive Politik der Gemeinschaft von sieben Prozent (1975) auf elf Prozent (1981) der Weltmilchproduktion stark ausgedehnt. Die Exporte der EWG vervierfachten sich zwischen 1975 und 1980. Da aber die Weltmarktpreise aufgrund der zunehmenden Überschüsse und der marktbeherrschenden Position der EWG stetig nach unten gedrückt wurden, stellten schließlich die Exporterstattungen 89 Prozent des Wertes der exportierten Milch. Die Kosten des Milchmarktes, der ohnehin bereits ein

> **1988: EWG-FUTTERMITTELIMPORTE – MILCH- UND FLEISCHEXPORTE**
>
> 20 Jahre nach der Öffnung der gemeinsamen Agrarmärkte importierte die inzwischen auf elf Mitglieder angewachsene EWG Agrargüter rund 54 Millionen Tonnen Futtermittel (inklusive Ölsaaten). Sie stammten immer noch vorwiegend aus den USA, in steigenden Mengen aber auch aus Entwicklungsländern. Allein nach Deutschland gelangten 4,7 Millionen Tonnen Sojabohnen und Sojaschrot, 1,1 Millionen Tonnen Tapiokamehl als Getreideersatzstoff und weitere 1,4 Millionen Tonnen Ölschrote. Der Trend ging zu US-amerikanischen Importen von Cornglutenfeed, einem Reststoff aus der Zuckergewinnung aus Mais, sowie zu Maiskeimschrot und Zitruspellets.[62] Auf der Exportseite stammten 13 Prozent der Erlöse der Europäischen Gemeinschaft aus dem Verkauf von Milchprodukten an Drittstaaten. Im Einzelnen waren die Interessenslagen der Mitglieder jedoch sehr unterschiedlich: Dänemark, Irland und die Niederlande sowie Spanien und Frankreich wollten ihre Agrarprodukte verkaufen. Für Deutschland spielten sich Agrarimporte und -exporte vorwiegend im europäischen Binnenmarkt ab und seine Exportinteressen lagen im Verkauf der Industrieprodukte.

Drittel des Agrarhaushaltes beanspruchte, vervierfachten sich ebenfalls in diesem Zeitraum. Die Folge: Das ganze System (das nicht nur für Milch, sondern auch für Getreide und Rindfleisch angewandt wurde) wurde nun selbst der EWG zu teuer. Außerdem nahmen die handelspolitischen Konflikte mit den anderen, Butter und Milchpulver exportierenden Staaten, vorneweg Neuseeland, Australien, aber auch den USA, zu.

Der Überschüsse Herr werden – Zweifel und erste Reformen
Eine weltweite Rezession, die Schuldenkrise der »Dritten Welt« und ein steigender Selbstversorgungsgrad der Schwellenländer verringerten ab Mitte der 1980er-Jahre die europäischen Absatzmöglichkeiten für Butter und Milchpulver an Drittstaaten.[63] Das Überangebot brachte die Weltmarktpreise zum Fallen und in der Folge stiegen die Butter- und Milchpulverberge und mit ihnen die Ausgaben für Exportsubventionen. Als diese (nicht nur die der Milch) 70 Prozent des Agrarhaushaltes zu verschlingen drohten, versuchte die EWG die Reißleine zu ziehen: Bereits 1977 waren die Milchbauern zur Mitverantwortungsabgabe verpflichtet worden und mussten von jedem ermolkenen Liter Milch etwas an die EWG-Kasse abgeben. Es folgten weitere Maßnahmen, um der Mengen Herr zu werden: Abschlachtprämien, Nichtvermarktungsprämien, Vorruhestandsprämien, Sonderverkaufsaktionen für Butter, Weihnachtsbutteraktionen. Alles mit wenig Erfolg. Die

Milchmengen derjenigen Kühe, die zum Schlachter gingen, waren schnell durch die zunehmenden Leistungen der verbliebenen Kühe wieder erreicht.

Zum 1. April 1984, so beschlossen es die Agrarminister, wurde eine Mengenbegrenzung für die gesamte europäische Milch eingeführt, die Milchquote. Allerdings mit einem Haken: Die Grenze lag nicht auf der Höhe des europäischen Selbstverbrauchs, sondern 20 Prozent darüber. Schließlich wollte keiner die einmal »eroberten« Absatzmärkte im Vorderen Orient, in Asien, Afrika und vor allem in Osteuropa aufgeben.

Für die Mehrheit der Milcherzeuger hatte diese Milchquote eine fatale Wirkung. Bezogen auf das Basisjahr 1983 bekam jeder Betrieb eine reduzierte Milchmenge zugewiesen. Diese durfte nur bei Strafe überschritten werden. Lediglich die staatlich geförderten Wachstumsbetriebe galten als »Härtefälle«; ihnen wurden höhere Milchmengen zugewiesen als sie zuvor ermolken hatten.

Der Strukturwandel beschleunigte sich. Mehr als ein Viertel der Betriebe mit kleinen, weniger als zehn Kühe umfassenden Herden gab bis 1987 auf. Kräftig gewachsen sind die 40 bis über 60 Kühe melkenden Betriebe. Man könnte auch sagen, die Milchquote hat die Umverteilung der Milch hin zu den Betrieben, die sich auf reine Milcherzeugung spezialisiert hatten, beschleunigt.[64] Eine Umverteilung fand auch zwischen den Regionen statt: Begünstigt durch die Intensivfütterung mit Silomais ging die Milchproduktion aus den ertragsschwächeren Mittelgebirgsregionen heraus (wurde dort durch Fleischerzeugung über Mutterkuhhaltung ersetzt) und hinein auf Ackerbaustandorte. Nach der Agrarreform 1992 sollte sich dieser Trend noch verstärken, da nun die Bauern für Silomais Ausgleichszahlungen erhielten, aber keine direkten Zahlungen für Grünlandbewirtschaftung und Milchproduktion.

Zum ersten Mal bekamen die Milchbauern und -bäuerinnen Zweifel an den Versprechungen, die ihnen gegeben worden waren. Hatten Politik und Beratung nicht gesagt, dass der Einstieg in die Rationalisierung und später auch Spezialisierung der Betriebe ihnen endlich ein angemessenes Einkommen verschaffen würde? Der »Kuchen«, das war der Produktionswert der Milch (Menge mal Erlös), sei ja begrenzt. Es müssten nur genügend Milcherzeuger aus der Produktion ausscheiden, dann bliebe für jeden, der weiterhin Milch erzeuge, ein größeres Stück übrig.

In diese Richtung war nicht nur beraten und gefördert worden, in diese Richtung wurde auch gedacht: Wenn ich investiere und wachse, dann »habe ich es geschafft«. Boden, Kapital und Milch – sie sollten zum »besseren Wirt« wandern. Alle, die an kleinen Milchkuhhaltungen klebten, behinderten aus Sicht ihrer wachstumswilligen Kollegen diesen Fortschritt. Doch die Kuchentheorie hatte eines nicht berücksichtigt: Der Kuchen schrumpft, wenn die Milchpreise sinken, und die Milchpreise können in dem Maße sinken, wie die Erzeugungskosten der hochrationalisierten Betriebe sinken (noch federte die Intervention das Milchpreisniveau nach unten gut ab).

Wenig öffentlich beachtet wurde, dass das gesamte neue System der Milcherzeugung eine steigende Kostenseite hatte: der Kapitaldienst an die Banken, die Zukäufe an Kraftfutter, die Kosten für Tierarzt und Besamung sowie Diesel-, Maschinen- und Gebäudekosten. Ab 1984 kamen die Kosten hinzu, wenn ein Betrieb erweitern wollte und dazu Milchquote zupachten (später zukaufen) musste. Nur mit immer mehr Milch konnte das Einkommen erwirtschaftet werden. In immer kürzeren Zyklen – und längst nicht mehr nur zur Hofübergabe an die nächste Generation – musste nun investiert, modernisiert, aufgestockt und weiter rationalisiert werden, in der Hoffnung, die Kosten zu senken. Die Milcherzeugung wurde immer kapitalhungriger, brauchte schließlich alle Arbeitskraft, alle Aufmerksamkeit und Fläche, wurde zu einem der teuersten Arbeitsplätze, teurer noch als ein Arbeitsplatz im hochsubventionierten Bergbau. Wer sich Ende der 1980er-Jahre für die Milcherzeugung entschieden hatte, ging auf eine Einbahnstraße, aus der es keine Umkehr mehr gab. Denn längst waren die anderen Nutztiere am Hof verschwunden.

1989 erzielten 67 Prozent der Milchviehbetriebe Deutschlands – sie melkten weniger als 20 Kühe – ein unterdurchschnittliches Einkommen. Gewinner, vermeldete der Agrarbericht des Bundeslandwirtschaftsministeriums, waren nur 44 100 Betriebe der verbliebenen 303 000 Milchviehbetriebe. Sie melkten mehr als 30 Kühe.

Als der neue EU-Kommissar McSharry Ende 1990 eine Bilanz der EU-Agrarpolitik zog, stellte er nüchtern fest: »20 Prozent der Betriebe erhalten 80 Prozent der Subventionen, da die Preisstützungsmaßnahmen denjenigen begünstigen, der viel erzeugt. 80 Prozent der Bauern gehen praktisch leer aus.«[65] Das offiziell im Februar 1991 von der Kommission vorgelegte Grundsatzpapier »Die künftige Entwicklung der Gemeinsamen Agrarpolitik« forderte den Erhalt einer ausreichenden Anzahl von Landwirten, um Umwelt, die Kulturlandschaft und das Modell einer durch den bäuerlichen Familienbetrieb geprägten Landwirtschaft zu erhalten, und zwar über gestaffelte Einkommensübertragungen.[66] Inzwischen war auch der internationale Druck auf die Europäische Gemeinschaft enorm gewachsen. 1992 erfolgte daher erstmalig eine grundlegende Reform der europäischen Agrarpolitik, auf die weiter unten (Seiten 208–212) näher eingegangen wird.

Folgen und Nebenwirkungen – Die Modernisierung der Milch

Die weiße Milch

Das Leitbild der weißen sterilen Molkereimilch
1888 hatte Benno Martiny inmitten des Aufbruchs zur milchwirtschaftlichen Moderne das Leitbild einer hygienischen, weißen und keimfreien Milch postuliert.[67] Damit hatte er zugleich die »übliche« bäuerliche Marktmilch in eine Schmuddelecke gestellt, aus der sie in den folgenden Jahrzehnten immer weniger herauskommen würde.

Noch waren die Wege zur Verwirklichung dieses Leitbildes offen. Forderten die einen Tier- und Stallkontrollen und hygienische Milchgewinnung, favorisierten die anderen einen technischen Weg und wollten über die Erhitzung der Milch mögliche Keime abtöten. Hatten die einen den Wert eines möglichst naturbelassenen Nahrungsmittels vor Augen, sahen die anderen die Risiken einer Kontamination und Verderbnis der Milch als Folge der immer arbeitsteiligeren Milcherfassung und Milchverteilung in den Großstädten. »Roh« oder »pasteurisiert« – diese Debatte wurde öffentlich und wissenschaftlich heftig geführt. Sie ging quer durch die Ärzteschaft, quer durch die Milchwirtschaft und sie war keinesfalls beendet mit dem gesetzlichen Pasteurisierungszwang von 1934 und 1954 (Milch- und Fettgesetz).

In den ersten Jahrzehnten des neuen 20. Jahrhunderts wurde die gängige, unbehandelte Marktmilch der Bauern zunehmend als eine Art vorindustrieller »Rest« betrachtet, der einem Schmutz glich, die neue Zeit störte und daher beseitigt werden musste.[68] In den zahllosen Schriften der Milchwirtschaft und Milchwissenschaft fanden sich dazu immer enger werdende Gleichsetzungen von bäuerlicher Marktmilch (und von allen Personen, die damit zu tun hatten) mit Schmutz und Krankheit.

Zu Beginn waren es die Kleinhändler, die Fremden, die sich zwischen Erzeugung und Verbrauch von Milch schoben. Je weniger die Herkunft der Milch vom Verbraucher noch kontrolliert werden konnte, desto verdächtiger erschien dieser Akteur. Die Landwirte wie Molkereien bezichtigten ihn der Preistreiberei und die Konsumenten warfen ihm »Milchverfälschung« vor. Zudem galt der fremde Kleinhändler als Schmutzträger, als eine Typhus- und Tbc-kranke Proletarierexistenz, die sich von Milch fernzuhalten hatte. Später forderten die Fach- und Sachbücher der 1930er-Jahre, ein Händler solle eine moralisch integre Person sein, sauber gekleidet und ohne Schmutz unter den Fingernägeln, mit freundlichem Lächeln auf den Lippen.[69]

Ab den 1930er-Jahren wurden verstärkt die von den Höfen gelieferte Marktmilch, die Kühe, der Stall, die melkende Person, kurzum das ganze »Bäuerliche« selbst mit Schmutz gleichgesetzt. So merkt der Milchwissenschaftler Franz Lauterwald, der sich an anderer Stelle für die Rohmilch einsetzte, in seinem Lehrbuch von 1937 folgendes an: Es sei »eben nicht jedermanns Geschmack, mit der gewöhnlichen Rohmilch eine lebende Kultur von Mikroben zu genießen, die bei der üblichen Art der Milchgewinnung im bäuerlichen Betrieb von der Haut und den Haaren des milchgebenden Tieres, sowie von den Händen des Melkers und aus der Stallluft auf die frisch ermolkene Milch herabfallen«. So bleibe »es nach wie vor eine alte Erfahrungstatsache, dass nahezu jede Milch, die auf übliche Weise im bäuerlichen Betrieb gewonnen wird, mehr oder weniger stark verschmutzt ist«.[70]

Dieser schmutzigen Milch wurde die gesunde, weiße, saubere Molkereimilch entgegengestellt. Willibald Winkler, Professor für Milchwirtschaft im damaligen, ans Deutsche Reich angegliederten Österreich verglich die Milch verschiedener Herkünfte und stellte dabei erhebliche Qualitätsunterschiede fest. Diese seien groß »wenn man den Geschmack einer guten, molkereimäßig behandelten Milch vergleicht mit dem Geschmack einer Milch aus einem schmutzigen Bauernstall. Aus diesem Grund findet man in der Stadt gewöhnlich bessere Milch als auf dem Land«.[71]

Da man 1936 begonnen hatte, »Strukturbereinigungen« im Molkereigewerbe durchzusetzen, wurden nun auch diese Maßnahmen mit Qualitätsverbesserungen gerechtfertigt, denn, so Winkler weiter, »große gut eingerichtete Molkereien, wie es die Genossenschaftsmolkereien gewöhnlich sind, sind darum für die Qualitätsverbesserung günstiger als kleine Betriebe«.[72]

Dass auch Hygienemaßnahmen gut dazu dienen konnten, die Anzahl der kleineren Unternehmen am Markt zu reduzieren, berichtet Winkler von seiner USA-Reise. Dort seien Molkereien und Milcherzeuger »so strengen hygienischen Kontrollen und Auflagen unterworfen«, dass die große Anzahl der kleinen Unternehmungen, die bisher die Milchversorgung in den Händen gehabt hätten, diese nicht erfüllen konnten und daher ihren Betrieb einstellen mussten.[73]

Eine Art Mythos wurde aufgebaut, der Mythos einer keimfreien Molkereimilch. Dieses Bild half dabei, der modernen weißen und pasteurisierten Molkereimilch zu ihrem Durchbruch als »Normalmilch« zu verhelfen und die neue Ordnung und Arbeitsteilung zu etablieren.

Die Pasteurisierung der Milch wurde zur »rituellen Reinigung« (Mary Douglas), da die lebendigen Teile der Milch, ihre darin begründete Uneindeutigkeit (heilend, tödlich) als auch ihre Verbundenheit mit dem Tier und unserer eigenen Natur als Säugetiere immer weniger in eine Gesellschaft zu passen schienen, die sich auf dem Weg in die Moderne begriff. Modern als eindeutig, klar und normiert. Nur noch das von der Industrie

Gekochte schien rein genug zu sein, um als Nahrung noch aufgenommen werden zu können. Die Molkerei nahm nun diesen Kochvorgang den Haushalten ab.

Merkwürdig aus heutiger Sicht erscheint nur, dass in diesen ersten Jahrzehnten des Aufbruchs der Milch hin zu einer industriellen Massenware, gleichsam die anderen, die Rohmilch wertschätzenden Stimmen, immer noch gut zu vernehmen waren.

Selbst ein Milchwissenschaftler wie Prof. M. Seelemann, dessen Bakteriologisches Institut (Preußische Versuchs- und Forschungsanstalt für Milchwirtschaft, Kiel) nicht müde geworden war, die Pasteurisierung der Milch voranzutreiben, träumte 1937 noch von einer Rückkehr zur Rohmilchversorgung, »wenn eine ausreichende und laufende Überwachung des Gesundheitszustandes der Milchtiere gewährleistet sein würde«.[74] Franz Lauterwald sah die einzige Begründung für die Pasteurisierung (»frische, gute und hygienisch einwandfreie Rohmilch ist jeder pasteurisierten Milch vorzuziehen!«) darin, dass nur auf diese Weise der »riesige Milchstrom, der die Großstädte versorgt, beförderungstauglich gemacht werden könnte, denn dieser riesige Milchstrom setzte sich aus dem gemischten Inhalt tausender Milchkannen unterschiedlicher Herkunft und Qualität zusammen«.[75] Es sei eine »Irreführung der öffentlichen Meinung (…), wenn man in jedem Fall pasteurisierte Milch mit gesundheitlich oder hygienisch einwandfreier Milch gleichsetze«, schreibt noch im Jahr 1930 der Oberstabsveterinär Leber in seinem Leitfaden der Milchkunde.[76] Der Leipziger Agrarbakteriologe Felix Löhnis (1874 bis 1930) erinnerte 1930 daran, dass das gesunde Euter über genügend eigene Schutzkräfte verfüge, um Krankheitserreger abzuwehren. Die unbehandelte Milch selbst habe auch bakterizide Wirkungen und könne mithilfe der Milchsäurebakterien über sechs bis zehn Stunden hinweg ungekühlt nicht nur die Keime in Schach halten sondern sogar mindern.[77]

Diese Stimmen verstummten paradoxerweise genau zu dem Zeitpunkt, als die Milch zwar ihren Eintritt in den Massenmarkt vollzogen hatte, zugleich aber die Voraussetzungen für eine Rohmilchbelieferung wieder gegeben waren: Die klassischen Tierseuchen waren bekämpft, die Kühl- und Transportketten vom Hof bis zum Haushalt lückenlos aufgebaut. Anfang der 1950er-Jahre spricht sich auch Seelemann nun mit einem »Nein« gegen die Rohmilch aus, macht sich aber noch für die rohe Vorzugsmilch stark.[78] Ab den 1970er-Jahren wird der wissenschaftliche wie behördliche Ton gegenüber der Rohmilch geradezu schrill und in den Lehr- und Handbüchern taucht die Milch, so wie sie von der Kuh ermolken wird, als Nahrungsmittel nicht mehr auf. Sie wird nur noch als »Rohstoff« abgehandelt. Kielweins »Leitfaden der Milchkunde und Milchhygiene« erwähnt sie lediglich kurz und unmissverständlich:[79] »Eine allgemeine Versorgung der Bevölkerung mit Rohmilch und mit aus Rohmilch hergestellten Milcherzeugnissen ist nicht möglich.« Und begründet das damit, dass ein »Freisein von Krankheitserregern nicht gewährleistet werden« könne. Deutliche Warnungen vor dem Rohmilchverzehr gab der Bundesgesundheitsrat in diversen Stellungnahmen und begründete dies stets mit dem gesundheitlichen Risiko.

Später einmal, wenn diese Ordnung und Sauberkeit durchgesetzt sein würden, sollte das Fremde, der eigentlich nach draußen beförderte Schmutz, durch die Hintertüre in Form von Rückständen, Schadstoffen und tiefen Veränderungen am Stoff der Milch selbst hereinkommen und erneut eine Debatte über die Qualität der Milch provozieren (siehe Seiten 229–238).

Auch wenn die Diskussion über Rohmilch heute wieder auflebt, so haben sich durch die Pasteurisierung und sicher auch durch die Kühlung der Milch die Erwartungen der Konsumenten an eine gute Milch, an ihren Geschmack, ihren Geruch und ihre Herkunft fast irreversibel verändert. Heute von kuhwarmer Milch als Qualitätsmerkmal zu sprechen, ruft fast nur noch Ekel hervor. Ein Zurück zu alten Zeiten wird es in dem Sinne nicht mehr geben.

Milch – die perfekte Nahrung

Als Gegenstück zur weißen sterilen Molkereimilch wurde den Konsumenten in den 1920er-Jahren die Milch als perfekte Nahrung nahegebracht und zugleich eine neue Ernährungsweise vermittelt.[80] Die Milchpropaganda-»Feldzüge« in Zusammenarbeit mit Frauenvereinen, Haushaltskursen und Kochbüchern halfen dabei:

»Bringt das Publikum durch dieses Zahngetriebe (Wissenschaft und Propaganda) in Verbindung mit der Milchindustrie,« schrieb 1931 Robert W. Balderston aus Chicago, in seinem Jahresbericht des National Dairy Councils.[81] Er leitete den US-amerikanischen Milchfeldzug und für ihn war der National Dairy Council ein Elektromotor, der vom elektrischen Strom der bereitgestellten finanziellen (Bauern-)Mittel angetrieben wurde und mithilfe eines Treibriemens die drei ineinander greifenden Zahnräder Ernährungswissenschaft, Milchindustrie und das sogenannte »Publikum« (sprich: den Konsumenten) in Bewegung setzte. Ziel war es, »dem Publikum die Fakten zu liefern, um ihm den zentralen Platz, den Milchprodukte in der Ernährung einnehmen sollten, zu zeigen«.

Einen solchen Auftrag hatte auch Hermine Kiehnle, die in Württemberg bekannte Leiterin von Haushaltsschulen. Jede Jungvermählte bekam das von ihr herausgegebene Kochbuch zur Hochzeit geschenkt. In der kleinen, den Rezepten vorangestellten Ernährungskunde des 1925 neu aufgelegten Kochbuches nutzte sie bereits die neue Formel, die bis heute die Milch begleiten wird: »Die Milch ist nicht nur das älteste, sondern auch eines der wichtigsten und vollkommensten Nahrungsmittel, da sie alle dem Menschen zum Leben notwendige Nährstoffe in richtiger Menge, Zusammensetzung und leichtverdaulicher Form enthält.«[82]

Den jungen Hausfrauen empfiehlt Hermine Kiehnle, sich nicht mehr nach »Instinkt und Gewohnheit« zu richten, sondern der »Vernunft und der Wissenschaft« nun die Führung in der Küche zu übergeben. Gutes Gelingen der Speisen bedeutet fortan nicht mehr allein, dass die Speisen schmecken, der Kuchen gerät und der Braten saftig und gut durchgegart ist, sondern auch, dass das Essen ernährungsphysiologisch das Richtige ist. Nicht von der Speise und der Nahrung her soll gedacht werden, sondern von deren Nährwert, zumal die in den einzelnen Lebensmitteln enthaltenen »Bau- und Energiestoffe« Eiweiß beziehungsweise Fett und Kohlenhydrate sich gegenseitig vertreten können. Die Perfektion der Milch rührt daher, dass sie alle diese Stoffe in einer als harmonisch empfundenen Mischung enthält. Nicht unerwähnt lässt sie die neuen Bedarfsnormen: 80 Gramm Eiweiß pro erwachsenen, mittelschwer arbeitenden Mann und Tag, damit der Körperstickstoff nicht stärker verloren geht als nachgeliefert werden kann. Der erwachsenen Frau genügten 70 Gramm Eiweiß täglich. Unter den Eiweißspendern empfiehlt sie die im Vergleich zum Fleisch eben günstige Milch und den Käse; besonders lobt sie den günstigen Quark, »da man Eiweiß in keiner bequemeren und billigeren Form genießen kann«.[83]

Im 1960/1969 neu aufgelegten Kiehnle-Kochbuch gibt es praktisch keine Warenkunde mehr (nur noch ein paar Tipps zum Einsparen und Konservieren von Butter).[84] Brauchte es auch nicht, denn die Botschaft der neuen Ernährungsweise war längst bei den Konsumenten angekommen. Was sich ab jetzt ändern sollte, sind nur noch die wissenschaftlich begründeten und in immer schnellerer Abfolge wechselnden beziehungsweise sich widersprechenden Ernährungsempfehlungen. Was aber unveränderlich bleibt, ist das Bild des Körpermotors, der durch die Nährstoffe angetrieben wird, sowie die Abhängigkeit des modernen Appetits von rationaler Begründung.

Neubewertung von Milchqualität

Verborgen vor der Wahrnehmung der Verbraucher vollzog sich nach dem Zweiten Weltkrieg schließlich auch für Milchbauern wie für Milchverarbeiter eine Neubewertung dessen, was unter Milchqualität zu verstehen war.[85]

Von handwerklicher
zu kontinuierlich-industrieller Milchverarbeitung
Auf die alten Zeiten etwas wehmutsvoll zurückblickend, erinnerte Professor Franz Roiner, Präsident der milchwirtschaftlichen Fachhochschule Hannover, 1975 seine Berufskollegen an die Achtsamkeit, mit der sie einst der sensiblen Milch begegnet waren:

» *Erinnern Sie sich noch an ihre ersten milchwirtschaftlichen Wehen? Haben Sie nicht mehr den alten Fuchs von Käsemeister im Gedächtnis, der vor lauter Nervosität fast den Hosenboden mit dem Kopf verwechselte, nur deswegen, weil ein Witterungsumschwung bevorstand? Sitzt nicht da und dort und hier einer unter Ihnen, dem beim Gedanken einer bloß einmaligen Milchanlieferung pro Tag übel wurde? Denken Sie noch an die Zeit, als Sie selbst zu den Milcherzeugern fuhren, um ihnen zu sagen, dass die gewonnene Milch möglichst schonend behandelt werden muss? Der Rohstoff Milch wurde gehegt und gepflegt, wie es heute zum Teil noch Emmentaler Käser tun.*«[86]

Professor Roiner sprach zu seinen Berufskollegen in einer Zeit großen Umbruchs der Milcherfassung und Milchverarbeitung. Die alten Wertmaßstäbe waren Schritt für Schritt fallengelassen worden. Nicht gleichzeitig, nicht überall und doch:

Zunächst war die Güteklasse 1 zum (fast) alleinigen Maßstab von Milchqualität geworden. Bereits das Milch- und Fettgesetz 1952 hatte den Ländern vorgeschrieben, Vorschriften für die Gütebezahlung der Anlieferungsmilch zu erlassen (§ 10 und § 20) und dabei, wie schon während der 1920er-Jahre diskutiert, die Milch aufgrund von Gütekriterien in Klassen einzuteilen. Nur für Milch der Güteklasse 1 wurde das volle Milchgeld ausbezahlt, alle andere Milch musste Abschläge hinnehmen. Jedes Bundesland entwickelte ein eigenes Prüfschema mit Kriterien wie Sauberkeit und Frische (Reductaseprobe). Doch diese Milchbewertung war immer weniger in der Lage, die Veränderungen der Milch selbst zu erfassen, die sich aus der gesamten Technisierung auf den Höfen und in den Molkereien ergaben. Und genau das bereitete Professor Roiner Sorgen.

Statt der zweimal täglich stattfindenden individuellen Anlieferung der Milchkannen an die Milchsammelstelle oder Molkerei wurde die Milch jetzt nur noch einmal täglich direkt ab Hof mit dem Tanksammelwagen erfasst und die Milchsammelstellen wurden nach und nach geschlossen.[87] 1973 war dies bereits bei 70 Prozent der Milch der Fall. Wie immer mit großen regionalen Unterschieden: In Bayern ging noch fast jeder dritte Liter Milch erst zur Sammelstelle, in Niedersachsen gab es nur noch Tanksammelwagen, die die Milch vom Hof abholten. Der Abholrhythmus verlängerte sich und 1988 wurde nur noch jeder zweite Liter Milch täglich erfasst und die ersten Molkereien waren schon zur dreitägigen Abholung übergegangen. Für die Milch bedeutete dies, dass sie immer länger auf dem Hof gelagert werden musste. Die Landwirte hatten in neue, auf zwei, vier und bald schon sechs Gemelke hin ausgelegte Kühltanks mit Kühlaggregaten und entsprechendem Rührwerk zu investieren. Damit die Milch bei diesen langen Lagerzeiten nicht schon auf den Höfen sauer wurde, musste die Kühltemperatur erniedrigt werden. Dies hatte nicht nur erhebliche Auswirkungen auf die Milchqualität (siehe Seiten 192–194).

Für viele der kleinen, ein bis drei Kühe haltenden Betriebe, lohnten sich solche Investitionen nicht mehr. Sie protestierten zwar gegen die Schließung »ihrer« Milchsammelstellen. Jedoch mit wenig Erfolg. Die größeren Milchbauern, die längst schon ihre Milch selbst kühlten, waren in den Genossenschaftsversammlungen immer weniger bereit, zusätzlich die Kosten für die Unterhaltung von Milchsammelstellen mitzutragen. So gaben im Verlauf der 1970er-Jahre viele der kleinen Betriebe im Zusammenhang mit der Schließung der Sammelstellen die Milchviehhaltung ganz auf.[88]

Die 1970er-Jahre markieren einen weiteren, die Milchqualität beeinflussenden grundsätzlichen Wandel in der Milchverarbeitung. Die Molkereien, die in den 1970er-Jahren, nach der ersten großen Welle an Molkereifusionen, verbliebenen waren, hatten nicht nur größere Milchmengen zu verarbeiten. Sie investierten auch in neue automatisierte Produktionsstraßen und kehrten der alten handwerklichen, chargenmäßigen Milchverarbeitung den Rücken. So trat zum Beispiel an die Stelle des Butterfertigers, mit dem immer nur für eine bestimmte Zeit eine bestimmte Menge an Butter hergestellt werden konnte, der kontinuierliche Butterungsprozess: Buttern, Waschen, Kneten und Formen wurden zu räumlich und zeitlich hintereinander gesetzten Vorgängen, an deren Ende beliebig viele kleine und große Butterpäckchen standen.

Das Fließband hatte jetzt die Molkerei erobert und die Fließbandlogik erforderte einen kontinuierlichen Milchzufluss.[89] Auf den Höfen aber gaben die Kühe zweimal am Tag Milch und in – übers Jahr gesehen – schwankenden Mengen. Melken und Verarbeiten mussten daher entkoppelt werden. Dazu schaffte man das Zwischenlager. Einen Teil des Zwischenlagers musste der Landwirt mit seiner Hofkühlung übernehmen, ein weiteres Zwischenlager übernahm die Molkerei im sogenannten »Vorstapelbereich«, das sind große, der Produktion vorgelagerte Milchtanks. Aus diesem Rohstofflager konnte die Molkerei sich jetzt, ganz unabhängig von jeder Schwankung der Anlieferungsmenge, bedienen. Sie war unabhängig vom Milchfluss der Tiere und Höfe geworden und die Arbeit in der Molkerei selbst konnte dadurch rationeller organisiert werden. Wochenendarbeit war nicht mehr zwingend.

Die Kannenanlieferung der Milch erlaubte einst dem erfahrenen Molkereimeister, allein durch das Öffnen des Milchkannendeckels die Qualität der Milch grob einzuschätzen. Er roch, sah und spürte ihre Qualität. Er selektierte die Milchkannen entsprechend ihrer Qualität an der Rampe zur Molkerei und wies diese bestimmten Produktionen zu. Mit dem Tanksammelwagen veränderte sich alles: Die unterschiedlichen Herkünfte und Qualitäten vermischten sich und die langen Transportwege erhöhten nur noch das Risiko des Verderbens. Kein Riechen und Schmecken begutachtete

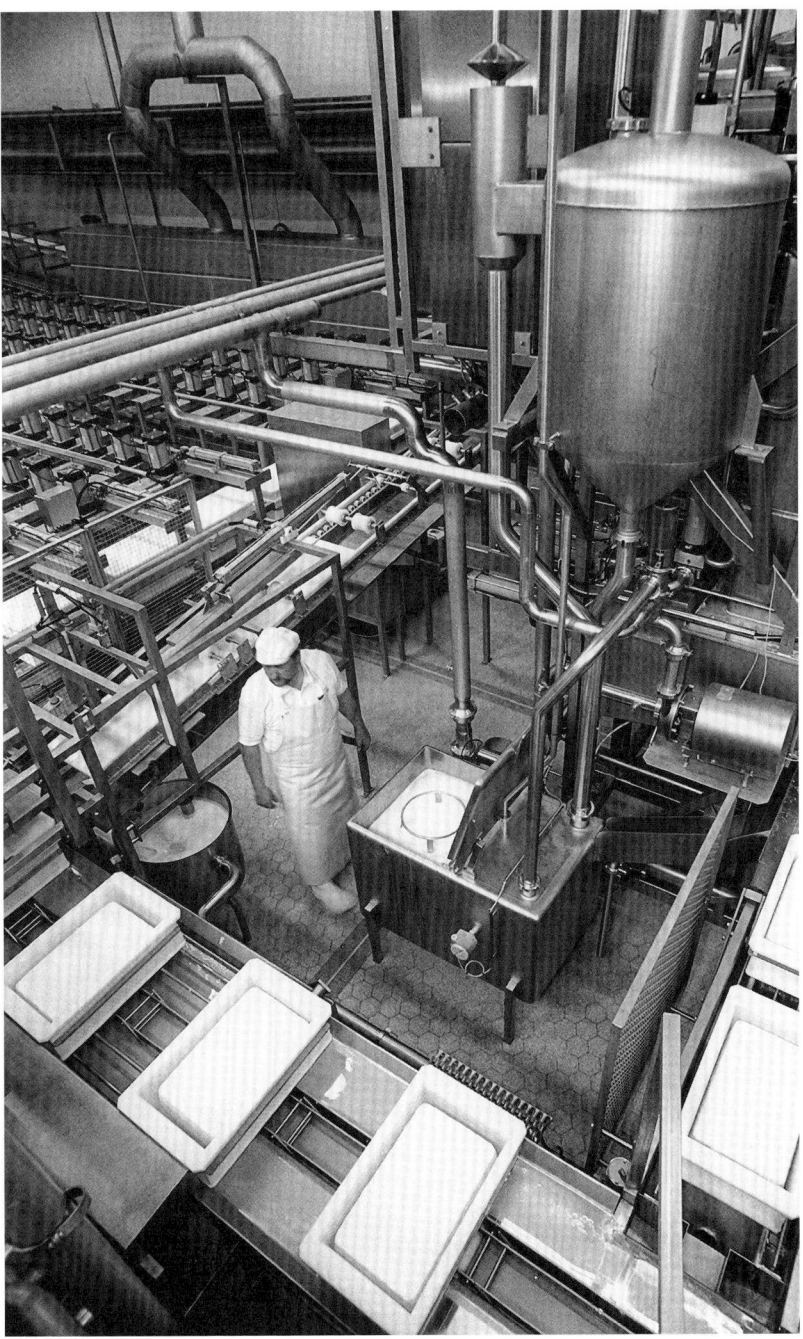

5 Die Milch bleibt in ihrer Stofflichkeit heute selbst dem Molkereimeister verborgen. In endlosen Rohren, durch zahllose Pumpen gepresst wird sie aseptisch abgefüllt. Erst beim Öffnen der Packung wird der Stoff wieder sichtbar.

jetzt die Milch, sondern das Labor und die Sensoren der EDV-gesteuerten Produktionsanlagen. Risikomanagement war notwendig geworden, da die Risiken von Fehlproduktionen aufgrund der großen Produktionsmengen und Fixkosten (die Automatisierung lohnte nur, wenn die Molkerei große Mengen von wenigen Produkten herstellte) die Rentabilität in Frage stellen konnten. Die Frage also war: Wie die Haltbarkeit des Rohstoffes verlängern, die Rohstoffqualitäten kontrollieren und die Risiken minimieren?

Rohmilch-Standards für die industrielle Verarbeitung

Das Risiko liegt in den Keimen. Zunächst einmal in den säurebildenden Bakterien, die die Milch besiedeln.[90] Ihre Arbeit macht die Milch durch den Abbau des Milchzuckers sauer. So entsteht Dick- oder Sauermilch. Eine unter guten hygienischen Bedingungen von Hand gemolkene Milch enthält circa 10 000 bis 20 000 solcher Keime pro Milliliter. Vermehren sich diese Keime unter warmen Bedingungen auf circa zehn Millionen pro Milliliter, dann wird die Milch sauer. Eine gute Kesselmilch benötigt etwa 100 Millionen dieser Keime für eine Käsebildung.

Das Problem, das sich den Molkereien nun stellte, war, dass sich die Keimflora der Milch als Folge der Technisierung der Milchgewinnung und der Hofkühlung stark verschoben hatte und die alte Güteklasse 1 das längst nicht mehr abbilden konnte.

Die Hauptkeimbelastung kam nicht mehr von der »Hand des Melkers«, sondern von den Geräten. Statt der kälte- wie hitzeempfindlichen Milchsäurebakterien dominiert jetzt eine kälteliebende Keimflora, die sich auch bei den üblichen Kühltemperaturen von sieben Grad Celsius (bei zweitägiger Abholung vier Grad Celsius) noch vermehren kann. Sie schadet der Molkerei. Die Erhitzung tötet zwar auch diese Keime ab, doch ihre bevorzugt fett- und eiweißzersetzenden Enzyme bleiben. Bei hohen Ausgangskeimgehalten ist ihr Anteil nach der Pasteurisierung entsprechend hoch. Bei allen Milchprodukten mit längerer Haltbarkeit, vorneweg der H-Milch, kommt es daher im Laufe der Zeit zu Geschmacksfehlern wie »bitter« oder »unrein«.

Diese Keime kommen überall vor: Sie sitzen bevorzugt an den Oberflächen der Melkgeräte, in den Pumpen, in den Ritzen der Rohre, in den Abfüllanlagen – also überall dort, wo Milchreste sich verirren können, wenn nicht kräftig und lange genug gespült, gereinigt und desinfiziert worden ist. Je länger die Milch gekühlt auf den Höfen steht, desto dominanter wird diese Flora.

Im Tanksammelwagen wird die Milch der verschiedenen Höfe vermischt, auf immer länger werdenden Wegen zur Molkerei transportiert, dort erneut vermischt und im Vorstapelbereich noch einmal gelagert. Untersuchungen der Bundesforschungsanstalt für Milchwirtschaft Kiel zeigten, dass sich die

Keimgehalte auf dem Weg zwischen Hof und Molkerei durchschnittlich um den Faktor 4,6 vermehrten. Wird die Milch anschließend noch einmal bei der Molkerei gelagert, vermehren sich die Keime entsprechend weiter. Daher gilt es, den Anfangskeimgehalt der Anlieferungsmilch so gering wie nur möglich zu halten.

Ende der 1960er-Jahre, als die Trinkmilchgebiete aufgehoben und immer mehr Milch zwischen den Bundesländern gehandelt worden war, empfahlen die Kieler Milchwissenschaftler, einen bundeseinheitlichen Grenzwert von 100 000 Keimen pro Milliliter als Güteklasse 1 für die Qualitätsbezahlung der Landwirte einzuführen. Das war von der bundesdeutschen Realität noch weit entfernt. Tatsächlich hatte die Ablieferungsmilch 1978 noch durchschnittlich 582 000 Keime pro Milliliter Milch. Zehn Jahre zuvor waren es noch doppelt so viele gewesen. Die Streubreite war enorm, und wie zu erwarten war, hing der Keimgehalt stark vom Abholintervall und der Art der Hofkühlung ab.

Ein schwieriger und langwieriger Anpassungsprozess folgte. Erst 1980 konnte eine bundeseinheitliche Gütebezahlung durchgesetzt werden. Mit ihr kamen Untersuchungsmethoden zum Einsatz, die die veränderte Keimflora erfassen konnten. Die Keimgrenze für die Güteklasse 1 wurde Schritt für Schritt von zunächst 500 000 Keimen/Milliliter auf 300 000/Milliliter im Jahr 1986 gesenkt. Seitdem im Zuge des europäischen Binnenmarktes ab Mitte der 1980er-Jahre Rohmilch und deren Erzeugnisse quer durch Europa transportiert wurden, vereinheitlichte die EWG die Gütenormen für Rohmilch. 1986 trat die EU-Milchhygienerichtlinie in Kraft und senkte ab 1993 die Anforderungen für Güteklasse 1 auf die bis heute gültigen 100 000 Keime pro Milliliter.[91] Viele Molkereien zahlen den Landwirten Zuschläge für einen noch geringeren Keimgehalt der Anlieferungsmilch.

Die Verschiebung der Keimflora hin zu kälteliebenden Bakterien war jedoch nur *ein* Problem: Die Melkmaschine hatte sich nicht nur als neue Quelle der Milchverunreinigung herausgestellt, sondern als Ursache und Überträgerin von Euterentzündungen (Mastitis). Das Wundermittel Penicillin, dieses erste Antibiotikum, verbreitete sich daher schnell unter den Landwirten und bereits 1954 schrieb die Molkerei- und Käsereizeitung: »Eine saubere Milch muss nicht sauber gewonnen sein (...). Es hat sich inzwischen herumgesprochen, dass mit Penicillin behandelte Kühe in den ersten Tagen nach der Behandlung eine Milch liefern, die keimarm und säuerungsträge ist.«[92]

Besonders Käsereien und Joghurthersteller klagten nun über säuerungsträge Milch, verhinderte Rahmreifung und schlechte Aromabildung. Als weitere Quelle »schwerer Betriebsstörungen und Qualitätsrückschläge« stellten sich Rückstände von Reinigungs- und Desinfektionsmitteln, die zur Keimbekämpfung den Betrieben empfohlen wurden, heraus. Keimarme

Milch – sei sie nun durch Sauberkeit beim Melken oder durch Penicillinreste als Folge nicht eingehaltener Wartezeiten oder durch Reste von Desinfektionsmitteln hervorgerufen – wurde durch die alte Länder-Gütebezahlung anstandslos honoriert![93] Das Problem zog sich noch bis weit in die 1960er-Jahre hinein. Immer wieder kam es vor, dass die gesetzlichen Wartefristen nach einer Antibiotikabehandlung der Kühe nicht eingehalten wurden. Auch aus anderen Ländern kamen Klagen über Qualitätsmängel, vorneweg aus den USA. Seitdem die Bundes-Milchgüteverordnung und später die EU-Milchhygienerichtlinie drastische Abzüge vom Milchgeld fordern, wenn antibiotisch wirksame Hemmstoffe in der Milch gefunden werden, hat sich dieser Qualitätsmangel weitgehend aufgehoben.

Die haltbare Frische

Die Frischmilch wird immer haltbarer und heute nimmt sie folgenden Weg vom Hof bis zur Tüte:[94] Die Milch wird durchschnittlich zwei Tage lang auf dem Hof kühl gelagert und dann zur Molkerei transportiert. Dort wird sie erhitzt, gekühlt und erneut gelagert (Vorstapelbereich). Sie wird dann erneut erwärmt, entrahmt, gereinigt und von unliebsamen Gerüchen befreit. Dann wird ihr das zuvor entfernte Fett wieder bis zum gewünschten Prozentsatz zugeführt. Anschließend wird sie homogenisiert, das heißt, die Fettkügelchen werden zerschlagen, um damit ein Aufrahmen in der Tüte zu verhindern. Dann wird sie pasteurisiert, gekühlt, zwischengelagert und später in Tüten abgefüllt. Mit einem Mindesthaltbarkeitsdatum von weiteren sechs bis zwölf Tagen versehen kommt sie so ins Kühlregal des Einzelhandels, wechselt in den Kühlschrank des Konsumenten und dort wartet sie schließlich brav auf ihren Verbrauch.

Einen Wettbewerbsvorteil beim Kampf um die begehrten Regalplätze des Einzelhandels hat, wer noch längere Haltbarkeitszeiten für seine Molkerei-Frischprodukte anbieten kann; und für den Handel entscheidend beim Einkauf wird neben dem Preis zunehmend das Mindesthaltbarkeitsdatum, das anzugeben der Hersteller durch das Lebensmittelkennzeichnungsgesetz seit 1981 verpflichtet ist. Je länger das Milchprodukt sich noch frisch hält, desto stärker beginnt sich auch für die Verbraucher der Zusammenhang zwischen Zeit und Frische aufzulösen. Nur zweimal noch flammte ein öffentlich ausgetragener Streit über die immer länger haltbare Frischmilch auf.

1981 hatte die Bezirksregierung in Koblenz einer Molkerei untersagt, ihre pasteurisierte Konsummilch als »frisch« zu bezeichnen, da sie bei der Abgabe an den Verbraucher bis zu sechs Tage alt sein konnte. Ein über siebenjähriger Rechtsstreit folgte, der 1989 vor dem Oberlandesgericht mit der Aussage beendet wurde, eine pasteurisierte Milch sei frisch, da durch die Pasteurisierung keine wesentlichen Qualitätseinbußen gegenüber der Rohmilch eintreten würden.[95]

Der zweite Streit entzündete sich 2008, als fast unbemerkt vom Verbraucher (da keine spezielle Kennzeichnung notwendig war) die übliche Frischmilch in den Kühlregalen durch die sogenannte ESL-Milch (Extended Shelf Life) ersetzt worden war. Diese mit Mikrofiltration gereinigte oder mit thermischen Verfahren schnell hocherhitzte Milch hält sich zwischen zehn und 30 Tage lang »frisch«, ohne die geschmacklichen Nachteile der UHT-Milch aufzuweisen. Die Verbraucherzentralen liefen Sturm, forderten eine Kennzeichnung der ESL-Milch und unter anderem das Verbot, sie als »länger frisch« zu bewerben. Auch die Verbraucherschützer bestehen auf einem zeitlichen Bezug der Frische.[96]

Die Rechtslage während des ersten Streits war noch so gewesen, dass eine Milch mindestens 22 Stunden nach dem Melken einer Pasteurisierung zugeführt werden musste.[97] Die dem europäischen Recht angepasste Milchverordnung von 1989 verlängerte diesen Zeitraum auf 60 Stunden, reduzierte anschließend diese Frist wieder auf 36 Stunden und erlaubte dafür das Erhitzen der Milch vor der eigentlichen Pasteurisierung.[98]

Heute (2012) gibt es dazu keine Vorschriften mehr, lediglich darf die rohe Milch vor der Pasteurisierung einen bestimmten Keimgehalt nicht überschreiten und nach der Pasteurisierung, wenn sie längst in die Tüte gepackt worden ist, auch nicht. Wie lange sie gebraucht hat, um in den Kühlschrank des Verbrauchers oder in den Milchkaffee zu kommen, ist jetzt dem Gesetzgeber egal geworden. Der Hersteller hat dafür zu sorgen, dass sie nicht vorzeitig umkippt.

Extrem keimfreie Abfüllanlagen haben für fast alle Milch-Frischprodukte die Haltbarkeit so stark verlängert, dass den Verbrauchern selbst das Gefühl abhanden kommt, es im traditionellen Sinne noch mit einem »leicht verderblichen Produkt« zu tun zu haben. Da aber die Rest-Keimflora eine gänzlich andere geworden ist, wird die Trinkmilch heute faulig, wenn sie umkippt. Die Zeiten der selbstgemachten Dick- und Schlippermilch sind aus diesem Grunde längst vorbei.

Das »System Milch« – Schattenseiten der Modernisierung

Auswirkungen auf die Milchqualität – technische Antworten, offene Fragen

Frisch gemolkene Milch hat eine Temperatur von 38 Grad Celsius. Wohltemperiert sozusagen für das junge Kalb. In diesem Zustand dürfe sie höchstens durch ein Sieb laufen. Das waren einst gängige Auffassung und Erfahrungswissen, das erforderte die Achtsamkeit, die Franz Roiner 1975 nochmals vergeblich eingefordert hatte. Wissenschaftlich betrachtet ist es der »labile kolloidale Lösungszustand«, in dem sich in erste Linie das Eiweiß in der Milch befindet und das sofort auf eine Änderung der chemischen wie physikalischen Umgebung reagiert.[99] Empfindlich gegen Kälte und mechanische Belastung sind ebenso die mit einem feinen Häutchen überzogenen Fettkügelchen. Benno Martiny warnt daher in seinem 1871 erschienenen Buch »Die Milch« davor, die Milch zu stark zu bewegen, da dies die Aufrahmung beinträchtige. Nur in kleinen Mengen dürfe die Milch zur Molkerei getragen werden, damit sie nicht zu sehr geschüttelt würde.[100] Noch in den 1950er-Jahren hatte man den Molkereilehrlingen eingebläut, die Milch nicht einfach in den Behälter zu pumpen, sondern schön vorsichtig an der Behälterwandung herunterlaufen zu lassen. Emmentaler Käsereien hatten von ihren Milchbauern gefordert, nur gut gefederte, gummibereifte Wagen zu benutzen, damit die Milch nicht zu vielen Erschütterungen ausgesetzt wurde (bis 1950 musste die Milch getragen werden!).[101] Da die Milch bei der Kühlung gerührt werden muss, äußerten die Milchfachleute anfangs sogar ihre Bedenken gegen eine generelle Einführung der Wasserkühlung auf den Höfen.[102]

Die Milch wird heute hohen mechanischen Belastungen sowie lang anhaltender Kühlung bei relativ tiefen Temperaturen ausgesetzt. Neben der veränderten Keimflora führt dies zu einer Destabilisierung des Fettes wie des Eiweißes. Die Kühlung lässt das Fett kristallisieren, führt zu einer Umstrukturierung der feinen Membranhaut der Fettkügelchen, macht diese labiler für die mechanischen Einwirkungen: das Rühren der Milch, das Pumpen und Absaugen in den Tankwagen, das Schütteln während der Fahrt, das Zentrifugieren und weitere Pumpen, die turbulenten Strömungen und die starken Schwerkräfte – sie bewirken ein Aufbrechen der feinen Membranhaut der Fettkügelchen. Freie Fettsäuren treten aus. Je mehr kälteliebende Keime in der Milch sind, desto leichter und schneller vollzieht sich diese Fettspaltung (Lipolyse). Wird die Milch nur alle drei Tage abgeholt, so steigt der Gehalt an freier Fettsäure besonders während der ersten und zweiten Melkzeit an, da das Rührwerk des auf sechs Gemelke hin ausgelegten Milchtanks am Anfang noch viel Luft in die Milch schlägt.

Freie Fettsäuren sind nicht nur für die Streichfähigkeit der Butter verantwortlich, sie sind überhaupt die Trägerinnen des Geschmacks, des Geruchs der Milch sowie Teil ihres ernährungsphysiologischen Wertes. Durch den Kontakt mit der Luft wie mit den fettspaltenden Keimen kommt es zur Fettspaltung und Ranzigkeit wird zu einem typischen Fehler gekühlter Milch.

Beim Abkühlen der warmen Milch verliert auch das Milcheiweiß (Kasein) etwas von seiner Stabilität und einen Teil seiner Käsereitauglichkeit. Guter Rohmilchkäse wurde daher stets aus ungekühlter Milch gemacht, und in der Schweiz, die auf guten Käse stets Wert legte, war bis 1978 die zweimal tägliche Milchabholung Pflicht.

Die Folgen dieser heutigen Belastungen und Destabilisierungen der Milch sind zahlreich und reichen von geringerer Fettausbeute über Geruchs- und

Geschmacksfehler bei Trinkmilch (»ölig, fettig, metallisch, talgig, fischig«) zu Haltbarkeitsproblemen der H-Milch, mangelnder Schlagfähigkeit der Sahne sowie verminderter Käsereitauglichkeit.

In ihren Auswirkungen auf die Milch ganz ähnlich wirken Euterentzündungen. Sie werden schon seit den 1980er-Jahren als die »Berufskrankheit« der Milchkühe betrachtet, da sie nicht mehr wie in den Anfängen der mechanisierten Milchgewinnung allein mit der Melkmaschine in Verbindung gebracht werden, sondern in einem ursächlichen Zusammenhang mit der geforderten Höchstmilchleistung der Kühe stehen.[103] Der züchterisch bedingte, »innere Leistungszwang« führt zu Stoffwechselstörungen, verminderten Abwehrkräften, Fruchtbarkeitsstörungen und Klauenerkrankungen sowie eben zu Entzündungen des Euters und der Gebärmutter. Dabei hat sich inzwischen das Erregerspektrum längst von den klassischen Mastitis-Erregern wie dem Gelben Galt *(Streptococcus agalactica)* weg und hin zu unspezifischen, aus der Umwelt stammenden, durch Coli-Bakterien provozierten Erkrankungen bewegt. Euterentzündungen, auch chronische Mastiden, verändern die Zusammensetzung der Milch, machen diese dem Blut ähnlicher, unter anderem nimmt der Gehalt an den Vitaminen B2 und C ab. Stark beeinträchtigt werden dadurch die Käsereitauglichkeit der Milch wie auch die Hitzestabilität und ihre Haltbarkeit.

Die Qualität des Futters und seine Zusammensetzung sind besonders wichtig für die Fettqualität und damit für die Qualität zum Beispiel der Butter.[104] Weiches Fett und damit eine streichfähigere Butter ist die Folge von Weidegang. Hartes Fett wird durch das Verfüttern von Stroh, Heu und Rüben, vor allem aber durch Ölfrüchte wie Sojaschrot oder Kokoskuchen erreicht. Die Kenntnisse um die Wirkung der unterschiedlichen Futterarten auf die Fettqualität war in den Anfängen der gewerblichen Milch noch sehr verbreitet und die Milcherzeuger versuchten, mit entsprechenden Futterrationen die Butter im Sommer etwas fester und im Winter etwas weicher werden zu lassen. Diese Aspekte wurden weitgehend vernachlässigt und eine Untersuchung Mitte der 1980er-Jahre zeigte, dass nur noch in den Regionen Deutschlands, in denen weniger hohe Kraftfutterrationen verfüttert wurden, das Milchfett insgesamt etwas weicher war. 15 Jahre zuvor hätte man selbst dieses Fett noch als hart bezeichnet. So verlor die deutsche Butter aufgrund ihrer »Härte« Marktanteile – nicht nur an die stets streichfähige Margarine, sondern auch an die neu auf den Markt gebrachte irische Weidebutter »Kerrygold«. In Reaktion darauf integrierte die deutsche Butterverordnung erstmalig 1977, dann erneut 1989 das Kriterium »Streichfähigkeit« als offizielles Qualitätsmerkmal für die Anerkennung der Butter als Markenbutter.

Große Skepsis bis Ablehnung erfuhr einst die Verfütterung von Silage (erst Gras-, dann auch Maissilage), da diese oftmals Reste von Erde und bodenbürtige Clostridien-Bakterien enthalten konnte. Die Sporen (Dauerformen) von Clostridium-Bakterien passierten nicht nur den Kuhmagen, sondern gelangten über den Kot der Tier in den Stall und von dort in die Zitze zur Milch. Sie rufen die gefürchteten Spätblähungen in Schnitt- und Hartkäse hervor. Ein bis zwei Sporen pro Milliliter Milch genügen, um den Käse zu verderben.[105] Daher hatten früher die Emmentaler Käsereien die Silageverfütterung verboten. Die Käsereiwirtschaft reagierte zunächst mit der Zugabe von Nitrat zur Kesselmilch. Doch noch aus einem anderen Grund waren einst viele Futtermittel wie Silage, Ölkuchen und Rübenblatt etwas verpönt gewesen unter den Molkereimeistern: Die Milch roch danach!

Viele der Milchfehler, die den Molkereimeistern vor 50 Jahren noch Sorge bereiteten, lassen sich heute auf technischem Wege »bereinigen«: Statt dem Käse Nitrat zuzusetzen, werden die unliebsamen Keime und vor allem Sporen mit speziellen Zentrifugen (Bacteriofugen) oder mithilfe der Mikrofiltration quasi herausgesiebt. Die Milch wird entgast und das Milchfett fraktioniert, um den Anteil gesättigter Fettsäuren zu reduzieren und das Butterfett in seiner Zusammensetzung zu standardisieren (zum Beispiel für Großbäckereien).[106]

In den 1970er- und 1980er-Jahren hatte die Milchwirtschaft noch ausführliche Diskussionen geführt über die Konsequenzen der Umstellung des »Systems Milch« für die Milchqualität. Inzwischen ist es merkwürdig ruhig geworden. Es sieht fast so aus, als sei die Anpassung des Rohstoffes Milch an die technischen Erfordernisse gelungen.

Es bleiben jedoch Fragen offen. So zum Beispiel die Frage, ob die Milch möglicherweise durch ihre stets gesteigerte Menge pro Kuh allein schon eine andere (»dünnere«) geworden ist. Eine Kuh gibt heute 13-mal mehr Milch als ihr Kalb benötigt. Beantworten könnte diese Vermutung nur eine Feinbeurteilung der Milch. Hinweise gibt es: Die Untersuchung von Tiemeyer von 1987 bemerkte eine mit der Steigerung der Milchleistung verbundene Abnahme an ernährungsphysiologisch bedeutsamen Minorbestandteilen wie unter anderem der Orotsäure.[107] Orotsäure (Vitamin B13) begünstigt das Wachstum der Milchsäurebakterien, fördert die verschiedenen vitaminbildenden Bakterien im Darm, spielt eine wichtige Rolle im Leberstoffwechsel und könnte ein wirksamer Hemmstoff gegen krebserzeugende Substanzen sein.

Die Debatte um die Heilwirkung der Milch oder ihre schädigende Wirkung wird sich erst im nächsten Jahrtausend entfalten (siehe nächstes Kapitel).

»Burn-out« – auch bei Kühen

Das neue System Milch zeigt seine Schattenseiten auch bei den Kühen: Fruchtbarkeitsstörungen, Euterentzündungen, Stoffwechselstörungen und damit verbundene Lahmheiten sind heute die wichtigsten Gründe warum

> **DIE KUH UND IHRE VERDAUUNG**[108]
>
> Ihr Magen und ihr Verdauungssystem sind naturgemäß auf die Nutzung von Gras und Grünmasse hin ausgelegt. Mithilfe ihrer Vormägen und den dort angesiedelten Bakterien, Hefen und Pilzen schließt sie die Zellulose der Grünmasse auf. Dabei vermehren sich die Mikroorganismen unter den günstigen Klimabedingungen des Pansens so stark, dass sie nach Abschluss der Wiederkäuerphase zwischen sieben und zehn Kilogramm wiegen. Gemeinsam mit dem Nahrungsbrei gelangen diese eiweißreichen Massen an Mikroorganismen in den Hauptmagen der Kuh, den Labmagen. Dort werden sie durch die Magensäure abgetötet und von den Enzymen zu Aminosäuren und Peptiden abgebaut. Ein Teil davon gelangt in die Milch. Hohe Gaben energie- und eiweißreichen Kraftfutters stören diese Abläufe, können die Zusammensetzung der Flora ändern und zu Stoffwechselstörungen führen. Die wiederum erzeugen Klauenerkrankungen, Euterentzündungen und Fruchtbarkeitsstörungen. Diese Zusammenhänge sind seit vielen Jahren bekannt.

Kühe zum Schlachter gehen müssen. Da die Milch, das Euter, der Stoffwechsel der Kuh und ihre Fruchtbarkeit eng zusammenhängen, müssen bestimmte Risikofaktoren dieses Verhältnis stören. Schauen wir uns das etwas genauer an, so zeigt sich folgendes Bild:[109]

Eine schwarzbunte Kuh in den Intensivmilchgebieten Schleswig-Holsteins erreicht heute ein durchschnittliches Alter von 4,6 Jahren, ein bayrisches Braunvieh 5,4 Jahre. Die schwarzbunte Kuh hat dann zweimal ein Kalb geboren und zwei Laktationsperioden lang Milch gegeben, die braune Kuh ein Jahr mehr. Gehörte die schwarzbunte Kuh zu den besten ihrer Region, so hat sie im Jahr 2010 rund 8800 Kilogramm Milch pro Jahr abgeliefert, das ist um die Hälfte mehr als noch ihre Vorgängerinnen im Jahr 1990 Milch gegeben haben. Schaut man noch weiter in die Vergangenheit zurück, erfährt man, dass vor 60 Jahren eine Kuh gute zwölf bis 16 Jahre alt werden konnte und ihren Leistungshöhepunkt erst nach ein paar Jahren erreichen musste. Heute entstehen für die Betriebe hohe Kosten, wenn sie pro Jahr bis zu 40 Prozent der Kühe im Stall auswechseln müssen. Keiner will das. Aber es geschieht.

Diese hohen Leistungen und das kurze Leben sind Folge einer milchbetonten Zucht, einer intensiven Fütterung und einer Abkehr von der Weidehaltung. Alles ist mehr, größer und schneller geworden: Seit Jahrzehnten werden die milchbetonten Rassen ausschließlich auf Milchleistung hin gezüchtet und die Tiere in mehrfacher Hinsicht anfälliger für Erkrankungen gemacht. So ist ihre genetische Basis durch den steten Einsatz weniger

»Superbullen« schmal geworden: Im Jahr 2009 stammten 27 der 60 Top-Bullen von nur *einem* Vater ab. Zugleich haben sie Körperformen geändert: die Tiere sind größer, schwerer und die Euter überdimensional groß geworden. Ihre Verwundbarkeit in den Laufställen ist gestiegen.

Die großen Tiere brauchen mehr Futter: Die Rationen sind daher von täglich 15 Kilogramm Trockenmasse auf 24 Kilogramm gestiegen. Da der Kuhmagen und die Zeiten, in denen die Kuh fressen kann (weil sie viel Zeit zum Wiederkäuen des Futters braucht), begrenzt sind, muss sie sehr nährstoffreiches Futter fressen, um die genetisch angelegte Milchleistung bringen zu können. Nach wie vor gilt, dass es die hochkonzentrierten Futtermittel sind, die die Milch hervorbringen. Diese Futtermittel stören aber die auf die Verdauung von Zellulose hin ausgelegte Physiologie der Kuh (siehe Kasten). Das ist ein weiterer Risikofaktor.

Alle Risiken werden größer, wenn die Kühe nicht mehr (»zero-grazing«) oder nur noch wenig auf die Weide kommen. Alle Risiken werden schwächer, wenn die Kühe weiden dürfen. Das ist kurz gefasst das Ergebnis einer Untersuchung der Europäischen Agentur für Lebensmittelsicherheit (EFSA), die sie im Jahr 2002 durchgeführt hat, um das Wohlbefinden und die Krankheiten von Milchkühen in Europa zu erfassen.[110] Noch Anfang der 1980er-Jahre schickten 90 Prozent der Betriebe ihre Kühe auf die Weide, 1995 praktizierten bereits ein Viertel der Betriebe reine Stallhaltung. In Herden mit mehr als 200 Kühen kommt heute nur noch knapp jede fünfte Kuh auf die Weide – in Norddeutschland noch eher als im Süden.

Stress senkt die Immunabwehr bei Menschen wie bei Tieren. Die Kühe stehen unter Stress, denn es ist ihr »Wesen«, um jeden Preis Milch zu geben. Konnte der »Rinderwahnsinn«, die BSE-Erkrankung der Rinder, noch als eine Art Betriebsunfall der Gier betrachtet werden, da Schlachtabfälle vor ihrer Verfütterung an die Kühe nicht ausreichend erhitzt worden sind, so scheint es heute ein Mangel an Abwehrkräften zu sein, der die neuen Erkrankungen begünstigt. Es sind bakteriell bedingte Erkrankungen wie der »chronische Botulismus«[111], der auch die Menschen auf den Höfen bedroht. Es sind aus dem Süden eingewanderte Viruserkrankungen wie die Blauzungenkrankheit (2007/2008) oder der Schmallenberg-Virus (2011/2012). Zwar können Erreger identifiziert werden, impfen kann helfen. Zugleich sind es jedoch auch multifaktorielle Erkrankungen, da die Symptome wenig eindeutig und die Ursachen nicht immer linear bestimmbar sind.[112] Möglicherweise stehen die neuen Erkrankungen der Kühe im Zusammenhang mit diesem »Burn-out« der Tiere?

Mit ihren zunehmenden Erkrankungen zeigen die Tiere jedenfalls, dass die Grenzen ihre Belastbarkeit offenbar erreicht sind. Die Landwirte sind zunehmend besorgt – auch wegen der gestiegenen Krankheitskosten und dem frühen Ausscheiden der Tiere aus dem Produktionsprozess. Jenseits der einzelbetrieblichen Fragen und Probleme stellt sich aber auch gesamtgesellschaftlich die Frage, ob diese hochintensive Form der Milcherzeugung nachhaltig ist. Was muten wir uns und den Tieren zu? Welche Folgen hat diese Milcherzeugung in Bezug auf unsere Ressourcen? Und welche Folgen für die Qualität dieses wichtigen Lebensmittels?

KAPITEL VI

Rohstoff oder Lebensmittel – Die globale und die vielfältige Milch

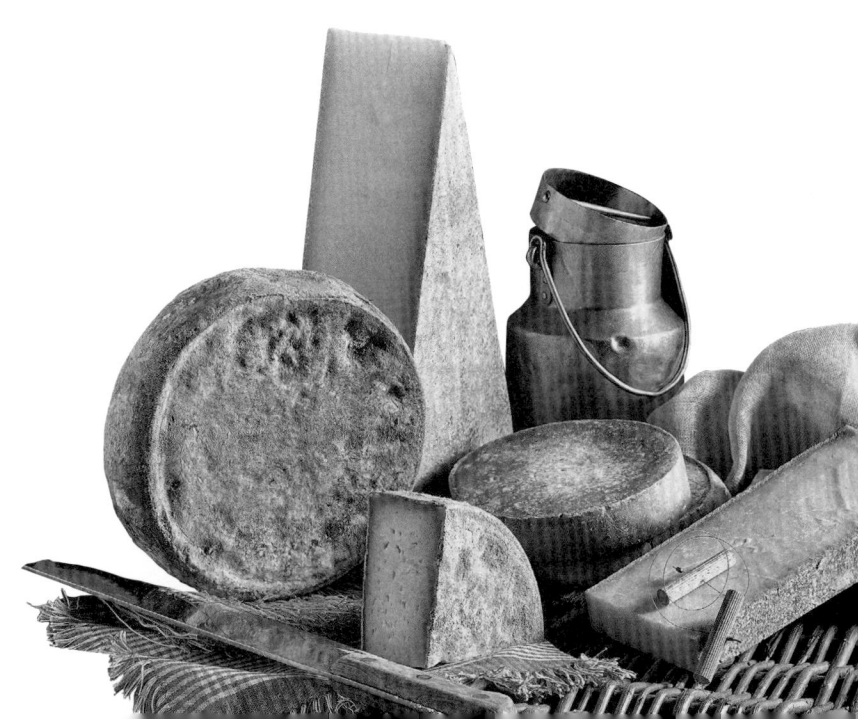

Zum ausgehenden 20. Jahrhundert verändern sich die Rahmenbedingungen für die Milch: Neue Informationstechnologien ermöglichen die Steuerung komplexer Prozesse und eine weltumspannende Kommunikation. Das Ende der politischen Spaltungen der Welt, ihre neue Multipolarität als auch ihre neuen Krisen zeigen, dass die Welt längst zu einem globalen Dorf zusammengewachsen ist – mit allen Folgen für die lokalen Milchproduzenten.

Die Milch ist europäisch geworden: ihre Rechtsgrundlagen, die Märkte und die Unternehmen, die – wie der Handel – zunehmend international agieren. Am untersten Ende der Wertschöpfungskette stehen die Milchbauern, die auf die Preisrisiken der geöffneten und globalisierten Milchmärkte mit Streik und Angebotsbündelung reagieren. Während in China die Milcherzeugung boomt, melken in Europa immer weniger Bauern und Bäuerinnen noch Milch (Abschnitt 1).

Neue Technologien der Mikrofiltration und Biotechnologie erlauben eine »innere Landnahme«, die Milch zu einem vielseitig nutzbaren Rohstoffreservoir hat werden lassen. Völlig neue Milchprodukte werden erzeugt und treffen auf diversifizierte Konsumstile. Aus der Kritik an der Intensivlandwirtschaft ist ein Gegenmodell erwachsen: die Biomilch. Sie hat inzwischen die Supermärkte erobert. Und die Macht der Verbraucher zeigt sich in den Angeboten der großen Konzerne an »gentechnikfreier Milch«. Auch die handwerkliche Milchverarbeitung findet eine neue Wertschätzung (Abschnitt 2).

In den letzten Jahren rücken Nähr- und Gesundheitswert der Milch erneut ins Kreuzfeuer der Kritik. Das Leitbild einer »weißen Milch« gibt keine Orientierung mehr und auch die Biomilch oder die Rohmilch als naturbelassene Milch geben heute nur unzureichende Antworten auf die Qualitätsfrage. Eine Neubewertung der lebendigen Milch und einer Milcherzeugung, die die »ganze« Milch im Auge behält, stehen an (Abschnitt 3).

Globalisierung der Milch

Europa und die Milch

In den 1990er-Jahren wird die Milch »europäischer«.[1] Die Europäische Union hatte begonnen, ihre inneren Grenzen weiter zu öffnen und mit der Einheitlichen Europäischen Akte aus dem Jahr 1986 trat dann 1993 der gemeinsame europäische Binnenmarkt in Kraft. Er umfasste zunächst 15 Mitgliedstaaten und 320 Millionen Menschen. Doch der Zerfall der Sowjetunion öffnete die Grenzen nach Osten, sodass sich zwischen 2004 und 2007 zwölf mittel- und osteuropäische Staaten der EU anschließen konnten. Mit 500 Millionen Verbrauchern ist dieser Markt jetzt weltweit der größte.

Nationale Vorschriften berührten schon seit Mitte der 1980er-Jahre die Milch immer weniger, denn der Binnenmarkt hatte einheitliche Qualitäts- und Handelsnormen erforderlich gemacht. Die EU-Milchhygienerichtlinie von 1985 ersetzte daher alle nationalen Vorschriften durch eine europäische Norm für Rohmilch. Die Güteklasse 1 liegt seither bei 100 000 Keimen pro Milliliter. Vorbei sind nun die Zeiten, in denen dänische Händler mit dem Hinweis auf geringere Keimzahlen ihrer Rohmilch den Bayern die Rohmilchlieferungen an die italienischen Parmesankäseproduzenten verderben konnten. Die Rohmilch ist jetzt zu einem in ganz Europa austauschbaren Produkt geworden.

Für die Milchprodukte hingegen gilt weitgehend das neue Prinzip der gegenseitigen Anerkennung unterschiedlicher Normen (Cassis-Urteil). Nur noch »Genusstauglichkeitsbescheinigungen« begleiten die Milchprodukte auf ihren Wegen kreuz und quer durch Europa. Um von den Handelsbewegungen des EU-Marktes nicht ausgeschlossen zu sein, haben europäische Nicht-EU-Staaten wie die Schweiz und Norwegen ihre Milchnormen den EU-Normen angepasst. Nun ist die Milch wirklich eine europäische geworden.

Noch europäischer als die Milch sind die Molkereien. Die Milchquotierung 1984 hatte einen Kampf um den Rohstoff Milch ausgelöst und den Konzentrationsprozess der Verarbeiter beschleunigt. Einige von ihnen sind zu europäischen Milchkonzernen zusammengewachsen: Konzerne wie Danone und Lactalis (beide Frankreich), der dänisch-schwedische Mitbewerber Arla Foods oder der mit Campina fusionierte holländische Milchkonzern Friesland Foods. Sie fusionieren inzwischen grenzüberschreitend und sind europäische Lieferanten geworden. Sie gehen mit Molkereiunternehmen der Drittlandstaaten (das sind alle Nicht-EU-Länder) »Joint ventures« ein und treten als Global Player auf den Weltmilchmärkten auf.

Auf den nationalen und internationalen Milchmärkten treffen sie auf Molkereigenossenschaften, die weiterhin Standardprodukte wie Butter und Magermilchpulver anbieten und damit eine gewisse »Heimatorientierung«

> **WOHIN GEHT DIE EUROPÄISCHE MILCH?**
>
> 148 Millionen Tonnen Kuhmilch wurden 2009 in der EU 27 erzeugt sowie 2,1 Millionen Tonnen Schaf-, Ziegen- und Büffelmilch. An die Molkereien wurden in diesem Jahr (inklusive der Einfuhr von Milch) 142 Millionen Tonnen Rohmilch zur Verarbeitung geliefert. 30 Prozent davon wurden zu Frischmilchprodukten (Trinkmilch, Sauermilcherzeugnisse, Sahne), weitere 39 Prozent zu Butter und 34 Prozent zu Käse verarbeitet. Nur 3,4 Prozent der Milch ging in die Produktion von Milchpulver und Kondensmilch. Rund fünf Prozent der Rohmilch wurden exportiert.
>
> Die deutsche Milchwirtschaft ist gegenwärtig mit einer Jahresmilchmenge von 29 Millionen Tonnen an der Produktion dieser Erzeugnisse jeweils zu rund einem Fünftel beteiligt und steht damit rein mengenmäßig an der Spitze der EU, gefolgt von Frankreich (24 Millionen Tonnen), dem Vereinigten Königreich (14 Millionen Tonnen) sowie Polen und den Niederlanden mit je zwölf Millionen Tonnen.
>
> Die regionalen Unterschiede im Verbrauch der Milcherzeugnisse sind beachtlich und folgen weiterhin den Traditionslinien: Irland hat mit 185 Kilogramm Milch den höchsten europäischen Pro-Kopf-Verbrauch an Frischmilch. Der Absatz pasteurisierter Vollmilch ist besonders hoch in Deutschland und in Österreich. Teilentrahmte Milch wird vor allem in Frankreich, H-Milch in Deutschland und Spanien verbraucht. Der Butterverbrauch sinkt, doch Frankreich hat mit 7,9 Kilogramm pro Kopf und Jahr den höchsten Verbrauch, gefolgt von Deutschland und Österreich. In Rumänien und Ungarn sind es nur 700 Gramm Butter, die pro Kopf und Jahr verzehrt werden. Dafür ist der Sahneverbrauch pro Kopf in Litauen, Polen und Belgien weit über dem europäischen Durchschnitt. Der griechische Käseverbrauch ist mit 34 Kilogramm pro Kopf und Jahr traditionell hoch, ebenso wie in Frankreich, Dänemark, Italien und Rumänien. Schmelzkäse kommt dagegen besonders gern in Tschechien auf den Tisch.

(Wocken und Spiller) beibehalten haben. Sie treffen aber auch auf Lebensmittelkonzerne wie Nestlé, den mit Abstand größten europäischen Milchverarbeiter und Anbieter zahlloser Markenprodukte.

In Deutschland reicht nur noch rein rechnerisch die national erzeugte Menge für die Selbstversorgung aus. Längst finden sich in den Kühlregalen der deutschen Einzelhandelsunternehmen zahllose Produkte der Global Player, vorneweg von Danone, Friesland/Campina oder Bongrain. Daher können nur noch 40 Prozent der in Deutschland verarbeiteten Milch auch in Deutschland abgesetzt werden: 12,6 Millionen Tonnen Milch werden aus Deutschland in Form von Milchprodukten exportiert und zugleich kommen circa zehn Millionen Tonnen Milch aus den europäischen Nachbarstaaten in Form von Milchprodukten in die deutschen Regale. Rechnet man diesen Binnenhandel mit, ist Deutschland weltweit zum größten Milchimporteur und zugleich zum größten Milchexporteur geworden. Seit 2011 spielt erstmalig ein deutscher Milchkonzern – das durch die Fusion von Nordmilch AG mit der Humana-Gruppe entstandene Deutsche Milchkontor – in der Liga der Top-Ten Europas mit.

Es bleibt ein Wettlauf wie zwischen Hase und Igel: Die Molkereiunternehmen Europas treffen auf einen Handel, der noch weiter internationalisiert und noch umsatzstärker ist als sie selbst. An erster Stelle steht (2010) in Europa der französische Handelskonzern Carrefour (Frankreich). Er tätigt inzwischen mehr als die Hälfte seines Umsatzes im Ausland und ist mit über 12 000 Verkaufsstellen in rund 35 Ländern tätig. An zweiter Stelle steht das ebenfalls stark im internationalen Geschäft tätige deutsche Unternehmen Metro, gefolgt von Schwarz (Deutschland), Tesko (UK), Rewe und Aldi (Deutschland). Auch sie treffen auf den nationalen wie internationalen Märkten auf Einzelhandelsunternehmen, die wie zum Beispiel Edeka in Deutschland oder Leclerc in Frankreich, vorrangig im Inland tätig sind. Gemeinsam ist allen Handelsunternehmen, dass sie Milch und Milchprodukte vorzugsweise unter ihren eigenen Handelsnamen anbieten. Der Rohstoff Milch, da er keine Herkunft mehr kennt (ein kleiner Code, auf der Milchpackung aufgedruckt, verrät Insidern lediglich den Namen der *abfüllenden* Molkerei), ist daher auch auf Handelsebene zum austauschbaren Produkt geworden. Das deutsche Bundeskartellamt stellte 2009 fest, dass vielen Molkereien nur noch die Rolle des Vorlieferanten übriggeblieben sei. Sie müssten sich den Preisvorgaben des Handels entsprechend beugen.[2]

Am tatsächlichen unteren Ende stehen die Landwirte, die den Molkereien den Rohstoff Milch liefern. Das ist für die Landwirte nichts Neues. Neu ist, dass eine von der EU-Kommission zur Analyse des Milchmarktes 2009 eingesetzte Sachverständigenkommission diese Sicht auch politisch bestätigt hat. Die Verteilung des Mehrwertes, der entlang der Wertschöpfungskette vom Hof über die Molkerei bis zum Handel entstehe, so die Analyse, sei sehr unausgewogen und zu ungunsten der Milchbauern verteilt.[3] Der Milchbauer bekomme in der Regel den Preis ausbezahlt, der, nachdem der Handel seine Preisvorstellungen weitgehend durchgesetzt hat, den Molkereien nach Abzug wiederum ihrer Kosten, übrigbleibe. Verhandlungen über den Milchauszahlungspreis gäbe es nicht, er würde den Lieferanten lediglich einen Monat nach der Milchlieferung mitgeteilt. Hinzu komme, so die Kommission, dass die Landwirte bei der Wahl der Molkerei inzwischen kaum Alternativen hätten.

Der Streik der Bauern und die allmähliche Auflösung der Milchmarktordnung

Wen wundert es, dass in diesem neuen Jahrtausend europaweit die Konflikte um die Milch und ihren Preis, wie schon 100 Jahre zuvor, erneut aufbrechen? Dass die europäischen Milchbauern nicht mehr bereit sind, das Risiko des Milchpreises alleine zu schultern? Die Milch war eine relativ sichere und kontinuierliche Einnahmequelle für sie gewesen. Jetzt aber ist auf den Höfen die Verunsicherung groß. Wie soll es weitergehen? Diese Frage betrifft besonders diejenigen, die sich in den letzten Jahren auf Milcherzeugung spezialisiert, in sie investiert und sich darüber stark verschuldet haben.[4]

Als im November 2007 die Preise erneut auf weniger als 30 Cent pro Kilogramm abgelieferter Milch sanken, war es genau der Tropfen, der das Fass zum Überlaufen brachte: Am 26. Mai 2008 gab Romuald Schaber, Milchbauer und Vorsitzender des Bundesverbandes Deutscher Milcherzeuger (BDM), den Startschuss. »Ich liefere ab morgen meine Milch nicht mehr ab«, rief er den über 9000 Milchbauern und -bäuerinnen zu, die sich, trotz des guten Heuwetters, von ganz Deutschland kommend zur Kundgebung in Bayern zusammengefunden hatten. Erstmals in der Geschichte streikten die Milchbauern. Statt abzuliefern, verfütterten sie die täglich weiterhin zu melkende Milch ans Vieh oder sie kippten sie weg, brachten sie auf den Feldern aus, verschenkten sie vor den Supermärkten. Unter großer öffentlicher Anteilnahme hielten sie acht Tage lang diesen Ablieferungsboykott durch. Wie ein Flächenbrand breitete sich der Protest in den Nachbarländern aus: Milchbauern in Österreich, Belgien, Luxemburg und der Schweiz sowie in Holland streikten aus Solidarität. Insgesamt 85 000 Milchbauern und -bäuerinnen beteiligten sich (Abbildung 1).[5] Ein Jahr später reichte es auch den französischen Milchbauern. Als sie mit ihrem Streik am 10. September 2009 begannen, erreichten sie Solidaritätsadressen von zahlreichen Kleinbauernvereinigungen. Mit großer Aufmerksamkeit hatten die Kleinbauernvereinigungen Mittelamerikas und Afrikas die Aktion ihrer europäischen Kollegen beobachtet. Das globale Dorf ist auch in diesem Sinne gut vernetzt.

Ernüchtert mussten die Milchbauern feststellen, dass sie nur noch formal im Besitz der Genossenschaftsmolkereien sind. Die Fusionen zu immer größeren Unternehmen – an das Deutsche Milchkontor liefern mittlerweile 11 000 Milchbauern – haben ihnen nicht nur längst den Einfluss auf die Geschäftspolitik genommen. Sie sitzen auch nicht mehr »in einem Boot«, wie ihnen immer versichert worden war. Seither versuchen sie auf nationaler wie europäischer Ebene ihre Interessen eigenständiger als zuvor zu vertreten und ihr Milchangebot zu bündeln. Anders als zu Zeiten der Milch-

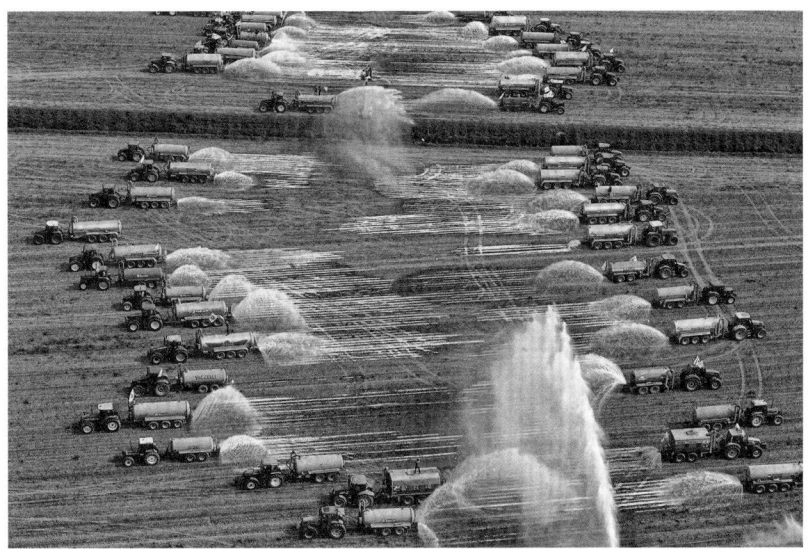

1 Der Milchlieferboykott aus dem Jahr 2008 weitet sich von Deutschland auf zahlreiche europäische Länder aus. In Luxemburg bringen die Milchbauern in einer gemeinsamen Aktion ihre Milch mit den Güllewagen auf die Felder aus.

konflikte vor dem Ersten Weltkrieg haben heute staatliche Institutionen und die Politik vor allem die Europäische Union als »Herrin« der Milchmarktordnung und des Milchrechts, ein gewichtiges Wort mitzureden.[5] Der Ausgang dieser Auseinandersetzungen um einen »fairen« und gerechten Marktpreis ist daher offen.

Im Hintergrund dieser Konflikte steht die Auflösung der Milchmarktordnung als Folge der weiteren Globalisierung und Liberalisierung (nicht nur) der Milchmärkte.

Der globale Milchmarkt ist wie ein begradigter Fluss. Bei Hochwasser tritt er schnell über die Ufer. Dieses Bild benutzt Rolf Rigert.[7] Er kennt sich aus, denn er ist Verkaufschef der Hochdorf-Swiss-Milk AG, die weltweit unter anderem Milchpulver verkauft. Seiner Erfahrung nach reichen ein paar Tonnen zuviel produziertes Milchpulver, eine um ein paar Tonnen geringere Nachfrage und schon geht der Weltmarktpreis nach oben oder unten. Seiner Meinung nach hat die neue Informationstechnologie die Globalisierung der Märkte mit vorangetrieben, denn, so Rigert, »eine Menge von 200 Tonnen Milchpulver per Mausklick aus Neuseeland einzukaufen und in Saudi Arabien zu verkaufen ist denkbar einfach und schnell geworden«. Die Märkte sind heute nicht nur global stark miteinander verknüpft sondern auch so transparent und schnell, dass bei einem Angebotsüberhang nicht einfach ein alternativer Markt mit besseren Preisen zur Abfederung zu finden ist. Für Vollmilchpulver, Magermilchpulver und Butter gilt heute ein einheitliches globales Preisniveau. Der Preis dieser drei Produkte bestimmt den sogenannten Weltmarktpreis für Milch.

Seit den 1930er-Jahren hatten die Milchmarktordnungen der Einzelstaaten »ihre« Milch vor den Preisbewegungen des Weltmilchmarktes mal mehr, mal weniger geschützt. Mehr noch: Das Dach der EU-Milchmarktordnung hatte mit seiner speziellen Kombination aus Außenschutz und subventionierten Exporten ermöglicht, dass diese Region selbst zum größten Akteur des Weltmilchmarktes aufsteigen konnte. Die europäische Milchindustrie hat daher nicht unwesentlich zur Globalisierung der Weltmilchmärkte beigetragen und die internationalen Konflikte mit hervorgerufen. Der Einbezug der Landwirtschaft in die Verhandlungen der Welthandelsrunden war eine Folge dieser Konflikte. 1994 hatten sich die WTO (World Trade Organisation)-Mitglieder im GATT-Abkommen auf einen schrittweisen Abbau der Schutzzölle und Preisstützungsmaßnahmen bei Getreide, Rindfleisch und Milch geeinigt. Zehn Jahre später, 2004, senkte die EU vertragsgemäß erstmalig die Interventionspreise für Butter und Magermilchpulver. Zugleich öffnete sie ein klein wenig mehr die Türe für Milchimporte und zog eine Obergrenze für die Höhe der Exporterstattungen. Entgegen der Forderungen der Kleinbauernvereinigungen, auf Milchexporte künftig eher zu verzichten, ging sie den anderen Weg und dehnte die erlaubte Milchmenge (Quote) aus. Die Erzeugerpreise für Milch begannen zu sinken und die Differenz zwischen Binnenmarktpreis und Weltmarktpreis verringerte sich. 1986 bis 1988 lag das durchschnittliche Binnenmarktpreisniveau noch rund 71 Prozent über dem Weltmarktniveau, 2007/2008 betrug die Differenz nur noch neun Prozent.[8] Die Exporterstattungen, die diese Differenz immer ausglichen, konnten auf diese Weise reduziert werden.

Da zusätzlich die Milchmarktordnung etwas durchlässiger wurde, berühren seither die internationalen Milchpreisbewegungen die europäischen und die nationalen Milchpreise. Eine Situation, die die Milchbauern der Entwicklungs- und Schwellenländer seit den 1990er-Jahren kennenlernen mussten. Ähnlich geht es den Schweizer Milchbauern, die ebenfalls ihre einst so bewährte Milchmarktordnung aufgeben mussten, und die seither um eine neue Marktordnung ringen.

Die Preise sind nun »volatil«, wie es in der Fachsprache heißt: Sie schwanken, und die Preisausschläge gehen schnell und für kurze Zeit nach oben wie nach unten. Als Ausgleich für die Preissenkungen erhielten die Milchbauern zunächst eine Milchprämie und seit 2010 wurden sie in das System der Ausgleichszahlungen (Betriebsprämien) einbezogen. 2015 soll die Milchquote fallen und jeder Betrieb (der dann noch in der Produktion sein wird) kann so viel Milch erzeugen, wie ihm abgenommen wird.

Seitdem der Schutz etwas genommen wurde, haben die Milchbauern Europas einen beispiellosen Strukturwandel erleben müssen:[9] In Deutsch-

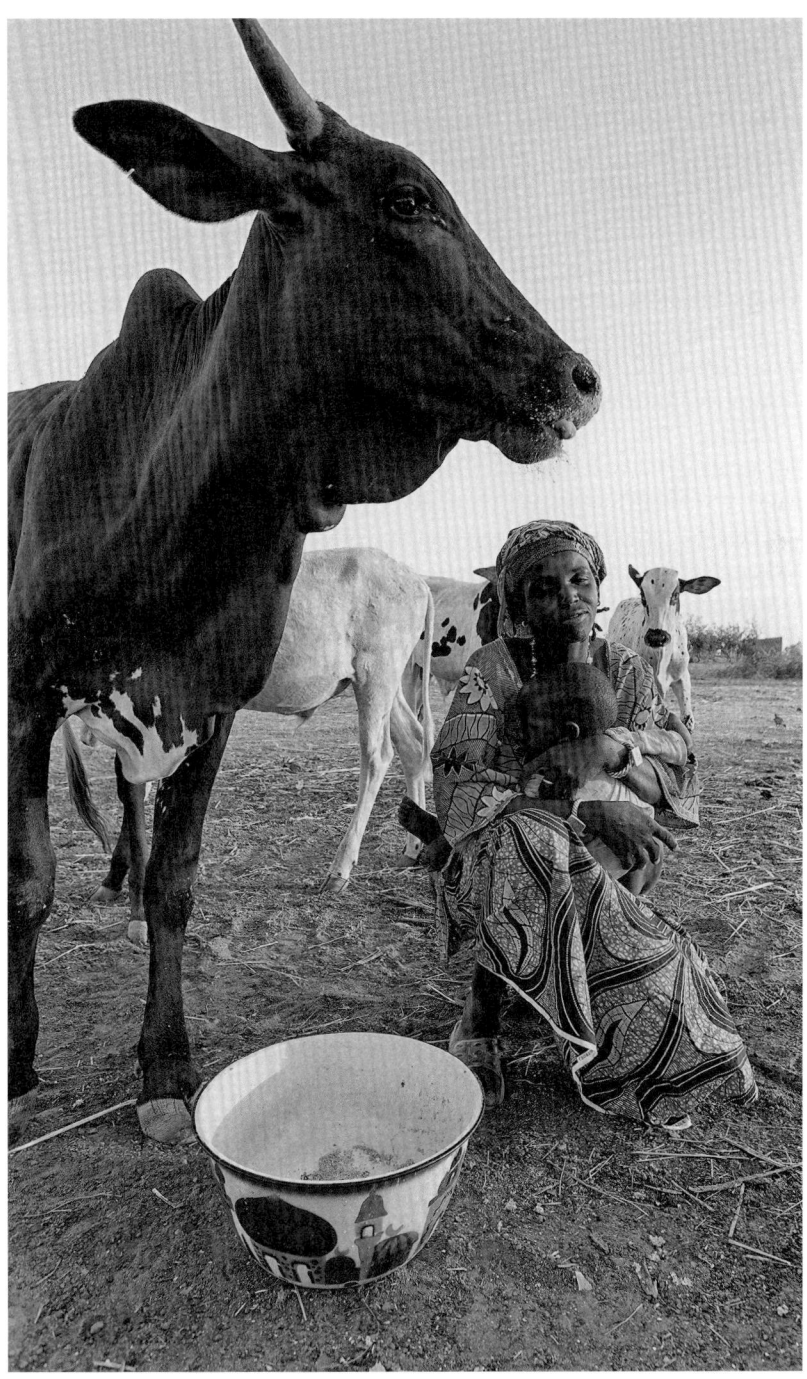

2 Wenig Chancen gegen die subventionierten Trockenmilchexporte der EU: kleinbäuerliche Viehhaltung in Westafrika.

land melken nur noch 89 000 Betriebe (2011), 1999 waren es noch 152 700 Betriebe (wir erinnern uns: 1952 waren es 1,54 Millionen gewesen). 67 Prozent der Kühe leben in Herden größer als 50 Kühe (1992 waren es noch 32 Prozent gewesen). In den neuen Bundesländern leben in den Herden durchschnittlich 200 Kühe. Allein zwischen 2003 und 2007 hat in der EU27 jeder fünfte Betrieb die Milcherzeugung aufgegeben. Was aber wird die Zukunft der Kleinbetriebe mit nur einer bis neun Kühen sein? Durch den Beitritt Polens und Rumäniens hat sich in der EU27 deren Zahl 2007 auf 875 800 Betriebe mehr als versiebenfacht, das sind 35 Prozent der Milchviehbetriebe. Dabei hatte seit 2003 bereits ein Drittel von ihnen aufgegeben. Haben sie wirklich keine Zukunft?

Weltweit gesehen stehen die Kleinbauern unter Druck. So hatten viele afrikanische Länder wie Kamerun oder Kenia ihre Milchmärkte früher ähnlich geschützt wie die EU (Abbildung 2). Unter dem Druck des Internationalen Währungsfonds (IWF) und der Weltbank mussten sie diesen Schutz seit den 1990er-Jahren abbauen und ihre Märkte öffnen. Ähnliches gilt für Indien, das 1995 der WTO beigetreten ist. Die Importe erfolgen durch die in Joint Ventures organisierte europäische wie ozeanische Milchindustrie. Das importierte Milchpulver wird dann zusammen mit Butteröl zu rekombinierter Trinkmilch verarbeitet. Auf den städtischen Wachstumsmärkten tritt diese »Milch« dann in Konkurrenz zur Milch der lokalen Erzeuger. Durch Exportsubventionen der EU kann sie sehr viel günstiger angeboten werden als es die heimische Erzeugung vermag. Dadurch werden die lokalen Milchmärkte und die Existenzgrundlage der lokalen Milchbauern zerstört.[10]

Der globale Markt und das (chinesische) Milchpulver

Sieben Milliarden Bewohner hatte das globale Dorf 2011, mehr als doppelt so viele wie noch 50 Jahre zuvor. Aus einigen Entwicklungsländern sind Schwellenländer geworden, eigenständige Akteure im Welthandel, und die Gewichte der politischen wie ökonomischen Welt haben sich seither gründlich verschoben. Nun lebt die Hälfte der Bewohner in Städten und ihre Konsumpräferenzen verschieben sich in Richtung des vom Westen vorgelegten Modells. Darin spielen die Milch, ebenso wie das Fleisch, eine durchaus beachtliche Rolle.

Bis vor wenigen Jahren hätte es uns im Westen wenig tangiert, wenn in China ein Lebensmittelskandal stattgefunden hätte. Heute, im Zuge der Globalisierung der Märkte, ist das anders. Dazu eine Geschichte: 2008 führt absichtlich mit dem giftigen Melamin (einem Industrieabfall, der zur Herstellung von Kunststoffen und Düngemitteln verwendet wird) vermischte Milch zum Tod von sechs chinesischen Säuglingen.[11] 300 000 Kinder haben von der verseuchten Milch getrunken, zwölf Prozent von ihnen werden blei-

**KLEINE VORLÄUFIGE
WELT-MILCH-STATISTIK**

Während die EU als weltweit größte Milchregion (155 Millionen Tonnen Milch im Jahr 2010) versucht, die Produktion in Grenzen zu halten, steigen – ebenso wie die Weltbevölkerung – die weltweite Milcherzeugung und -nachfrage vor allem in Asien an. 2010 war die Milcherzeugung weltweit wie folgt verteilt:

Indien war mit 117 Millionen Tonnen Milch (davon 65 Millionen Tonnen Büffelmilch) das größte Milcherzeugerland, gefolgt von den USA mit rund 88 Millionen Tonnen Milch, Deutschland stand mit 29,6 Millionen Tonnen an Platz sechs nach China (43 Millionen Tonnen) und Pakistan (34 Millionen Tonnen, zwei Drittel davon sind Büffelmilch) und Russland (32,3 Millionen Tonnen, 2009).

Milch ist immer noch so vielfältig wie die Welt selbst: Neuseeland erzeugt die 18,7 Millionen Tonnen praktisch ausschließlich für den Milchexport; eine durchschnittliche Herde hat dort 315 Kühe. In Indien und Pakistan erzeugen 75 beziehungsweise 15 Millionen kleine Haushalte mit ihren Milchtieren ausreichend Milch, um alle Bewohner Indiens zu versorgen. In Uganda und in Kamerun werden nur fünf Prozent der erzeugten Milch offiziell vermarktet und in Deutschland wird 27 Prozent mehr Milch erzeugt als die Menschen hier verbrauchen können.

Wagen wir noch einen Blick auf den Weltmarkt für Milch: Nur fünf bis sieben Prozent der weltweit erzeugten Milch werden gehandelt und das vorwiegend in Form von Voll- und Magermilchpulver (47 beziehungsweise 27 Prozent der Weltproduktion) sowie Butter (zehn Prozent der Weltproduktion) und Käse (sieben Prozent der Weltproduktion). Geringste Überschüsse oder das Wissen der Einkäufer um (zu) volle Lagerhallen genügen, um den Preis abstürzen zu lassen.

Die Hauptakteure im Milchexport sind seit Jahrzehnten an einer Hand abzuzählen: EU, Neuseeland, Australien sowie inzwischen auch die Ukraine und die USA. Weltweit der wichtigste Importeur von Butter und Käse ist Russland. Es kaufte aus Weißrussland, Neuseeland und der EU zum Beispiel im Jahr 2009 zehn Prozent der weltweit gehandelten Butter. Nach wie vor liefert Neuseeland Butter nach England und europäischer Käse geht vor allem nach Japan, in die USA und ebenfalls nach Russland. Das international gehandelte Magermilchpulver geht nach wie vor hauptsächlich nach Mexiko und nach Südostasien, Vollmilchpulver hingegen nach Algerien, Saudi-Arabien und praktisch in alle Entwicklungsländer. Die Absatzhoffnungen der Milchkonzerne richten sich inzwischen auf die Nachfrage aus den arabischen Ländern.

bende Nierenschäden davon zurückbehalten. Die Geschichte erinnert zwar an die Anfänge der europäischen und amerikanischen Milchwirtschaft, als es noch an Regeln und Kontrollen des neuen, städtischen Trinkmilchmarktes fehlte. Aber in einem Punkt unterscheidet sich diese Geschichte von der vor 150 Jahren: Das mit Melamin verseuchte Milchpulver taucht kurze Zeit später weltweit auf: Zuerst im Starbucks-Kaffee chinesischer Städte, dann in »Koala's March«-Keksen in Hongkong, dann in Schokoladenkuchen, der in Malta verkauft wurde. Ende September 2008 rief die britische Firma Cadbury die in China erzeugten Schokoladenprodukte zurück und schloss drei ihrer Produktionsstätten. Nestlé sendete zwanzig Schweizer Experten in seine fünf chinesischen Produktionsstätten, um dort weitere Tests durchzuführen.

Hieß es nicht immer »Chinesen trinken keine Milch«? Ihre Kultur zeichne sich durch einen Ekel vor dem Exkret einer tierischen Drüse aus, und außerdem fehle ihnen das zur Verdauung des Milchzuckers notwendige Enzym Laktase? Das war wohl einmal. Mit großer Geschwindigkeit breiten sich gerade in den südlichen industriellen Ballungszentren Chinas westliche Ernährungsgewohnheiten aus: Steigender Fleischkonsum, Trinkmilch, Joghurt, Milchmischgetränke, die neuen probiotischen Milchgetränke (zum Beispiel Actimel) und künstliche Babynahrung sind die begehrten Produkte einer zunehmend besserverdienenden städtischen Mittelschicht und das Resultat des neuen Babybooms. So stieg der Milchverbrauch in den Städten stark an. Auf dem Land blieb er traditionell bescheiden. Ähnliche Tendenzen zeigen sich inzwischen in allen Schwellenländern wie zum Beispiel in Indien, Pakistan oder Brasilien. Milchkonsum ist »in«.

In der Volksrepublik China kommt die staatlich geförderte Milch aus den großen nördlichen Provinzen. Mit seinen zweistelligen Zuwachsraten im Milchabsatz gilt China als Boomland, und allein zwischen 2000 und 2009 hat es seine Milcherzeugung verfünffacht. Inzwischen wird hier mehr Milch erzeugt als in Neuseeland und Australien zusammen oder gar in ganz Afrika, und China gilt als weltweit größter Einkäufer von Hochleistungsmilchkühen (Abbildung 3).[12] Daher geben sich die internationalen Milchkonzerne wie Fonterra (Neuseeland), Nestlé (Schweiz), Arla Foods und Danone (Frankreich) in China die Klinke in die Hand: Sie exportieren Milch und Milchprodukte dorthin oder gehen über Joint Ventures mit chinesischen Milchunternehmen direkt auf den Markt. Sie liefern das begehrte Milchpulver, lassen in China produzieren und exportieren von dort aus Ware und Milchpulver rund um die Welt.[13] Vom Melamin-Skandal profitieren sie, da seither die chinesischen Mütter auf die ihnen sicherer erscheinende ausländische Babynahrung zurückgreifen.

Überhaupt ist Milchpulver, seit seiner »Erfindung« 1902, der universelle Rohstoff schlechthin.[14] Wie der Melamin-Skandal Chinas zeigt, wird Milchpulver heute zur Herstellung einer schier endlosen Vielzahl von Lebensmitteln gebraucht. Hersteller von Joghurt und Dessertcremes, von Fertigsaucen und Fleischwaren, von Backwaren und Biscuits – sie alle schätzen seine funktionellen Eigenschaften wie zum Beispiel seine Fähigkeiten, die Schaumeigenschaften eines Produktes zu verbessern oder seine Wasserhaltefähigkeit. Futtermittelhersteller schätzen seinen Eiweißgehalt ebenso wie die Hauptkunden, die Hersteller von Babynahrung. Selbst in die gute, teure Schweizer Schokolade fließt keine Milch (wie es uns die Werbung glauben machen möchte) sondern Milchpulver. Durch die leicht bräunliche Farbe des bei hohen Temperaturen auf Walzen getrockneten Milchpulvers und seinen karamellartigen Geschmack kann der Einsatz teurer Kakaobutter auf ein Minimum reduziert werden. Anders das etwas schonender hergestellte, *sprühgetrocknete* Milchpulver. Dieses wird besonders in den tropischen und subtropischen Ländern wegen seiner guten Wasserlöslichkeit geschätzt. Dort rühren sich die Verbraucher das mit Vitaminen oder zusätzlich mit Geschmacksstoffen versehene Milchpulver einfach in ein Glas Wasser. Fertig ist die »Milch«. Kein Verderben, keine Kühlkette, immer verzehrfertig. Für die Hersteller rechnet sich das. Statt 85 Prozent Wasser zu transportieren, wird das Pulver verschickt. Das senkt Kosten und Risiken. Ist das die Milch der Zukunft?

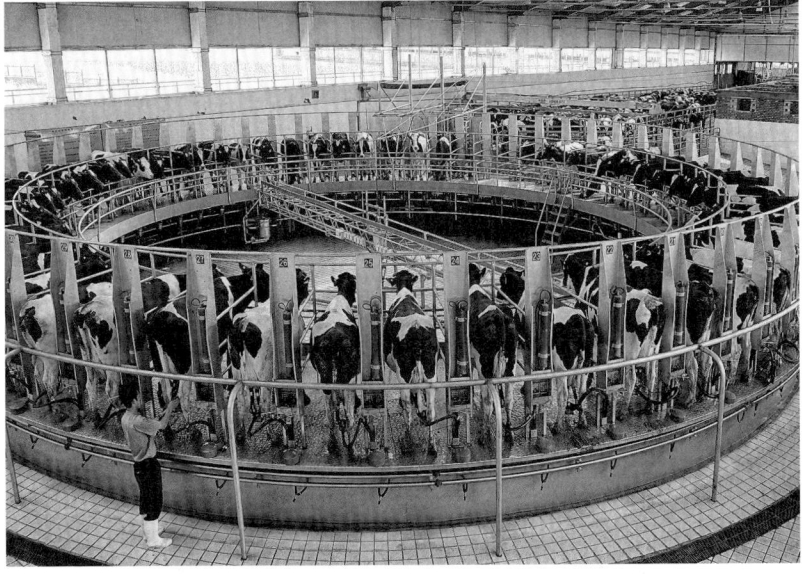

3 In der inneren Mongolei im Norden Chinas wird Milch nicht nur von Kleinbauern und den wenigen verbliebenen Nomaden von Hand gemolken, sondern zunehmend auch in großen Unternehmen. Zur Rationalisierung des Melkens kommen die Kühe in das sogenannte Melkkarussell.

Vielfalt zwischen Design und Bio

Neue Technologien ermöglichen neue Produktvielfalt
Ende der 1980er-Jahre fand in der Milchwirtschaft, fast unbemerkt und zunächst nur an den Rändern, eine zweite, der Zentrifugen-Revolution vergleichbare technische Umwälzung statt: die Membranfiltration.[15] Erlaubte die Zentrifuge raum- und zeitsparendes Entrahmen der Milch, vollzieht die Membranfiltration eine tiefere Art der »inneren Landnahme«: Feiner und genauer als es die Zentrifugen vermögen, können Milchbestandteile abgetrennt werden. Abhängig von Porengröße und anderen Membraneigenschaften gelangen zum Beispiel Keime, Dauerformen der Keime (Sporen), Fettkügelchen, größere oder kleinere Eiweißpartikel, Salze, Wasser etc. entweder durch die Membran hindurch (Permeat) oder sie werden abgewiesen (Retentat oder Konzentrat). Damit können unerwünschte Bestandteile herausgefiltert und erwünschte Bestandteile aufkonzentriert werden. So zum Beispiel das Kasein in der Kesselmilch; dies wiederum erhöht die Ausbeute bei der Käseherstellung. Die abgetrennten Stoffe können eigenständig bearbeitet und dann erneut in die Herstellungsprozesse von Käse, Joghurt, Milchmischgetränken etc. eingespeist werden, um die Zusammensetzung und/oder die Eigenschaften dieser Milcherzeugnisse gezielt zu verändern. Oder auch nur, um Reststoffe – zum Beispiel der Käserei (Molke) – besser zu verwerten.

Ein weiterer Effekt ist, dass die natürlichen, futter- und laktationsbedingten Schwankungen in der Milchzusammensetzung ausgeglichen werden und damit der Rohstoff noch feiner und risikoärmer auf die Anforderungen

---

WARUM DER KÄSEKUCHEN NICHT MEHR GELINGT[16]

Quark stellte man früher im Sackverfahren her, das heißt, man ließ das koagulierte Milcheiweiß abhängen. Hierfür benötigte man circa zehn Liter Magermilch, um ein Kilogramm Quark zu gewinnen. Mit der Mikrofiltration kann der Stoffeinsatz auf 3,6 Liter reduziert werden, da wesentlich mehr Molkenproteine und Wasser im Quark verbleiben. Verbrauchern wird dieser Quark als »cremig« und »weich« verkauft oder gar als »Quarkzubereitung« (enthält noch mehr Wasser). Tatsächlich enthält er aber sehr viel weniger Substanz und fast 20 Prozent mehr Molke als früher. Um dies zu legalisieren, wurde die Käseverordnung mehrfach angepasst. Ein Käsekuchen oder ein Quarkstrudel lassen sich aus diesem Quark nur noch dann herstellen, wenn man ihn (wie früher) abhängen lässt – oder industrielle »Käsekuchenhilfen« verwendet.

> **NEUE INDUSTRIELLE VERWERTUNGEN FÜR MOLKE UND MILCH**[17]
>
> Milchbestandteile als technische Stoffe zu verwerten ist keine Erfindung der Neuzeit, diente das Kasein schon seit hunderten von Jahren als Kleber sowie als Bindemittel für die Pigmente bei der Farbenherstellung. 1897 entwickelten Wilhelm Krische und Adolf Spitteler einen Casein-Kunststoff, den Galalith, der erst nach dem Zweiten Weltkrieg durch die Kunststoffe auf Erdölbasis ersetzt wurde. Jetzt, im Zeichen von Energiekrise und Umweltfragen, beginnen Molkeproteine und Casein ihrerseits wieder Erdöl zu ersetzen. So dient Molke als Energieträger in Biogasanlagen. In Weihenstephan gelang es einem Forscherteam, ein wirtschaftliches Verfahren zu entwickeln, das aus Molkenproteinen Verpackungsfolien herstellt, die die teuren und umweltschädlichen Kunststofffolien ersetzen können. Eine Neuentwicklung ist auch die »Qmilch« – eine hautverträgliche Textilfaser aus Milch.

einer automatisierten Verarbeitung ausgerichtet werden kann. Ökonomisch betrachtet senken höhere Ausbeute und Resteverwertung die Kosten. Allerdings ändern sich sensorische wie küchentechnische Qualitäten einiger Milchprodukte.

Die heutige Biotechnologie beginnt, die mechanischen Verfahren der Abtrennungen und Neukompositionen zu ergänzen. Mit ihrer Hilfe gelingt es, isolierte Eiweißstoffe der Milch gezielt mit Enzymen aufzuspalten, sie neu zu gestalten oder neu zusammenzusetzen, um sie dann als biofunktionelle Zusatzstoffe den Lebensmitteln beizugeben. Die in Deutschland noch verbliebene Forschung über Milch (beide ehemaligen Versuchs- und Forschungsanstalten für Milchwirtschaft sind praktisch aufgelöst und in größere Forschungseinheiten integriert worden) befasst sich schwerpunktmäßig mit dieser Technologie sowie mit der Neugestaltung von Milchsäurebakterien (siehe Seiten 233–235).[18]

Mit diesen beiden sich ergänzenden Technologien der Mikrofiltration und der Biotechnologie können Milchprodukte genau auf die Diäterfordernisse bestimmter Zielgruppen zugeschnitten werden, wie zum Beispiel auf die Ernährung von Säuglingen oder von Nierenkranken. Laktosefreie Milchprodukte für Milchallergiker finden sich schon fast in jedem Kühlregal ebenso wie die mit dieser Technologie hergestellten Lifestyle-Produkte der High-Energy-Drinks und der Sportlernahrung. Auch hier können die hohen Investitionen nur über große Absatzmengen und entsprechend hohe Werbeaufwendungen am Markt untergebracht werden.

»Schmeckt leicht. Belastet nicht. Ideal für zwischendurch!«

Die Werbung greift, wie in der Vergangenheit, die Bilder einer perfekten und gesunden Milch auf. Allerdings ist das Glas Trinkmilch inzwischen zum süßen Milchsnack mutiert. »Schmeckt leicht. Belastet nicht. Ideal für zwischendurch«, so lautet die Werbung für die im Kühlregal platzierte Milchschnitte des Unternehmens »Ferrero«. Die Zielgruppe dieser Werbekampagne hat sich jedoch gewandelt: weg von den Muttis, die in den 1990er-Jahren ihrem Kind noch schnell so eine Schnitte in den Schulranzen gepackt haben, hin zu »gestandenen Kerlen« wie den Boxer-Brüdern Klitschko, die mit dem Snack sportliche Leistung, Männlichkeit und Genuss verbinden sollen.

Seit Jahren sind diese Milchsnacks den Verbraucherschützern ein Dorn im Auge. 2011 bekam daher Ferrero für seine Milchschnitte von der Verbraucherorganisation Foodwatch den »Goldenen Windbeutel« für »dreiste Werbelügen« verliehen. Es würde mit »guter Milch« geworben, tatsächlich aber, so Foodwatch, enthalte so eine Milchschnitte vor allem Magermilchpulver, Volleipulver, Butterreinfett sowie reichlich Zucker und Aromastoffe. Sie sei daher einer Sahnetorte ähnlicher als irgendein anderes Milchprodukt.[19]

Die Liste der »Fruchtzwerge«, »Kinder-Pinguis«, »Vier frechen Früchtchen« ist lang. Meistens bestehen sie aus viel Fett und Zucker und etwas Milch. Hauptzielgruppe sind weiterhin die Kinder, und das schlechte Gewissen der Mütter wird durch den Gehalt an Milch beruhigt – nach dem Motto: »Besser das, als nur Schokolade essen«.

Schon lange hat eine Umbewertung der Milchinhaltsstoffe stattgefunden: Das Butterfett ist durch Wohlstandsbäuche und inzwischen Übergewicht der Kinder und Jugendlichen lange schon in Misskredit gekommen. Der Butterverbrauch ist daher seit Jahren rückläufig.[20] Hingegen gilt das Milcheiweiß als gesund und schlankmachend.

Mit der Öffnung der Märkte und der Aufweichung der alten Marktordnungen geht eine Aufweichung der alten, sich auf wenige Sorten beschränkenden Produktvorschriften einher. So gibt es inzwischen kaum noch ein Milchprodukt, das nicht zusätzlich in einer fettreduzierten Variante angeboten wird. Seitdem die EU es aufgegeben hat, ihren Mitgliedsstaaten Standards für Produkte vorzuschreiben, ist zum Beispiel die einst mühsam gezogene gesetzliche Grenze zwischen Margarine und Butter einer kaum noch zu differenzierenden Vielfalt an Streichfetten gewichen: Sie gibt es jetzt mit allen möglichen Anteilen an Pflanzenfett, Butterfett sowie Wasser bis hin zu nur Wasser und Pflanzenfett oder nur Butterfett und Wasser. Sie versprechen den Verbrauchern, »das Gute des Alten« mit den Vorzügen des

Neuen zu vereinigen. Zum Beispiel die »Kerrygoldbutter«: Sie ist mit einem Marktanteil von 13 Prozent in Deutschland führend. Vertrieben wird auch »Kerrygold Original Irische Halbfettbutter«. Sie enthält 60 Prozent Wasser. Beworben wird sie mit »Gutes noch besser machen« und sie verspricht einen »buttrigen, frischen Geschmack« sowie »verbesserte Streichfähigkeit«.[21] Seit der Verabschiedung der »Novel Food-Verordnung für neuartige Lebensmittel« (1997) dürfen der Margarine sogar Pflanzensterine zugesetzt werden, um sie als »cholesterinsenkend« und damit quasi als »Heilmittel« anzubieten.

Möchte man für diese Konsumepoche ein Charakteristikum ausmachen, so sind es die *fließenden Übergänge* zwischen den traditionellen und den neuen Milchprodukten. Das Standardprodukt hat ebenso ausgedient wie die alte Milchmarktordnung. Alles wird flexibel, muss ständig neu ausgehandelt werden. Der Gesetzgeber setzt dabei rein auf Kennzeichnung der Inhaltsstoffe. Doch wo sind die Grenzen, wenn selbst Milchprodukte nach dem Baukastenprinzip zusammengesetzt werden können?

Nehmen wir den Käse: Selbst in der Schweiz, einem Land das einst seinen Käse »die Speise« nannte, wird inzwischen laut darüber nachgedacht, ob es nicht günstiger wäre, Käse künftig aus Proteinpulver, Wasser und Butter oder Rahm herzustellen. Dieser sogenannte »Processed Cheese« wäre einfacher zu lagern, günstiger zu transportieren und das Qualitätsrisiko der Herstellung sei kontrollierbarer, erläuterte just die Zeitschrift der Hochdorf-Gruppe und damit eines Unternehmens, das einst als Exportgesellschaft für Naturmilch in der Schweiz begonnen hatte.[22] Und wenn dem so wäre – ließe sich dieser sogenannte »Analog«- oder »Kunst«-Käse wirklich noch unterscheiden von dem Käse, der heute schon – in Plastikfolie »gereift« – aus den automatisierten Käsestraßen herausrollt?

Dort, wo das verbraucherschützende Prinzip der Kennzeichnung gar nicht erst funktionieren kann, genau dort hat sich der Käseaustausch schon vollzogen. 2007 brachte die Lebensmittelkontrolle ans Licht, dass der bis zu 40 Prozent billigere Kunst- oder Analogkäse bevorzugt dort eingesetzt wird, wo nichts deklariert werden muss: In den Salaten mit »Feta«-Käse, im Cordon bleu der Kantinen, auf den Tiefkühlpizzas und in den überbackenen Käsestangen, bei den Imbissbuden oder Backstuben um die Ecke, aber auch beim Pizzakäse, der fertig gerieben und abgepackt neben Gouda- und Edamerpäckchen in den Kühlregalen der Supermärkte liegt. Laut Bundesamt für Verbraucherschutz und Lebensmittelsicherheit war in jeder dritten Probe, die sie gezogen hatten, Analogkäse.[23]

Biomilch –
eine Alternative kommt auf den Markt

Ein Paukenschlag war es nicht – aber ein amtliches Zeichen: Seit dem 1. Januar 1993 gibt es eine offizielle, EU-weit anerkannte, gesetzlich geschützte Milch aus ökologischem Landbau: die Biomilch.[24] Einen neuen Namen bekam dann auch die zuvor alleinherrschende Normalmilch. Sie wurde zur konventionellen Milch. Sie blieb zwar weiterhin marktbeherrschend, muss sich aber seither rechtfertigen und ihren Wert neu beweisen.

Die neue Biomilch nimmt für sich in Anspruch, die bessere Alternative zu sein, Umwelt und Tiere zu schonen, Landschaft zu erhalten und gesund zu sein, zumindest aber diese weniger zu belasten als die andere Milch. Nicht mehr die Bearbeitung der Milch ist jetzt das Kennzeichen von Qualität (Pasteurisierung versus Rohmilch) sondern der gesamte Prozess der Erzeugung selbst. Damit knüpft die Biomilch an das an, was vor der Standardisierung der Milch durchaus Allgemeinwissen war: Die Qualität der Milch hängt auch von der Fütterung und der Haltung der Kühe ab.

Die Biomilch war eine der Antworten auf die in den 1970er-Jahren sich abzeichnenden Umwelt- und Energiekrisen, in die die Gesellschaft und ihre wachstumsorientierte Landwirtschaft geraten sind. Spätestens mit dem Reaktorunfall in Tschernobyl 1986 und dann mit der BSE-Krise Ende der 1990er-Jahre sind diese Risiken für alle erfahrbar geworden und haben die Suche nach nachhaltigeren Lösungen für das gesamte Agrar- und Ernährungssystem verstärkt.

Die Geschichte der Biomilch ist keine Suche nach einer technischen Lösung, sondern sie ist geprägt von einer Suche nach neuen Beziehungen: zwischen Mensch und Natur, zwischen Milchbauern und Milchkonsumenten sowie zwischen den Molkereien und dem Handel. Die Geschichte hat mindestens drei Phasen.

Start in der Küche

»Die Keimzelle der Biokäserei war die Küche von Margret Scharmer«, erzählt mir Tobias Schüller.[25] Heute ist er der Käsereimeister auf Hof Dannwisch, einem Demeter-Betrieb nördlich von Hamburg. Die Milch der 30 Kühe wird als Vorzugsmilch, Quark, Joghurt und Käse verkauft. Viele Käsesorten haben bei Wettbewerben Preise abgeräumt, 2006 verlieh die Zeitschrift »Der Feinschmecker« dem »Opa Dannwisch«-Käse den Gourmetpreis, 2007 zeichnete Slow Food den »DannAmour« aus.

1957 hatte das Ehepaar Margret und Dieter Scharmer sich dazu entschlossen, den Hof, ein ehemaliges, im Urstromtal der Elbe gelegenes Vorwerk eines Klosters nördlich von Hamburg auf biologisch-dynamische Wirtschaftsweise umzustellen: mitten in einer Zeit des agrarischen Fortschritts,

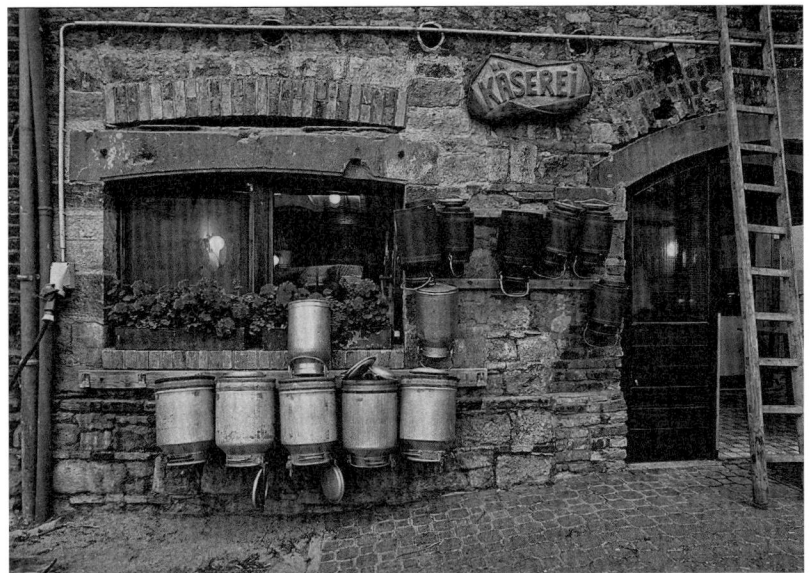

4 Neben dem Hof Dannwisch ein weiterer Pionier der ökologischen Landwirtschaft: Bio-Käserei auf dem Dottenfelder Hof in Bad Vilbel.

der steigenden Erträge dank günstig einzukaufendem Stickstoff-Mineraldünger und billiger Eiweißfuttermittel, mitten in einer Zeit, als die mühselige Hackarbeit langsam durch die chemische Spritze ersetzt werden konnte. Sich bewusst gegen diese Art von Fortschritt zu entscheiden und stattdessen auf die Kraft der Bodenfruchtbarkeit und der betrieblichen Kreisläufe zu setzen, das war mutig. Dieser Schritt brachte Einsamkeit mit sich. Im nahegelegenen Dorf hielt man die Scharmers schlicht für verrückt. Es mussten daher neue, tragfähige Netzwerke außerhalb des Dorfes aufgebaut werden. Der direkte Kontakt zu Verbrauchern wurde in jeder Hinsicht überlebenswichtig.

Wie auf Hof Dannwisch war es auf vielen Biobetrieben: Netzwerke entwickelten sich und den darin engagierten Menschen war kein Aufwand zu groß und kein Weg zu weit, um an die naturbelassenen und ökologisch erzeugten Produkte zu gelangen (Abbildung 4). Die Abgabe von Milch ab Hof war üblich. Wer eine Anerkennung als Vorzugsmilchbetrieb hatte, dem öffnete sich zusätzlich ein schmaler Absatzweg über die traditionellen Reformhäuser.

Die Wurzeln dieser Bewegung liegen in der Lebensreformbewegung des 19. Jahrhunderts. Sie suchte nach Antworten auf die sozialen Probleme der sich entwickelnden Industriegesellschaft. Hier liegen auch die Wurzeln der 1924 gegründeten bio-dynamischen Landwirtschaft und der in der Schweiz entwickelten organisch-biologischen Landwirtschaft. Naturgemäße

Landwirtschaft in Verbindung mit lokalen Vermarktungsprojekten und eine gesunde und auf möglichst geringen Energieverbrauch hin ausgerichtete Lebensweise waren von Anfang an Teil dieser Reformbewegung. Dabei wurde als gesund betrachtet, was vollwertig (nicht industriell stark bearbeitet) und möglichst naturbelassen war. Für die Milch bedeutete dies, sie sollte nicht pasteurisiert oder gar homogenisiert sein. Auf Fleisch wurde aus ethischen Gründen weitgehend verzichtet. Nach dem Zweiten Weltkrieg knüpften die ersten Biobetriebe und ihre Kundschaft unmittelbar daran an. Die eigene Quark- und Joghurtherstellung auf den Höfen wie in den Haushalten der Konsumenten gehörte dazu und gab ein neues Gefühl von Autonomie.[26]

Die Biobetriebe bauten sich eigene regionale Netzwerke zum Wissensaustausch und zur praktischen Unterstützung auf: Selbsthilfe, Eigenkontrolle bis hin zu Tausch von Saatgut – wo sonst hätten die Betriebe Unterstützung finden können, wenn nicht in der Gemeinschaft der Gleichgesinnten. Von Anfang an gab es neben den forschenden Praktikern auch engagierte Personen, die stärker wissenschaftlich arbeiteten und praxisnahe Versuche anstellten. Im Zentrum der Betriebsumstellung steht das Konzept der Kreislaufwirtschaft der Nährstoffe und der Bodenfruchtbarkeit als Ausgangspunkt aller Landwirtschaft. Nur ein gesunder und fruchtbarer Boden bringe gesunde Pflanzen, Tiere und Lebensmittel hervor. Konsequent weggelassen werden synthetisch hergestellte Stickstoffdünger, alle chemischen Pflanzenschutz- und Unkrautvernichtungsmittel sowie Importfuttermittel und Futtermittel aus Industrieabfällen. Der für das Pflanzenwachstum notwendige Stickstoff kommt über kleeartige Pflanzen sowie über die organische Düngung in den Boden. Eine gesunde Milch ist so gesehen nur der konsequente Ausfluss dieses Kreislaufes. Entsprechend wenig Vorgaben zur Milch machten die ersten Anbaurichtlinien der Verbände.

Getragen aber war die Bewegung von der Hoffnung auf eine soziale Erneuerung. Die bäuerliche Landwirtschaft sollte vom kapitalistischen Marktgeschehen unabhängig werden und dazu neue Verbindungen mit einer gesundheitsbewussten Verbraucherschaft eingehen.

Biomilch sucht neue Absatzwege –
die Phase des Experiments
Einen großen Impuls erhielt die Biomilch, als Ende der 1970er-Jahre das Land sich aufmachte, um sich gegen die Zumutungen von Politik und »Stadt« zur Wehr zu setzen: Bewegungen gegen Atomkraftanlagen, Teststrecken, Mülldeponien und Landebahnen führten Städter und Landwirte zusammen. Der bäuerliche Widerstand richtete sich auch gegen den betrieblichen Zwang zum »Wachsen oder Weichen«. Die Arbeitsgemeinschaft bäuerliche Landwirtschaft (AbL) wurde zu einem der Sprachrohre dieses Protestes.

Gegen die Politik des Deutschen Bauernverbandes gerichtet, forderte sie eine staatliche Preispolitik, die auch kleinen und mittleren Betriebe ein Weiterleben erlaubt. Widerstand und Selbsthilfe bestimmten die Arbeit des Verbandes. Politisiert durch die Konflikte, begannen in den 1980er-Jahren viele Landwirte als Akt der Selbsthilfe auf Biolandwirtschaft umzustellen. Gemeinsam mit Verbrauchern, die »Chemie in Lebensmitteln«[27] ablehnten, versuchten sie neue Absatzwege für die inzwischen von Skandalen auch betroffene »konventionelle Milch« zu entwickeln.

Kleine »Milchringe« und Erzeuger-Verbraucherkooperativen bildeten sich, um Milch beim Biobauern zu beziehen und diese über angeschlossene Wohngemeinschaften und Familien zu verteilen. Hofläden wurden eingerichtet. Bis 1986 galt noch das Direktvermarktungsverbot. Daher »kauften« Verbraucher Kuhaktien oder mieteten ganze Kühe, um die Milch »ihrer« Kuh abzuholen.

Diese aufwendigen Wege ermüdeten alle Beteiligten und es war schnell klar, dass Milch nicht wie Gemüsekistchen zu vermarkten war. Aus diesem Handgemenge zwischen Landwirten, oftmals unzuverlässigen Verbrauchern und misstrauischen Veterinär- und Kontrollbehörden heraus entwickelten sich schließlich professionellere Absatzwege: Ausgebildete Käser bauten

---

DIE RISIKEN DER INDUSTRIEGESELLSCHAFT ZEIGEN SICH IN DER MILCH

Die Risiken der intensiven Landwirtschaft zeigten sich schon seit den 1970er-Jahren in der Milch. Rückstände von Pflanzenschutzmitteln, vorneweg chlorierte Kohlenwasserstoffe wie DDT (Verbot 1972), Lindan und HCH (Verbot 1978) waren vor allem über Importfuttermittel und Maßnahmen der Ungezieferbekämpfung via Kuh in die Milch gelangt.[28] Grenzwerte und Höchstmengen wurden festgelegt, chlorierte Kohlenwasserstoffe verboten. Mitte der 1980er-Jahre wurden erneut via Importfuttermittel die krebserregenden Schimmelpilzgifte, die Aflatoxine, ein Problem. Auch dafür gibt es jetzt Grenzwerte. Schadstoffe aus der Umwelt, wie Blei und Cadmium in den 1970er-Jahren, wurden in den 1980er-Jahren durch PCB-Rückstände abgelöst. Holzimprägniermittel, Siloanstriche, Klärschlämme hatten das Industriegift in die Milch von Betrieben gebracht, die daraufhin gesperrt wurden. PVC-Weichmacher der für die Milch genutzten Plastikverpackungen wurden in Käse und anderen Milchprodukten gefunden. Die 1988 verabschiedete Schadstoffhöchstmengen-Verordnung reagierte darauf. Einen letzten Höhepunkt der Milchverunreinigung mit industriellen Schadstoffen bildete 1986 radioaktives Jod und Cäsium als Folge des Reaktorunfalls in Tschernobyl.

Hofkäsereien als eigenständigen Betriebszweig auf und wiederbelebten die Kunst handwerklicher Milchverarbeitung. Da nur ein Vorzugsmilchbetrieb Milch über den Handel verkaufen durfte, nahmen Landwirte Geld in die Hand, investierten in Hygieneauflagen, Abfüll- und Flaschenreinigungsanlagen und so erlebte die fast mit den Milchgeschäften gestorbene Vorzugsmilch in den 1980er-Jahren eine kleine Renaissance. Lieferdienste waren entstanden, die diese in Flaschen abgefüllte, unerhitzte Biomilch an Schulen und Kindergärten verteilten und sie wurde in das sich ausdehnende Netz der Naturkost- und Reformhausläden eingespeist.

Auch der Handel entwickelte sich eigenständig: 1979 gab es bereits 150 Naturkostläden (Bioläden), erste Großhandelsstrukturen waren entstanden. 1974 hatte das Unternehmen »dennree« mit einem klapprigen LKW begonnen, die Waren der Höfe und vor allem die Milchprodukte der 1973 in Hohenlohe (Baden-Württemberg) gegründeten Molkerei Schrozberg einzusammeln und zu den weit über die Republik verstreuten Reformhäusern und ersten Bioläden zu bringen. Heute ist es ein Bio-Großhandelsunternehmen unter vielen.[29]

Weitere Biomolkereien (1976 die Andechser Molkerei/Bayern, 1988 die Biomolkerei Söbbeke/Westfalen, 1996 die Upländer Biomolkererei/Sauerland) kamen hinzu, erste konventionelle Molkereien versuchten sich mit einer zusätzlichen Bioschiene. Alle kämpften sie – wie in den Anfängen des Molkereiwesens – mit dem erst schwach ausgebildeten Markt: Weite und teure Wege waren es, um die Milch von den wenigen Betrieben einzusammeln. Noch weiter aber waren die Wege, um Joghurtgläschen und Sahneflaschen wieder abzusetzen und die Pfandflaschen einzusammeln. Die hohen Erfassungs- und Verteilkosten belasteten den Verbraucherpreis und senkten die Mehrerlöse für die Landwirte. Viel Milch konnte nicht als Biomilch verkauft werden. Anfang der 1990er-Jahre waren es schätzungsweise nur 50 bis maximal 60 Prozent der angelieferten Biomilch. Für die Biomilcherzeuger bedeutete das, dass sie nur für rund 60 Prozent ihrer Anlieferungsmilch einen Biozuschlag erhielten.[30]

Weitere Betriebe wollten umstellen. 1984 hatte die Milchquote gerade in den Grünlandregionen fernab der Verbraucherzentren viele Betriebe überlegen lassen, statt ganz aufzugeben, eine Umstellung auf Bio zu wagen, auch wenn sich zunächst kein neuer Absatzweg öffnete. Sie gründeten Erzeugergemeinschaften. Erste Verhandlungen begannen mit kleineren Molkereien, die ihrerseits auf der Suche nach einer Alternative zu Fusion und Betriebsaufgabe waren. Da der Markt für Biomilch so begrenzt war, fühlten sich die Bioverbände von den Landwirten aufgefordert, neue Absatzwege zu erkunden. Neu – das war der Absatz über die »normalen« Supermärkte. Allen war klar, dass sich hier ein Dilemma entwickelte: Der eigenständige, selbstaufgebaute Absatzweg über den Naturkosthandel gab nur wenigen

Biomilcherzeugern eine Perspektive, erlaubte aber die Aufrechterhaltung der alten Grundsätze und Qualitätsvorstellungen und ein partnerschaftliches Verhältnis zum Handel. Der Weg des Supermarktes war der Weg der Massenware. So könnten mehr Betriebe umstellen, der Ökolandbau könnte in die Fläche (Umwelt) und in die Breite (Verbraucher) wirksam werden. Ein partnerschaftliches Verhältnis zur Supermarktkette war (noch) nicht vorstellbar. Die Biomilch entschied sich für den Weg in den Massenabsatz des konventionellen Lebensmitteleinzelhandels. War es eine Entscheidung, die anders hätte getroffen werden können?

Biomilch in der Konventionalisierungsfalle

Die Voraussetzung für den Einstieg in den Supermarktabsatz kam von Brüssel.[31] 1991 hatte die EU, auch als Vorbereitung für die EU-Agrarreform von 1992 und als Ausgleich für die ersten Preissenkungen bei Getreide und Fleisch, den Landwirten neue, gesetzlich abgesicherte Qualitätswege eröffnet. »Bio« wurde als Begriff geschützt und mit EU-weit gültigen Mindestrichtlinien, der EU-Bioverordnung (VO 2092/91), unterlegt. Diese ist unmittelbar gültiges Recht und trat 1993 in Kraft. Sechs Jahre später folgten Richtlinien für die tierische Erzeugung (VO 1804/1999).[32] Neue Anbauverbände entstanden, die sich stärker an die EU-Vorgaben anlehnten – und die aus Sicht der »alten« Bioverbände mit ihren weitergehenden Richtlinien von ihren Mitgliedern kaum mehr verlangten als das »Minimum« der EU-Verordnung.

Die Rahmenbedingungen für die Biomilch änderten sich jedoch radikal Ende der 1990er-Jahre und als Folge der BSE-Krise (»Rinderwahnsinn«). Die Politik rief zur Agrarwende auf, Ökolandbau wurde nun verstärkt gefördert, Aktionsprogramme wurden aufgelegt, zuerst in Dänemark, dann in Deutschland. Erstmalig kam das deutsche Agrarministerium in die Hände einer Frau und grünen Politikerin. Ein einheitliches Bio-Siegel wurde eingeführt, damit Betriebe und Hersteller, die nicht einem Anbauverband sich angeschlossen hatten und »nur« auf Basis der Vorschriften der EU-Bio-Verordnung arbeiteten, mit einem Siegel um das Vertrauen der Verbraucher werben konnten. Damit war der Weg für die Biomilch in die Supermärkte geöffnet.

Angesichts des ruinösen Preiswettbewerbs, in dem sich der deutsche Einzelhandel befindet, wurde die Aufnahme einer Biomilch-Linie zur Strategie, um die eigenen Gewinnmargen aufzubessern. Kleinere regionale Lebensmittelketten wie Feneberg im Allgäu oder tegut/Fulda stiegen verstärkt in dieses neue Biosegment ein, um sich als Unternehmen selbst in diese Richtung zu profilieren. Im Jahr 2000 gingen bereits wöchentlich 500 000 Liter Biomilch über die Scannerkassen der Supermärkte und bis 2006 hatte sich diese Menge vervierfacht.

> **GENTECHNIK UND MILCH**
>
> Für die Erzeugung von Biomilch darf keine Gentechnik verwendet und es dürfen laut EU-Bio-Verordnung keine gentechnisch veränderten Futtermittel eingesetzt werden.
>
> Als Ende der 1980er-Jahre die EU einen Vorstoß unternahm, ein gentechnisch verändertes Rinderwachstumshormon (rBst) zur Steigerung der Milchleistung der Kühe zuzulassen, regte sich breiter gesellschaftlicher Widerstand. 1993 entschied sich die EU dann gegen einen solchen Hormoneinsatz. In den USA hingegen war das rBst bereits 1986 zugelassen worden und wird heute vor allem in großen (über 1000 Kühe) Betrieben eingesetzt. Dieses Hormon gab den wesentlichen Impuls für die Marktausdehnung der Biomilch in den USA.[33]
>
> In Europa konzentriert sich der Widerstand gegen Gentechnik in der Milch vor allem auf die Beschaffung von gentechnikfreiem Futtermittel (Soja) sowie auf die Bildung gentechnikfreier Regionen. Seitdem 2008 die Novel-Food-Verordnung geändert wurde, darf konventionell erzeugte Milch mit dem Hinweis »gentechnikfrei« beworben werden, wenn die Kühe entsprechend gentechnikfrei gefüttert werden. Nachdem die Upländer Biomolkerei 2005 in Zusammenarbeit mit dem Lebensmittelhändler »tegut« den Weg für eine solche Milch gebahnt hatte, stieg 2008 der Milchkonzern Campina in die Produktion »gentechnikfreier« konventioneller Milch (»Landliebe«) ein. Ein Zeichen für die Macht der Verbraucher, die seit Jahren in allen Umfragen ihre Ablehnung von Gentechnik kundtun.

Wie schon befürchtet: Ende 2001 erschien die erste H-Milch in Bioausgabe, April 2002 stieg mit dem Unternehmen »Plus« der erste Discounter in das Biogeschäft ein und vertrieb ein reduziertes Sortiment an Bio-Frischmilchprodukten. Biomilch fand sich nun in den Kühlregalen von fast allen Lebensmittelketten, aber dies vorwiegend unter den Eigenmarken der Handelsketten. So war sie ebenso austauschbar geworden wie ihre konventionelle Kollegin und von nun an bestimmte der Einkaufspreis, was ins Regal kam. Preiskämpfe unter den Pionier-Molkereien Scheitz und Söbbeke entfachten sich, Erzeugerpreise purzelten. Zugleich erhöhte die EU die Anforderungen an die Erzeugung von Biomilch, indem sie bei der Rinderfütterung keine Ausnahmen mehr zuließ und 100-prozentiges Biofutter forderte.[34]

Der Preisdruck auf die Landwirte hatte Folgen: 2003 kam es erstmalig zum Milchstreik der Biobauern und ein Wochenende lang verschenkten die Biomilchbauern ihre Milch an die Verbraucher.[35]

Der Umsatz an Biomilch und Biomilchprodukten gehört inzwischen zu den »Rennern« in vielen Einzelhandelsketten und gerade auch bei Discountern. Zweistellige Zuwachsraten werden gemeldet. 2010 hatte die Biomilch bereits einen Anteil von 3,8 Prozent an der verkauften Trinkmilch, Biojoghurt lag knapp darunter. Damit stand Deutschland nicht nur im konventionellen Bereich, sondern auch bei der Biomilch europaweit an erster Stelle. Die Nachfrage ist höher als das Angebot und so decken inzwischen Butterimporte aus Dänemark, Biomilch und Biokäse aus Österreich den deutschen Fehlbedarf.

Und noch eine weitere Illusion musste aufgegeben werden. Ein unabhängiger Markt für Biomilch existiert nicht. Zwar pendelten sich die Erzeugerpreise für Biomilch bis 2010 bei rund 40 Cent pro Kilogramm ein, zugleich aber folgen sie den Preisschwankungen der konventionellen Milch und diese wiederum folgt den Schwankungen des Weltmilchpreises.

Angekommen in der Ernährungskultur des 21. Jahrhunderts
Über die Theken der Supermärkte gehen inzwischen 74 Prozent der erzeugten Bio-Frischmilch und 70 Prozent des Biojoghurts.[36] Das Sortiment ist eingeschränkt und die neuen Technologien sind der Biomilch längst nicht mehr fremd. Der laktosefreie Bio-Schnittkäse liegt längst als fertig geschnittene Ware neben der mithilfe von Mikrofiltration länger haltbar gemachten Bio-ESL-Milch und der fettarmen Bio-H-Milch.

Fast in jeder Hinsicht ist die Biomilch in der Ernährungskultur des 21. Jahrhunderts angekommen. Die Trends dieser Ernährungskultur waren schon 1987 in der Nestlé-Studie aufgezeigt, durch die große Sinus-Ernährungsstudie von 2000 bestätigt und von der Forschung zur Agrar- und Ernährungswende 2006 erneut differenziert worden:[37] Waren Konsumgewohnheiten einst Ausdruck der sozialen Schicht, insbesondere von Einkommen und Bildung, so sind jetzt Ernährungsstile entscheidend, die nur noch teilweise sozialen Schichten zugeordnet werden können. Grob gesehen folgt der Konsum, gerade in Deutschland, einer verstärkten sozialen Polarisierung in Premium-Ware/Spezialitäten und günstige Massenware. Doch schaut man genauer hin, zeigen sich sehr individuelle und zugleich mit den Lebensphasen verbundene Stile von jungen Erwachsenen, von mit Kindern lebenden Menschen, von alleinstehenden oder alten Menschen. Unter ihnen fanden die Forscher(innen) den desinteressierten Fastfood-Esser, den Billig-Fleisch-Esser, die freudlose Gewohnheitsköchin und den an Gesundheit und Fitness orientierten Konsumenten ebenso wie den anspruchsvolleren, auf Qualität, Regionalität und Bio achtenden Verbraucher. Dabei sind die Rollen nicht eindeutig. Je nach Situation nehmen die Menschen verschiedene Rollen ein und jeder/jede kann schon fast mal jede Rolle eingenommen haben.

Für die Milch haben diese Konsum-»Rollen« unterschiedliche Konsequenzen. Extrem zeigen sich die Polarisierungen bei Käse. Als Gegenpol

SLOW FOOD UND DER HANDWERKLICHE KÄSE[38]

Im Windschatten der Global Player und in den Versorgungslücken der großen Lebensmittelketten entstehen kleine Räume, in denen sich die Bedürfnisse der Verbraucher nach Unverfälschtem und nach handwerklicher Qualität von Milchprodukten entfalten können (Abbildung 5). Allein in Schleswig-Holstein sind in den letzten Jahren über 20 Hofkäsereien, lokale Molkereien und Käsehändler entstanden, die zusammen 286 Menschen beschäftigen: 3,3 Beschäftigte pro Million Kilogramm verarbeiteter Milch – die industrielle Käseproduktion braucht für die gleiche Menge nur 0,31 Beschäftigte.

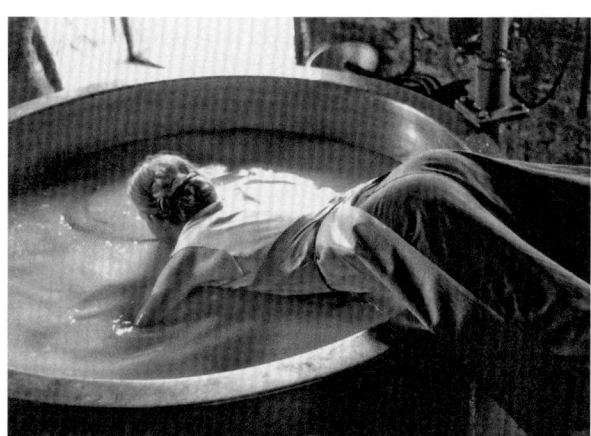

5 Der geschnittene und abgesetzte Bruch, der spätere Käse, wird mit einem feinen Stoffnetz aus der Molke gezogen. Das fordert ganzen körperlichen Einsatz.

Die Käsekunst knüpft an die lokale Tradition an und geht doch weit darüber hinaus. Ihre Netze reichen weit hinein in die Käseländer Frankreich und Italien und finden dort über Slow Food Anschluss an ein weltweites Netzwerk von Bauern, Züchtern, handwerklichen Lebensmittelproduzenten und Verbrauchern – ein Bündnis für Vielfalt, das den Nahrungsmitteln (wie ihren Erzeugern) »wieder die zentrale Rolle in unserem Leben zurückgeben« möchte, sagt Carlo Petrini, der Präsident von Slow Food.

Traditionskäse und eine Revolution gegen die Fast-Food-Gesellschaft waren einst der Ausgangspunkt für die Gründung von Slow Food 1986 im oberitalienischen Käsestädtchen Bra. Dieser Graswurzelbewegung fühlen sich heute weltweit über 100 000 Menschen in 153 Ländern zugehörig; sie engagieren sich in über 1300 Lokalgruppen. Über 10 000 Kleinproduzenten sind Teil der Bewegung, und der alle zwei Jahre in Bra stattfindende Käsemarkt ist nach wie vor der Höhepunkt aller Liebhaber handwerklich gefertigter Käse. Mithilfe von Förderkreisen (Presidio) aus Verbrauchern, Verarbeitern sowie Händlern hat die Slow Food-Bewegung den Versuch begonnen, traditionellen Sorten wieder neue Märkte zu verschaffen.

zum Analogkäse und den günstigen, herkunftslosen Käse auf der Tiefkühlpizza erlebte die handwerkliche, regionale Käsekunst im Zusammenhang mit dem ökologischen Landbau eine Renaissance. Sie richtet sich an den anspruchsvollen Konsumenten. Slow Food hat diese neue/alte Käsevielfalt unter seine Fittiche und unter das Zeichen der Schnecke genommen. Organisiert haben sich auch die handwerklichen Milchverarbeiter, nicht zuletzt, um ihre Interessen auf europäischer Ebene besser vertreten zu können.[39]

Selbst die Milch im Kaffee hat sich gewandelt. Hatten Kaffee und Milch einst die Milchsuppe auf den Höfen abgelöst, sind sie heute zum Symbol gesellschaftlichen Aufstiegs geworden. Als »Latte« und »Latte macchiato« tritt der Milchkaffee überall in den USA und in den nördlichen Milchländern, vornweg in Deutschland, aus dem häuslichen Frühstücksraum heraus und geht hinein in die Öffentlichkeit der Cafés und Coffeeshops. Zurückgedrängt und als überholt und »spießig« betrachtet werden Kaffeesahne in Döschen und Fläschchen mit Kondensmilch, die den »traditionellen« Filterkaffee begleiten.

Gewandelt haben sich auch die Ernährungsleitbilder: Noch bis in die 1960er-Jahre galt das Leitbild einer sättigenden, vernünftigen Ernährung. Milch war dafür das perfekte Nahrungsmittel. Vollwertig und bewusst sollte die Ernährung sein. Auch dafür war die eiweißreiche und kalorienarme Milch ideal. Nun aber heißt das neue Ernährungsleitbild: »nachhaltig«, »gesund« und »sicher«.[40] Ist Milch sicher? Ist die Milcherzeugung nachhaltig und der Milchkonsum gesund? Die Debatte ist eröffnet.

Renaissance der Rohmilch und die Grenzen des Wachstums

Täglich oder tödlich?

»Täglich Milch und Milchprodukte«, so lauten seit Jahrzehnten die Ernährungsempfehlungen, unter anderem auch der Deutschen Gesellschaft für Ernährung (DGE) (Abbildung 6).[41] Doch entgegen der Empfehlungen, mehr Milch zu konsumieren, ist der Verbrauch an Trinkmilch seit Jahren rückläufig, wird aber kompensiert durch einen steigenden Verzehr von Joghurt und anderen Frischmilchprodukten sowie von Käse. In ihrem Ernährungsbericht von 2008 schätzt die DGE die Milchversorgung daher als gut ein und folglich auch die Versorgung der Konsumenten mit Calcium und Riboflavin (einem Vitamin B). Außerdem würde Milch gegen Darmkrebserkrankungen vorbeugen. Von schädlichem, Herz-Kreislauf-Erkrankungen provozierendem Milchfett ist zwar nicht mehr die Rede, dennoch bleibt es bei der Empfehlung, auf fettreduzierte Milchprodukte zuzugreifen, um der Fettleibigkeit der Kinder und Jugendlichen entgegenzuwirken. Allerdings, so die DGE weiter, dürften die Risiken des Milchkonsums nicht verschwiegen werden.

Milcheiweiß gilt, neben dem Gluten des Weizens, als ein wichtiger Allergien auslösender Stoff. Hinzu kommt, dass Personen, die über keine Laktase verfügen und damit den Milchzucker enzymatisch nicht abbauen können, auf Milch mit Durchfall, Blähungen und Übelkeit reagieren.

Auf diese und andere Risiken des Milchkonsums verweisen die sogenannten »Milchgegner«. Auf ihren Internetplattformen entfalten sie ein ganzes Horrorkabinett an Krankheiten, die angeblich durch den Milchgenuss ausgelöst werden.[42] Kaum eine Krankheit zwischen »A« wie »Arthritis« und »U« wie »uterine cancer« (»Gebärmutterkrebs«), die nicht in eine Verbindung mit der modernen Milch gebracht wird. Die Hauptvorwürfe sind neben den Folgen einer Laktoseunverträglichkeit vor allem das Auslösen von Allergien und Neurodermitis. Brust-, Prostata- und Darmkrebs sollen als Folge der Hormone, die in Milch natürlicherweise vorkommen, ausgelöst werden. Milch soll zu Diabetes bereits bei Kindern führen und zu Multipler Sklerose. Die Milchfette würden Herz-Kreislauferkrankungen provozieren sowie zur Unfruchtbarkeit führen. Milchgenuss würde außerdem bei Kindern Autismus und Hyperaktivität (ADHS) hervorrufen und die Homogenisierung der Milch (die damit verbundene Zerschlagung der Fettkügelchen) wird als Ursache von Herzerkrankungen ausgemacht. Die

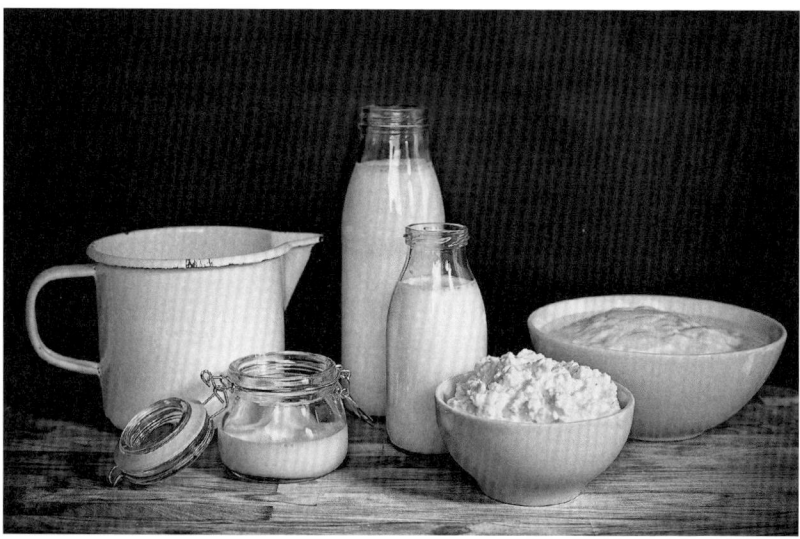

6 Trinkmilch, Sahne, Quark, Joghurt und Hüttenkäse – sie sind die Basisprodukte der frischen Milch der »guten alten Zeit«. Was aber ist die Zukunft?

> **HARRISON FORD –
> NEUERDINGS MIT MILCHBART**
>
> In den USA und ebenso in Deutschland und in der EU leben die Milchkampagnen der 1920/1930er-Jahre wieder auf. Prominente wie Harrison Ford oder Glenn Close lassen sich mit einem »Milchbart« ablichten und werben für das tägliche Glas Milch und seine »neun essentiellen Nährstoffe für die ganze Familie«. Die Argumente, Milch sei gut gegen Knochenschwund (Osteoporose) und unerlässlich bei jeder Schlankheitskur, richten sich nach wie vor in erster Linie an die Frauen und die für die Familienversorgung meist immer noch zuständigen Mütter.[43]

Wichtigkeit von Calcium für Knochenaufbau und -stabilität wird als »Lüge« entlarvt (Dr. Bruker) und den wissenschaftlichen wie staatlichen Experten, die dazu raten, bis zu drei Glas Milch täglich zu trinken, wird unterstellt, sie ständen auf der Gehaltsliste der Milchindustrie.[44]

Noch in der Tradition der Naturkostbewegung stehend, war 1994 das Buch des Gesundheitsarztes Dr. Bruker »Der Murks mit der Milch« erschienen, drei Jahre später legte in den USA Robert Cohens »Milk – The Deadly Poison« (Milch – das tödliche Gift) die Grundlage für die seither erschienene Flut an Anti-Milch-Büchern. Sie haben alle eines gemeinsam: Der Weg zur Gesundheit ist für sie vegan und damit ohne Milch und Fleisch.[45]

Seit Kurzem mischen sich die Tierschützer in diese Debatte ein, vorneweg die mitgliederstarke und inzwischen auch in Europa sehr aktive, US-amerikanische Tierschutz-Organisation PETA (People for the Ethical Treatment of Animals). Für sie gehört die Milch dem Kalb und nicht dem Menschen. Aus tier-ethischen Gründen solle der Mensch sich zu einer veganen Lebensweise bekennen. Ihre Argumente verbinden sie mit allgemeiner Kritik an der intensiven Landwirtschaft. Zur Umstellungshilfe für den leichteren Verzicht auf Milch bietet PETA unter anderem entsprechende Apps als »starter-sets« für Smartphones an.[46]

Daher muss sich Milch inzwischen verstärkt mit den Ersatzmilchstoffen wie Soja- oder Reismilch, Mandelmilch etc. auseinandersetzen. Statt Quark gibt es dann Tofu, und in guten Coffeeshops kann der Kaffeetrinker zwischen einem »Latte« aus Kuhmilch oder aus Sojamilch wählen. Als Gegenpol zur Bewegung der Veganer kommt, ebenfalls aus den USA, die Rohmilch erneut ins Spiel.

Robert M. ist ein großer breitschultriger Mann. Er sitzt auf dem Sofa von Silke und Dave, meinen Freunden in Portland, Oregon. Robert und seine Familie fühlen sich der wachsenden »Rohmilchbewegung« in den USA verbunden. In Großstädten würden, »Geheimzirkeln« gleich, Mitglieder von

Rohmilch-Beschaffungskreisen das begehrte Getränk untereinander verteilen, schreibt die New York Times.[47]

Für die Rohmilch-Befürworter ist diese Milch ein wahres Heilmittel. Robert M. erläutert die Gründe: Ihre Fettkügelchen seien erhalten und die Fettsäuren wiesen eine gute Zusammensetzung auf, das Eiweiß sei nicht durch Erhitzung denaturiert, vor allem das Vitamin C bliebe erhalten. Und was das Wichtigste sei: Die für die Immunabwehr notwendigen Milchsäurebakterien blieben vorhanden.

Robert, seine Familie und seine drei Jerseykühe bewegen sich, wie er selbst sagt, »unter dem Radarschirm der Behörden«, denn der Bundesstaat Oregon sieht die Sache vergleichsweise locker: Wer weniger als drei Kühe hat, darf die Milch – unkontrolliert von Behörden und Labors – so wie die Natur sie beschaffen hat, an Verbraucher abgeben. Andere Bundesstaaten würden Robert und seiner Frau gleich die Gesundheitspolizei auf den Hof schicken. Nach wie vor warnt die US-Food and Drug Administration, eine Bundesagentur für Lebensmittelsicherheit und Arzneimittel, auf ihrer Website ausführlich vor dem Genuss von Rohmilch, die sie als Trägerin gefährlicher Keime identifiziert.[48]

Doch die Beschaffungsmöglichkeiten würden zunehmen, schreibt der Arzt Ron Schmid in seinem Plädoyer für Rohmilch.[49] 2003 habe es in Washington erst einen Hof mit behördlich genehmigter Rohmilchabgabe gegeben, 2008 seien es bereits ein Dutzend und nur noch in neun der 50 Bundesstaaten sei inzwischen die Rohmilch ganz verboten. Wie zu Beginn der Biomilch-Bewegung kauften jetzt Rohmilchtrinker »Kuh-Anteile« und organisierten Rechtsbeistand für Farmer, die von den Behörden unter Druck gesetzt würden.

In Europa hat sich bezeichnenderweise Slow Food der Rohmilch angenommen. Rohmilch als ein vom Untergang bedrohtes Nahrungsmittel? Anders als in den USA ist der Ab-Hof-Verkauf von frischer roher Milch seit 1989 in allen Mitgliedsstaaten erlaubt. Damit mussten sich schließlich auch die deutschen Behörden abfinden. Als Vorschrift gilt seither, sie muss der Güteklasse 1 entsprechen – also diejenige Qualität aufweisen, die auch die Molkereimilch verlangt. Molkereien wie alle Milcherzeuger, die selbst Milch verarbeiten, sind ohnehin nach dem neuen EU-Hygienerecht von 2004 verpflichtet, Eigenkontrollen auf mögliche Krankheitserreger (Salmonellen, Campylobacter) vorzunehmen. Die EU hat für den gesamten Bereich tierischer Lebensmittel die Eigenverantwortlichkeit der Unternehmer gestärkt und die Rolle der Kontrollbehörden auf die Kontrolle der Eigenkontrollen reduziert. Schätzungsweise rund 1000 Betriebe würden derzeit Rohmilch an Verbraucher abgeben, so der Deutsche Milchindustrieverband.[50]

Zunehmendes Interesse vom europäischen Ausland findet die deutsche Spezialität des »Vorzugsmilchbetriebes« und seiner gesetzlich erlaubten

EHEC UND DIE VORZUGSMILCH

Bis 1997 war es auch noch möglich gewesen, Vorzugsmilch an Schulen, Kindergärten und andere Großküchen wie an Kliniken zu liefern. Doch dann kam 1996/1997 die Vorzugsmilch eines niedersächsischen Betriebes in den Verdacht, an EHEC-Erkrankungen von Kindern beteiligt gewesen zu sein. EHEC steht für bestimmte, zu schweren Darmleiden führende Erkrankungen mit definierten Serotypen (Variationen) der eigentlich harmlosen Darmbakterien *Echerichia coli*. Bekannt wurden sie 1982 als »hamburger disease« in den USA. Zuletzt hatten sie, vermutlich durch infizierte Sprossen, im Sommer 2011 zu Todesfällen geführt. Reflexartig wird immer zuerst die Rohmilch verdächtigt. Dabei können viele Ursachen eine Rolle spielen (zum Beispiel Schlachtabfälle oder Toilettenwasser). Auch 1996/1997 konnte die Infektionskette nicht nachgewiesen werden. Dennoch war die Stimmung gekippt, und die Erlaubnis, Vorzugsmilch an Kindergärten etc. zu liefern, wurde aus dem §18 der Milchverordnung gestrichen.[51] Viele Betriebe haben seither die Vorzugsmilch aufgegeben. Im Jahr 2011 gab es schätzungsweise nur noch 60 Betriebe in Deutschland.[52]

Möglichkeit, Flaschenmilch über den Handel zu vertreiben. »Wir bekommen neuerdings Nachfragen aus Holland, Irland und sogar aus den USA, die sich für unsere Rechtsgrundlagen und unsere Erfahrungen interessieren«, meint Gerhard Windler, selbst einst Vorzugsmilcherzeuger in der alten Vorzugsmilch-Hochburg Bremen und heute Vorsitzender des Bundesverbandes Deutscher Vorzugsmilcherzeuger. Ob es auch hier eine Rohmilchbewegung geben wird? Gerhard Windler ist skeptisch. Höchstens eine leichte Nachfragesteigerung sei zu beobachten, da viele Konsumenten aus Gesundheitsgründen auf möglichst naturbelassene Produkte umsteigen.[53]

Die Wiederentdeckung der »guten« Bakterien

Im 21. Jahrhundert erfahren die Milchsäurebakterien, dieser bislang bekämpfte Teil der Milch, eine neue Wertschätzung.[54] Sie erfahren dies zu einem Zeitpunkt, zu dem Milch so keimarm wie nie zuvor gewonnen wird, sie mehrfache Erhitzungsphasen hinter sich hat, um jede Keimvermehrung zu unterbinden, und zu dem aseptische Produktionslinien eine mögliche Rekontamination mit Keimen weitgehend unterbinden, um die Haltbarkeit zu verlängern. Zu diesem Zeitpunkt, zu dem fast keimfreie Milchprodukte nahezu kein Verderben mehr kennen, beginnen Verbraucher wie Forscher den Wert der Bakterien wiederzuerkennen. Nein, eine Renaissance der Rohmilch vollzieht sich hier nicht. Was sich hier zeigt, liegt eher im postindustriellen Trend, sich nur die »guten« Einzelteile der Milch zu nehmen.

Milchsäurebakterien werden isoliert, weitergezüchtet und einzelne Stämme patentiert.

Zur Neubewertung der Milchsäurebakterien werden neue Bilder entwickelt. Forscher sprechen inzwischen von einem »Cross Talk between humans and microbes« und meinen damit das gesundheitsfördernde und die Immunkräfte stärkende Zusammenspiel zwischen den Darmbakterien und den durch die Nahrung aufgenommenen Mikroorganismen. Andere gehen noch weiter (und ziehen dabei natürlich Kritik der etwas konservativeren Kollegen auf sich): Für sie sind die Bakterien, vor allem die Darmbakterien, ein Teil des Selbst. Das Immunsystem ist nach ihrer Auffassung kein »Abwehrsystem«, sondern es ermöglicht und organisiert die *Kommunikation* mit den Bakterien im Körper. Die Darmflora selbst regelt Teile des Hormonhaushaltes und darüber das Nervensystem, die Gefühle und die Psyche.

Hat der alte, von Robert Koch initiierte »Kampf gegen die überall lauernden Feinde und Eindringlinge« damit ausgedient? Zumindest für Teile der Forschung scheint es so und sie nehmen einen gedanklichen Strang auf, der durch die Entwicklung und breite Anwendbarkeit der Antibiotika seit den 1940er-Jahren fast verloren gegangen war: den Ansatz der »Probiotika« (Walter Bradford Cannon). Unterstützung erhalten sie von der Medizin, die Hinweise darauf gibt, dass sich auch ganz ohne Beteiligung »schädlicher« Bakterien entzündliche Prozesse als Vorstadien von Krebserkrankungen entwickeln können und ein möglicher Zusammenhang besteht zum Verlust der Selbstregulierungskräfte der Magen- und Darmflora.

Diese Erkenntnisse nutzt die Milch- und Ernährungsindustrie zur Entwicklung sogenannter funktioneller Milchprodukte und die ihr zur Seite stehende Milchforschung konzentriert sich auf diejenigen Milchsäurebakterien (Lactobazillen) und auf diejenigen im Darm angesiedelten Bifido-Bakterien, die möglichst großtechnisch herstellbar und einsetzbar sind.[55] Im Netzwerk der 1978 gegründeten Probiotics Task Force, das den neuen probiotischen Milchprodukten bei ihrem öffentlichen Auftritt und ihrer wissenschaftlichen Legitimität helfen soll, ist vertreten wer Rang und Namen hat: Barilla, Danone, Friesland Campina, Nestlé, Unilever etc.[56]

Der moderne Konsument steht auch hier im Zwiespalt: Will er nicht auf isolierte Milchsäurebakterien in Kapselform zurückgreifen, sondern sich auf die traditionelle Kraft des mit noch aktiven Milchsäurebakterien besiedelten Naturjoghurts verlassen, sucht er diesen fast vergebens im Kühlregal. Was er hingegen in Hülle und Fülle findet sind die ACE- und probiotischen Joghurts und funktionelle Milchprodukte.

Das bekannteste ist das 1994 auf den Markt gebrachte und inzwischen weltweit vertriebene »Actimel« von Danone. Dabei sucht die kleine, nur 100 Gramm fassende Dose mit ihren zehn Milliarden Laktobazillen bewusst die Nähe zu einem Medikament aus der Apotheke, das wie zufällig im Kühl-

> **MUTTERMILCH –
> NACH WIE VOR EINE FRAGE DES ÜBERLEBENS**[57]
>
> 145 Jahre nach Liebigs »Suppe für Säuglinge« ist die Muttermilch immer noch die beste Form der Ernährung der Säuglinge, und für Frühgeborene eine Frage des Überlebens. Komplexe Zuckerverbindungen der Muttermilch schützen vor tödlichen Darmentzündungen. Keine Kunstmilch und keine Milch von Tieren hat diese Zuckerverbindungen. Im Darm gestillter Babies siedeln sich daher schnell die »guten« Laktobazillen und Bifido-Bakterien an. Zusammen mit dem Zucker der Muttermilch gelingt es ihnen, schädliche Darmbakterien auszuspülen und sie senken auch das Risiko an Neurodermitis zu erkranken. Ob die von der Industrie neuerdings der Babynahrung zugesetzten Ersatz-Zuckerstoffe ähnlich positive Wirkungen auf die Immunabwehr haben, ist noch offen.

regal des Supermarktes sich verirrt zu haben scheint. Denn der Verbraucher muss für dieses zusätzlich zuckerhaltige Produkt viermal mehr ausgeben als wenn er sich einen Naturjoghurt kaufen würde. Die Werbung spielt mit weißbekittelten Fachleuten auf Tatsachen an, die von »mehr als 30 wissenschaftlichen Studien« bestätigt worden seien: Das Produkt helfe, die natürlichen Abwehrkräfte des Körpers zu stärken, wenn es regelmäßig getrunken würde.[58] 134 Actimel-Fläschchen würden weltweit in jeder Sekunde getrunken, berichtet stolz die Website von Actimel. 2006 war Actimel mit einer Milliarde Euro Umsatz, 265 Millionen Euro davon allein in Deutschland, die drittstärkste Marke im Lebensmitteleinzelhandel und das umsatzstärkste Produkt im Kühlregal.

Verbraucherschützer laufen Sturm, in Europa wie in den USA. In England gibt es bereits Musterklagen. Doch längst haben diese teuren Joghurtbakterien ihren Abnehmerkreis gefunden: Quer durch alle Altersgruppen seien es die Frauen, die immer mehr zu diesem Produkt greifen, konstatierte der Ernährungsbericht bereits 2008.[59]

Dabei könnte eine mindestens vergleichbare Wirkung von Joghurt ausgehen, der nach seiner Fermentierung nicht noch einmal erhitzt wird, beziehungsweise im Becher selbst reifen konnte. Im Heer der Joghurterzeugnisse und Joghurtzubereitungen, die mit Fruchtkonzentrat und Geschmacksstoffen versetzt und zur besseren Haltbarkeit nach der Fermentierung noch einmal erhitzt worden sind, sucht man lebende Milchsäurebakterien jedoch vergebens.

Die Milch als Ganzes betrachten

Professor Ton Baars gehört zu den ganz wenigen Forschern in Deutschland und in den Niederlanden, die die »ganze Milch« in den Blick nehmen.[60] Er und seine Mitarbeiter haben in den vergangenen Jahren am Lehrstuhl für biodynamische Landwirtschaft an der Universität Kassel zahlreiche Beobachtungen von Konsumenten und Milchbauern und -bäuerinnen zusammengetragen. Diese weisen darauf hin, dass Kinder mit allergischen Erkrankungen möglicherweise Vorzugsmilch besser vertragen als Handelsmilch. Erste europäische Studien unterstützen diese Beobachtungen der Praxis und verweisen auf einen positiven Zusammenhang zwischen Schmutz (Kontakt zu Höfen, Tieren, Rohmilch) und geringen bis fehlenden allergischen Reaktionen.[61] Vermutlich bildet sich die kindliche Immunabwehr schon während der Schwangerschaft aus und wird von der mütterlichen Ernährung beeinflusst. Nicht der allergene Stoff wäre so gesehen die Ursache der Allergie, sondern diese wäre die Folge einer mangelnden Auseinandersetzung mit »Fremdeiweiß«.[62]

Ein grundlegender Wechsel in der Beurteilung allergener Stoffe und damit auch der Milch könnte sich daraus ergeben: Kontakt statt Vermeidung wäre dann die Leitlinie, sowohl für Kleinkinder als auch für Schwangere und stillende Mütter, denen man bisher empfohlen hatte, allergene Stoffe wie Milch, Eier, Fisch und Erdnüsse zu vermeiden. Vielleicht wird es sich zeigen, dass nach Jahrzehnten der Trennung und Abtrennung des vermeintlich Gefährlichen der Milch, ein Mehr an Kontakt und Auseinandersetzung zumindest auf der Ebene der individuellen Höfe und der Konsumenten ein Weg sein könnte zur Stärkung der Abwehrkräfte – in jedem Sinne.

Mehr Faktoren spielen jedoch in das Gesamtgeschehen. So lag schon immer der Verdacht im Raum, die Erhitzung der Milch setze die Fähigkeit der Milch herab, die menschliche Immunabwehr positiv zu beeinflussen. Professor Bernard Blanc aus Lausanne, Schweiz, ist dieser Frage bereits Anfang der 1980er-Jahren nachgegangen.[63] Seine Untersuchungen zeigen, dass die Immunoglobuline der rohen Milch, vor allem das Lactoferrin, pathogene Darmkeime am Wachstum hindern können. Da sie bereits bei einer Temperatur von 60 Grad Celsius denaturieren, kann pasteurisierte oder gar H-Milch keine entsprechende Stärkung der Immunabwehrkräfte bewirken.

Doch Ton Baars genügt das nicht. »Es ist unklar, ob die Schutzwirkung aus jeder Rohmilchherkunft realisiert werden kann«, meint er. »Welche Wirkungen haben Haltung, Fütterung und Herkunft der Milchkühe auf die Qualität der Rohmilch?«[64] Ton Baars sucht nach Wegen, die Beobachtungen der Landwirte und der Konsumenten nun auch wissenschaftlich erkennbar und beweisbar zu machen, um schließlich zu einer verbesserten Milchproduktion zu gelangen. Dabei stellt auch er Erstaunliches fest: Die

Tatsache allein, dass die Milch aus biologischer Produktion stammt, beziehungsweise nach den Vorschriften der EU-Ökoverordnung erzeugt wurde, macht noch nicht die Fülle ihres möglichen Gesundheitswertes aus. Andere Faktoren müssen berücksichtig werden, und hier gibt es Berührungspunkte zu einer Wirtschaftsweise, die sich auf die eigenen Ressourcen konzentriert.

Das Team um Ton Baars hat die Milch verschieden intensiv wirtschaftender Höfe untersucht und festgestellt, dass die Milch teilweise erhebliche Unterschiede in ihrer Fettqualität zeigt.

Eine hohe Konzentration von Omega-3-Fettsäuren fanden sie in der Milch von Kühen, die – wie in traditionellen Grünlandregionen üblich – im Sommer vorwiegend Gras fraßen (Abbildung 7) und im Winter Heu statt Silage. Diese Befunde waren fast unabhängig davon, ob die Betriebe nun biologisch wirtschafteten oder nicht. Wirtschaftete der Biobetrieb jedoch ähnlich intensiv wie ein konventioneller, das heißt ist der Weidegang eingeschränkt und wird ganzjährig Silage mit hohen Kraftfutteranteilen verfüttert, dann war das Fettsäurenmuster seiner Milch kaum von dem des konventionellen Betriebes unterscheidbar.[65]

So zeichnen sich in diesem ersten Jahrzehnt des 21. Jahrhunderts wieder zwei Wege ab, um die anstehenden Qualitätsfragen der Milch zu beantworten: Der eine Weg ist technisch bestimmt. Stoffe werden der Milch entnommen und/oder modifiziert und ihr wieder zugefügt, bis sie die gewünschte

---

**FREIE FETTSÄUREN –
EIN NEUES QUALITÄTSKRITERIUM FÜR DIE MILCH**

400 verschiedene Fettsäuren können in Milch nachgewiesen werden und ihr Zusammenspiel hängt wesentlich von der Zusammensetzung des Futters ab. Entgegen aller immer noch gängigen Ernährungsempfehlungen, die fettreduzierte Milchprodukte und einen Verzicht auf Butterfett propagieren, zeigt die neuere Forschung, dass einige der Milchfettsäuren eine große ernährungsphysiologische Bedeutung haben.[66] Vorneweg sind das die konjugierte Linolsäure (CLA), die Omega-3-Fettsäuren (O3) und bestimmte Transfettsäuren und verzweigt-kettige Fettsäuren (BCFA).

Inzwischen haben Molkereien auf diese neuen Erkenntnisse und Qualitätsmaßstäbe reagiert, zum Beispiel die kleine Landmolkerei Schwarza eGt in Thüringen produziert seit 2008 einen Joghurt mit dem Namen Omeghurt, dem sie spezielle Omega-3-Fettsäure-reiche Fischöle zusetzt, und die Kühe erhalten mit Lein- und Rapsöl angereichertes Futter, damit aus ihrer Milch eine entsprechend Omega-3-Fettsäuren-reiche Butter hergestellt werden kann.[67] 2012 legte die EU ein Forschungsprogramm auf, um diese und andere Innovationen zu stärken.

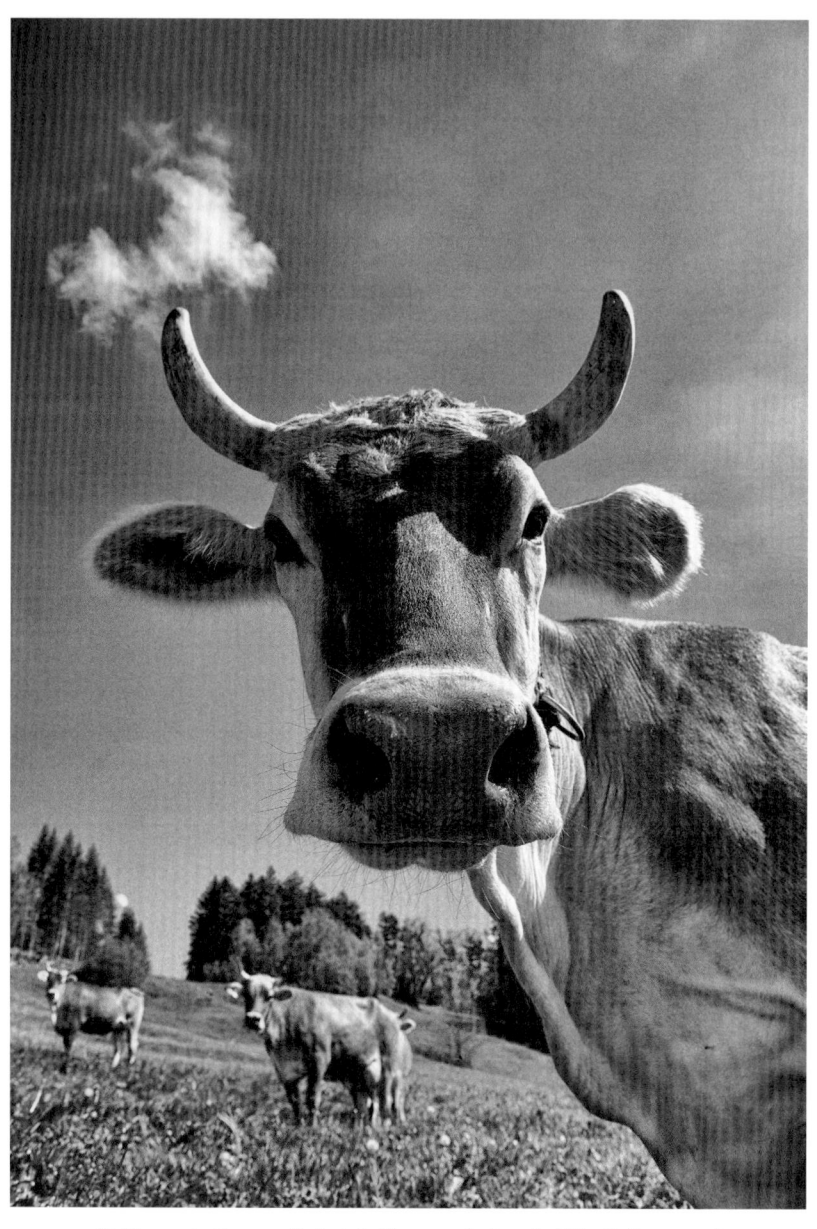
7 Weidegang im Sommer fördert die Tiergesundheit und erhöht die Konzentration von gesundheitlich wertvollen Omega-3-Fettsäuren in der Milch.

Zusammensetzung erreicht. Der andere Weg nimmt, wie bereits die Hygieniker und Tierärzte vor über 100 Jahren, erneut einen Anlauf, die »ganze Milch« in den Blick zu nehmen und dabei vor allem den Wirtschaftsstil und der Grad an Intensivierung, mit dem die Milch gewonnen wird.

Damit rückt auch die Frage des betriebswirtschaftlichen Wachstums ins Zentrum der Qualitätsdebatte. Denn Weidegang und Heu waren letztlich der Fixierung auf »Wachstum« geopfert worden. So gerät die Suche nach der »guten« Milch unversehens zur Suche nach Wegen aus der Wachstumsfalle, in die viele Milcherzeuger – gelockt durch die Versprechungen der Politik und Beratung – getappt sind. Nach dem Zweiten Weltkrieg war die Milch ein Stoff, aus dem unsere Träume von grenzenlosem Wachstum und Wohlstand waren. Heute ist es eher umgekehrt: Die Milch und ihre Qualität sind in vielerlei Hinsicht ein guter Indikator für die »Grenzen des Wachstums«, und unserer Art des Lebens und Wirtschaftens.

Alte Träume, neue Wege – ein Ausblick

Die Milch steckt in einer Krise und inmitten einer gesellschaftlichen Auseinandersetzung um die Zukunft und die notwendige Neugestaltung unseres lokalen wie globalen Ernährungs- und Agrarsystems. In der Krise zeigen sich erste mögliche Lösungen. Sie flackern auf, sind Experimente und Projekte – Suchbewegungen.

Diese Suchbewegungen zielen auf Entlastung des gesamten Systems »Milch«. Sie entfalten sich notwendigerweise außerhalb der staatlichen Versuche, die Landwirtschaft durch Vorgaben und Förderprogramme im Bereich des Natur- und Umweltschutzes sowie durch Regeln zu Tierschutz, Lebensmittelqualität und -sicherheit etc. »grüner« und »risikoärmer« zu machen. Eine Entlastung des Systems könnte Menschen, Tieren und Ressourcen guttun, denn es dürfte von allem etwas weniger sein: weniger Milch pro Tier, weniger Tiere in der Herde, weniger Neuinvestitionen, weniger Fremdressourcen an Energie und Futtermittel, weniger Arbeitszeit im Stall, weniger Schulden und Sorgen, weniger lange Kühlregale, weniger Verwirrung und Konsumstress – dafür aber mehr Raum und Zeit für eigene Verantwortung und Achtsamkeit.

Ein fairer Milchpreis ist ein wichtiger Aspekt dieser Neujustierung des Systems »Milch«, aber nicht der einzige. Er könnte entlasten vom Kostendruck, der die Betriebe immer weiter hineintreibt in eine lediglich auf Kostensenkung abzielende Produktion, die Menschen, Tiere und Umwelt hintanstellen muss. Ein fairer Milchpreis würde die Arbeit derjenigen honorieren, die ihr Leben und ihr Einkommen mit den Milchtieren verschränkt haben; er wäre dem *Lebensmittel* Milch würdig, statt seiner Verramschung Vorschub zu leisten (Abbildung 1).

Wie aber die Preise gerechter und fairer gestalten? Mehr Marktmacht und eine Verhandlungsbasis mit Molkereien auf Augenhöhe – das ist ein Weg, den derzeit Bauernvereinigungen in ganz Europa zu gehen versuchen und dabei vom European Milk Board begleitet und unterstützt werden. Es

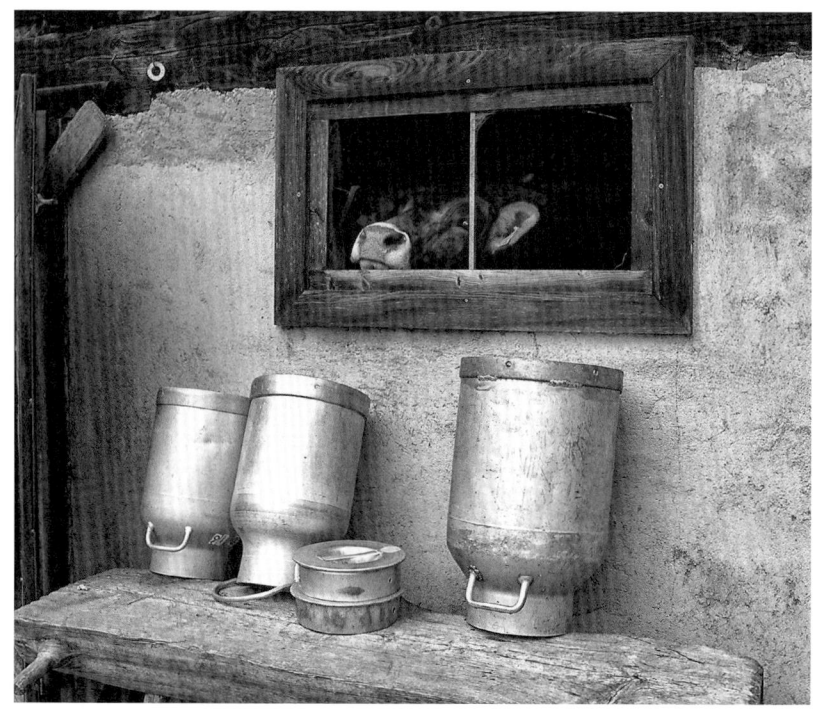

1 Vor allem die bäuerliche Milchwirtschaft, wie zum Beispiel die der Berglandwirtschaft, benötigt eine faire Entlohnung ihrer Arbeitsleistung und ihrer Leistungen für die Kulturlandschaft.

gehören aber auch ganz ungehörige Gedanken dazu, so wie sie vor ein paar Jahren bereits Josef Jacobi hatte.

Warum nicht Verbraucher ganz direkt um einen Solidaritätsbeitrag bitten? Herrscht wirklich nur die »Geiz-ist-geil«-Mentalität? Wer oder was entscheidet wirklich über den Griff ins Kühlregal? Wie können wir Bauern wieder eine gute Beziehung zum Verbraucher herstellen? Solche Fragen bewegten Josef Jacobi (Vorstandsvorsitzender der Upländer Bauernmolkerei) und seine Milcherzeugergemeinschaft Waldeck-Frankenberg. 1996 hatten sie zusammen die Biomolkerei in Usseln neu gegründet; inzwischen liefern 150 Biolandwirte ihre Milch. Jährlich verarbeitet die Molkerei 35 Millionen Liter Milch zu Frischmilchprodukten. Und so handelte die Upländer Bauernmolkerei mit ihren Abnehmern aus Naturkosthandel und regionalen Lebensmittelketten einen Solidaritätszuschlag auf die Frischmilch aus. Mit Erfolg: Seit 2005 gibt es die »Erzeuger-fair-Milch« und von jeder Tüte Milch gehen fünf Cent direkt und ohne Abzüge an die 150 Milchlieferanten der kleinen Molkerei. Das Modell macht Schule und so zieht die Molkerei Trittau mit ihrer »Hamfelder Hof-Milch« nach. Kundenbefragungen bei den Abnehmern beider Molkereien ergaben, dass trotz Mehrpreis ein Mehrabsatz erzielt wurde. Den Kunden ist es die Milch wert – aber auch dem Handel, ohne den diese Preisaktion nicht möglich wäre.

Mit seiner ebenfalls etwas höherpreisigen »Fairmilch« möchte auch der Bundesverband Deutscher Milchviehhalter (BDM) ein Zeichen setzen. Sie stammt aus ganz »konventioneller« Milcherzeugung, verzichtet aber auf importiertes und gentechnisch verändertes Soja. »Fair« bedeute für ihn, so der BDM-Vorsitzende Romuald Schaber, dass diese Milch aus den eigenen Ressourcen des Grün- und Ackerlandes ermolken werde und nicht auf Kosten von Flächen, Ressourcen und Nahrungsmitteln in fernen Ländern.[1]

Entlastung benötigen vor allem die Menschen, die täglich melken, die Kuhherden betreuen, fürs Futter und für die Behandlung kranker Tiere sorgen. Zunehmende Herdengrößen, höchste Leistungsanforderungen an die Tiere und finanzielle Sorgen machen diese Arbeit kaum noch bewältigbar und anfällig für Fehler. Dabei erfordert gerade das Melken der Tiere hohe »Gefühlsfertigkeit«. Einst vermittelte dies jeder Melkkurs seinen Schülerinnen und Schülern.[2] Selbst die Wissenschaft stellt immer mal wieder mit Erstaunen fest, dass die Beobachtungsgabe und das Einfühlungsvermögen der melkenden Person wichtig sei und mehr über die Tiergesundheit bestimme als objektiv messbare Hygiene.[3] Der Melkroboter entlastet und es gibt erste Erfahrungen, dass sich Kühe lieber von ihm als von einem gestressten Bauern melken lassen.[4] Doch er ersetzt nicht die notwendige gute Beziehung zwischen Mensch und Tier, die geforderte Zeit für Beobachtung und Einfühlung seitens des Menschen, Schlüsselfaktoren für die Gesundheit der Tiere und damit auch für das Betriebseinkommen. Dieser Aspekt wird öffentlich verklausuliert als »Betriebsmanagement« diskutiert, dessen Verbesserung immer dann gefordert wird, wenn, wie im Falle neu aufkommender Gesundheitsprobleme im Stall (aktuell: chronischer Botulismus), eine schnelle Lösung herbeigeredet werden muss. Wäre es stattdessen nicht zielführender, die Frage zu stellen, ob die Milcherzeugung tatsächlich mit immer höherer Beschleunigung gefahren werden kann und soll? Ob es nicht längst Zeit wäre, mal den Bremshebel zu drücken, statt nur das Gaspedal – und ansonsten auf irgendeinen Airbag zu hoffen? Wer wird in Zukunft die Arbeit noch machen wollen? Wie vielen Betrieben kann es unter diesen Bedingungen in Zukunft noch gelingen, Milch zu erzeugen, ohne ökonomisch aus der Kurve zu fliegen? Ist die Milcherzeugung noch ausreichend »fehlerfreundlich«, um die menschlichen Wechselfälle des Lebens zu ertragen und es auszuhalten, dass Menschen auch mal nicht ihre ganze Aufmerksamkeit den Kühen schenken?

Das gesamte, industriell organisierte System »Milch« braucht Entlastung, auch die Ressourcen, die mit ihm verbunden sind. Die aktuelle Klimadebatte kann hierzu Impulse geben. Doch dazu müssen wir uns der alten

Tugenden der Kühe, Schafe und Ziegen erinnern, ihrer Fähigkeiten, aus dem für Menschen unverdaulichen Gras wertvolle Nahrungsmittel zu machen.

Im Rahmen der Klimadebatte sieht sich die Milch mit zumindest zwei Vorwürfen konfrontiert: Der eine richtet sich an das gesamte System der heutigen Milcherzeugung: Es emittiert zuviel CO_2 – vor allem in Folge der Milchviehfütterung und -haltung mit hohen Kraftfuttergaben, verbunden mit eiweißreichen Importfuttermitteln, zu deren Erzeugung wiederum Regenwälder abgeholzt werden. Hinzu kommen die Düngung der Felder und Wiesen mit Mineralstickstoff, die gesamte energieaufwendige Verarbeitung und Verteilung der Milch und ihrer Produkte, der Kühlschrank und die Verpackungen sowie die Verschwendung in den privaten Haushalten. Kurz: Das Verhältnis zwischen erzeugter und eingesetzter Energie ist negativ und typisch für das globale, energie- und ressourcenverschwendende Agrar- und Ernährungssystem.

Bereits 2006 veröffentliche die Welternährungsorganisation der Vereinten Nationen FAO ihren Bericht »Livestock's Long Shadow«, in dem sie nicht nur von Fleischkonsum, Tierhaltung und Umweltproblemen eine enge Verbindung zum Klimawandel zog, sondern zugleich die hohen, klimarelevanten Methan-»Abgase« der Wiederkäuer kritisierte.[5] Schon machte die Schlagzeile von der »Kuh als Klimakiller« die Runde und der WWF berechnet flugs, dass Autofahren klimafreundlicher sei als die Rülpser nur einer Kuh, die jährlich 111 Kilogramm Methan absondere. Dafür könne man, das Methan in CO_2 umgerechnet, rund 18 000 Kilometer mit einem Auto (bei 130 Gramm CO_2 pro Kilometer) fahren.[6]

Daher trifft dieser zweite Vorwurf die Wiederkäuer in ihrem Wesen. Es trifft sie in ihrer eigentlich wunderbaren Verdauungsphysiologie, die es ermöglicht, die in Gras und grüner Pflanzenmasse eingefangene Sonnenenergie mithilfe von Pansenbakterien in Milch, Fleisch und damit in Nahrungsenergie für uns Menschen umzuwandeln. Notwendigerweise entsteht dabei Methan. Ein Teil geht in den Stoffwechsel der Tiere, ein Teil entweicht, wird ausgerülpst oder ausgefurzt. So ist das eben, solange es Rinder, Schafe, Ziegen und andere Wiederkäuer gab und gibt. In diesem Sinne ist Methan kein Schadgas. Fakt ist jedoch, dass Methan eine 24-fach höhere Klimawirkung hat als das CO_2 und – global gesehen – zu 36 Prozent von landwirtschaftlichen Nutztieren stammt (in Deutschland sind es 40 Prozent, die vor allem von Rindern verursacht werden). Die restlichen 64 Prozent entweichen Fäulnisprozessen von Sümpfen, Reisfeldern, Mülldeponien und dem Kohlebergbau. Seit Mitte des 19. Jahrhunderts nimmt der Gehalt der Atmosphäre an Methan zu. Die industriellen Prozesse sind dafür ebenso verantwortlich wie die global gestiegene Anzahl der Rinder.

Empfehlungen für eine »klimafreundliche« Ernährung gehen seither in die Richtung, nicht nur den Fleisch-, sondern auch den Milchkonsum ein-

> **DIE MILCH UND DAS KLIMAGAS METHAN**
>
> Methan entsteht, weil Rinder Gras fressen. Sie fressen es portionsweise, denn zwischendurch wird es wiedergekäut und in den beiden Vormägen der Kuh (Haube und Pansen) solange hin- und hergeschickt, bis der nun endlich soweit aufgeschlossene Futterbrei im Blätter- und von dort aus im Labmagen landet. Die in den Vormägen lebenden und durch das Futter aufgenommenen Bakterien, Einzeller und Pilze schließen unter Sauerstoffausschluss für die menschliche Verdauung nicht ausbeutbare Zellulose mit ihren Enzymen auf. Dabei entstehen nicht nur Essig- und andere Fettsäuren, die die Kuh direkt als Energielieferant nutzt, sondern auch Methan (mit dem wiederum bestimmte Eiweißstoffe umgebaut werden).
>
> Schätzungsweise zwischen drei und acht Prozent der aufgenommenen Futterenergie wird als Methan wieder ausgeatmet. Je rohfaserreicher das Futter (je mehr Gras/Heu es enthält) desto höher ist dieser Anteil. Leichter verdauliche Futterstoffe (wie Getreide, Soja etc.), die weniger Methan emittieren lassen, führen jedoch zur Übersäuerung des Kuhmagens und schnell zu Stoffwechselstörungen (Pansenacidose). Sie mögen zwar klimafreundlicher sein – nicht aber artgerecht für die Kühe. Ihr aufwendiges und kompliziertes Verdauungssystem ist ganz ausgerichtet auf die Verdauung »schwerverdaulicher« Grünmasse.[7]

zuschränken. Basis dieser Ernährungsempfehlungen ist der sogenannte »Carbon Footprint« – der Klima-Fußabdruck, den jedes Nahrungsmittel im Laufe seines ganzen Entstehungszyklus' und Produktlebens hinterlässt.[8] Je nachdem, welche Vorleistungen und Vorprodukte in die Berechnungen einbezogen werden, ändern sich jedoch die Ergebnisse dieses Klima-Fußabdruckes.

Bezieht man den Ausstoß klimarelevanter Gase nur auf einen Liter erzeugter Milch, dann kann es sein, dass eine 10 000-Liter-Kuh klimafreundlicher dasteht als ihre weniger leistungsgetriebene Schwester, die sich nur vom Grünland ernährt. Aber ist dies richtig gerechnet? Kommen wir nicht zu anderen Ergebnissen, wenn wir statt der einseitig auf Milch gezüchteten Hochleistungskuh eine Kuh nehmen, die beide Nutzungen ermöglicht: Milch und Fleisch, und dabei auf Milch-Höchstleistungen verzichtet?[9] Und müssen wir nicht auch die Lebenszeit der Tiere und ihre Fruchtbarkeit einberechnen? Oder besser noch das gesamte industrielle System der Milcherzeugung in Frage stellen?

Inzwischen kehren immer mehr – vor allem jüngere – Verbraucher sowohl dem Fleisch als auch der Milch den Rücken zu. Und dies nicht nur aus Gründen des Klimaschutzes, sondern oftmals auch aus ethischen Gründen –

sei es im Hinblick auf den Tierschutz oder auf Fragen globaler Gerechtigkeit. Ein veganer Ernährungsstil, bei dem nicht nur gänzlich auf Fleisch, sondern zusätzlich auch auf Milchprodukte und Eier verzichtet wird, wird immer populärer. Dieser »System«-Ausstieg hat viele individuelle Gründe und mag sich für viele als richtig erweisen. Aber stimmt er auch global gesehen? Wären seine Folgen auch gesamtgesellschaftlich wünschenswert?

Anita Idel hat in ihrem unlängst erschienenen Buch »Die Kuh ist kein Klima-Killer!« auf den öffentlich wie wissenschaftlich immer noch stark ignorierten engen Zusammenhang von Rindern und Grasland aufmerksam gemacht, der eine hohe positive Klimarelevanz hat:[10] Grasland bedeckt 40 Prozent der Landfläche der Erde und gilt heute als einer der ganz wichtigen CO_2-Speicher. Da das Grasland nicht nur in Mitteleuropa, sondern weltweit in einer Koevolution mit grasfressenden Tieren entstanden ist, kann es diese zentrale Klimafunktion nur dann wahrnehmen, wenn es weiterhin beweidet wird. Nicht ohne, sondern nur *mit* den Kühen, Schafen und Ziegen erreichen wir eine positive Klimabilanz.

Sicherlich: Zu viele Tiere führen zu einer Überweidung. Das Verhältnis von Beweidung und Regeneration des Grases muss stimmen, denn nur dann baut sich unter der Oberfläche und mithilfe von Bodenlebewesen aus den abgestorbenen Wurzeln Humus als CO_2-Speicher auf. Bei zu geringer Beweidung verbuscht das Land oder es verwüstet, bei zu starker Beweidung oder auch zu häufiger Schnittnutzung erschöpft sich die Aufwuchskraft und das Gras kann sich nicht mehr regenerieren. Das gute Maß ist gefragt, so wie es einst in den mittelalterlichen Gemeinheiten auf der Ebene der Dorfgemarkungen und Almweiden geregelt wurde, wenngleich auch relativ autoritär.

Hilfe fürs Klima kommt auch von den in Vergessenheit geratenen Kleepflanzen. Brachte nicht Klee in vielen Regionen erst die Voraussetzung für eine ausreichende Milcherzeugung und Nahrungsmittelgewinnung? Betrachtet man diese Entwicklung unter Klimaaspekten, so ist sie eine geradezu wunderbare Ergänzung des Graslandes: Klee sammelt Stickstoff aus der Luft, bindet diesen in seinen Wurzelknöllchen, macht ihn sowohl den Pflanzen als auch dem Bodenleben verfügbar. Daher sind kleeartige Pflanzen eiweißreiche Pflanzen. In der Phase der Industrialisierung der Milcherzeugung wurden sie durch günstig einzukaufende Eiweißfuttermittel vom Acker gedrängt. Die Klimafrage kann sie wieder auf den Acker zurückbringen. Dort könnten sie die Milcherzeugung aus dem Grünland ergänzen und den energiefressenden Mineralstickstoffdünger und das importierte Eiweißfutter zurückdrängen.

Noch geht, weltweit gesehen, die Milcherzeugung weiterhin in die andere Richtung: Nomaden verlieren ihre Weiderechte und werden – wie etwa in China – zu stationärer Milcherzeugung gezwungen, Kleinbauern verlieren ihren Marktzugang durch Hygieneregeln und Niedrigpreise (so zum Beispiel in der EU) oder zusätzlich durch Dumping-Importe an Milchpulver. Die Milch wird nicht nur in immer größeren Herdeneinheiten produziert, sondern zwangsweise auch mithilfe von hohen Kraftfuttergaben erzeugt und nicht mehr auf Grünlandbasis. Mit all den bekannten Folgeproblemen.

Hier setzen die neuen Suchbewegungen an: Wie können Kosten gespart werden? Wie persönliche und gemeinsame Auswege aus der Krise gefunden werden? Mit viel Eigeninitiative arbeiten zahlreiche Milchbäuerinnen und -bauern an eigenständigen Lösungen für ihre Betriebe. Sie versuchen die Milch wieder vorrangig aus dem Grünland zu erzeugen und dazu mit wenig Input von außen auszukommen. Sie beginnen wieder selbst zu züchten und versuchen, den »Burn-out« ihrer Tiere zu verhindern, indem sie stabilere Zweinutzungsrinder wie Braun- und Fleckvieh in ihre milchbetonten Rassen einkreuzen. Sie suchen nach Wegen, die für sie, die Tiere und die Umwelt nachhaltig sind –jenseits der alten Polarität von »bio« und »konventionell-intensiv«.[11]

Erste Initiativen, diese Milch den Verbrauchern gegenüber sichtbar und damit auch wählbar zu machen, kommen aus den alten Zentren europäischer Milchwirtschaft: In Österreich und im Allgäu bieten Erzeugerinitiativen »Heumilch« an. Ein vergleichbares Projekt gibt es in der Schweiz (»Terra-Suisse-Weidemilch«).[12] Milch aus Grünland und unter weitgehendem Verzicht auf Kraftfutter sowie Silage – wie lässt sich das bewerkstelligen? Sind Verbraucher bereit, mehr Geld auszugeben für diese Milch, die zugleich eine andere und möglicherweise gesündere (Fett-)qualität aufweist?

In den Niederlanden startete die Käserei Cono Kasmaakers (sie gehört zum niederländischen Konzern Friesland-Campina) eine neue Initiative. Zusammen mit Naturschützern, den amerikanischen Eiscreme-Machern Ben & Jerry's (Unilever), Milchbauern und Umweltschützern arbeitet sie an Lösungen, wie Naturschutz auf Grünland, zusätzlicher Klimaschutz durch Abwärmenutzung des Kuhstalles mit hoher Milch- und damit Käsequalität (Breemster Käse) zusammengehen können und zugleich ein fairer Auszahlungspreis für die Bauern erzielt werden kann.[13]

Ein anderes interessantes Beispiel ist die Initiative »Bio mit Gesicht«.[14] Mithilfe der neuen Informationstechnologie ist es für die Verbraucher möglich, die Herkunft ihrer Milch bis auf den Bauernhof, von dem sie stammt, zurückzuverfolgen. Ein entsprechender Zahlencode auf der Milchtüte entschlüsselt ihre Herkunft. Es ist fast so wir früher, als man die Milch direkt vom Landwirt seines Vertrauens bezog.

Vielleicht gehört ja die standardisierte, staatlich geregelte »Massenware« Milch bald der Vergangenheit an? Die EU und die Nationalstaaten jedenfalls verzichten zunehmend darauf, für alle zu definieren, was eine gute Milchqualität ist und lösen die dazugehörigen Milchmarktordnungen mit ihren festen Beziehungen zwischen Erzeugern, Verarbeitern, Händlern und Verbrauchern sukzessive auf. Auch hier gibt es Suchbewegungen nach neuen Beziehungen. Doch anders als vor 80 Jahren beschränken sich diese Beziehungen heute nicht mehr allein auf eine nationale Ebene, denn die Milch steht heute an zahllosen Kreuzungspunkten des globalen Dorfes, die alle gesehen und anerkannt sein wollen.

Während wir morgens die Milchtüte aufschrauben und unsere Milch für den Kaffee schäumen oder einfach nur in den Kaffee gießen, da hat die Milchbäuerin, die jetzt den Melkroboter beaufsichtigt, gerade ihre Arbeit beendet. In den Alpen melken die Sennerinnen noch die Ziegen, im Norden Kenias die Rendille-Familien ihre Kamele und die chinesische Kleinbäuerin führt ihre Kuh zur Kooperative, um sie dort zu füttern und zu melken. Die Arbeiter auf den Kokospalmplantagen haben vielleicht gerade die Ernte geborgen, während in Rotterdam die Hafenarbeiter die Schiffsladungen mit Kokosexpeller für die Mischfutterwerke Europas löschen. Da überwacht der französische Molkereimeister die Produktionsstraße, während der junge rumänische Mann, wie schon seit Menschengedenken, auf der Alm das Feuerholz für den Käsekessel zusammensucht. Minijobber räumen zu diesem Zeitpunkt in Deutschland Milchtüten in die Kühlregale der Supermärkte und der im Gourmetclub fest verankerte Käsehändler reklamiert die Retourware. In unserem Frühstücksjoghurt finden wir die Arbeitsergebnisse des indischen biotechnischen Labors, der amerikanischen Ingenieure und italienischen Designer, und in jedem Liter Milch kreuzen sich die Entscheidungen der Parlamente, die Anordnungen supranationaler Behörden wie der EU-Kommission, die Kompromisse der internationalen Welthandelsrunden und die Arbeit der Lebensmittelkontrolleure.

Die Beziehungen der Menschen sind nur ein Teil dieser Kreuzungspunkte. Mindestens ähnlich wichtig sind die Beziehungen der Milch zu den milchgebenden Tieren und ihren Nachkommen, zum Gras und den Futterpflanzen, zu der Landschaft, die dieses Futter hervorbringt, und damit zum Boden als Grundlage allen Lebens.

Einst gehörte die Milch den Göttern. Die Erde brachte die Milch hervor und die Menschen dankten ihr dafür mit einem Milchopfer. Die Milch träumte von den Wolken und dem Regen, der die Euter der Tier anschwellen ließ. Sie träumte von den Wiesen, Weiden und Steppen und träumte von sich selbst als einem endlosen Strom, der das Leben nährt und immer wieder erneuert. Dann übernahm der Mensch stärker die Regie und schließlich glaubte er, die Milch komme aus der Molkerei – und vergaß dabei die Erde und die Tiere und die Wolken und den Donner. Doch diese wollen gesehen werden. Die Milch der Zukunft wird diese Beziehungen und Träume wieder aufnehmen müssen.

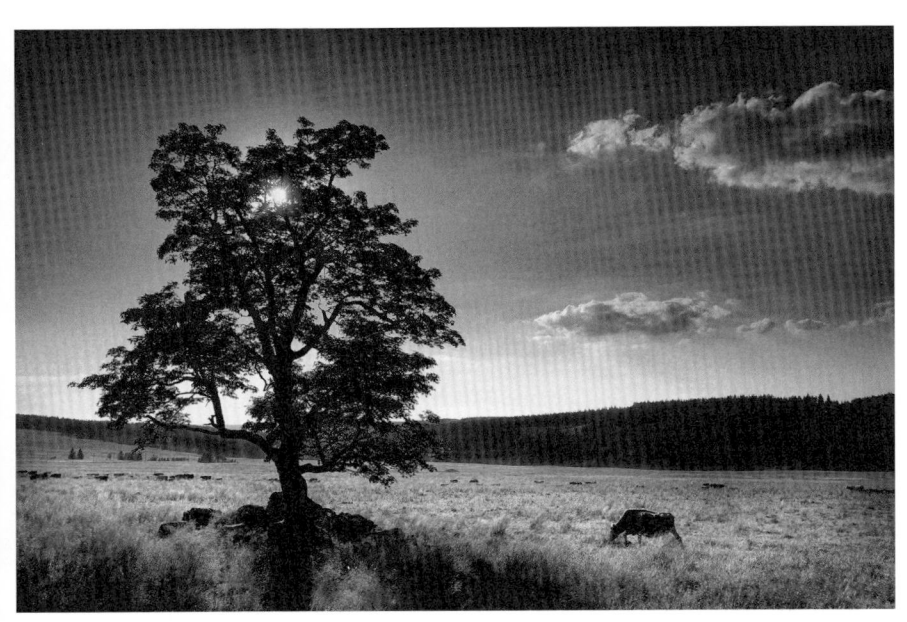

Anhang

Steckbrief (Kuh-)Milch

Wie entsteht die Milch?
Um an die nährende Milch zu gelangen, stößt das neugeborene Kalb (das Lamm, die Ziege, ...) an das Euter der Mutter. Diese Berührung gibt das Signal an das Hirn (beziehungsweise an das Hypophysen-Hypothalamus-System), das Milchbildungshormon Oxytocin auszuschütten. Dieses wiederum veranlasst die Milchdrüsen, die bereits gebildete Milch freizugeben und – während des gesamten Trinkens beziehungsweise Melkens – weiterhin Milch zu bilden.

Die Milch fließt nun aus den Zellen der Milchdrüsen, den Alveolen, in die zahlreichen Milchkanäle und Milchgänge und schließlich in die Milchzisterne und von dort aus in den Strichkanal. Dieser Strichkanal bildet das Innere der Zitze, welche von einem starken Schließmuskel verschlossen wird. Das Euter der Kuh hat vier Zitzen, die Ziege, das Schaf und das Pferd haben je zwei dieser sogenannten »Mammarkomplexe«. So wird die Einheit aus Drüsenkörper mit Alveolen und der Zitze bezeichnet.

Wie alle Reize funktioniert die Milchbildung auch ohne Kalb: Das Klappern der Milchkannen, das Betreten des Melkstandes, die Berührung der Zitze durch die Hand der Bäuerin oder die Bürste des Melkroboters. Sie genügen, um die Milch »einschießen« zu lassen. Bei Stress reagiert die Kuh mit den Stresshormonen Adrenalin/Noradrenalin. Sie sind die Gegenspieler zum Oxytocin. Die Kuh »zieht dann die Milch hoch« – der Milchfluss versiegt.

300 bis 500 Liter Blut müssen täglich durch das Kuheuter fließen, um einen Liter Milch zu erzeugen. 300 Liter pro Stunde pumpt dazu das Herz durch das fein verästelte Blutgefäßsystem: 6000 bis 12 000 Liter pro Tag. Eine moderne Hochleistungskuh produziert bis zu 35 Liter oder auch schon mal 50 Liter Milch am Tag.

Woraus besteht Milch?
Laut Gesetzgeber ist *Rohmilch* das unveränderte Gemelk von Nutztieren, das nicht über 40 Grad Celsius erhitzt und keiner Behandlung mit ähnlicher Wirkung unterzogen wurde (Definition laut EU-Hygieneverordnung 853/2004).

Die Milch selbst setzt sich zusammen aus Wasser, Fett, Eiweiß, Milchzucker ergänzt durch Salze, Enzyme, Vitamine, Gase, Phosphorlipiden und Zitronensäure. *Wasser* ist ihr Hauptbestandteil.

Der Anteil an *Milchfett* schwankt, abhängig von der Rasse, Züchtung oder Fütterung der Tiere, zwischen 3,2 Prozent bis sechs Prozent. Das Fett liegt in Form von Kügelchen vor, die von einer Membran umschlossen werden. 400 verschiedene Fettsäuren enthält das Milchfett, zehn davon bestimmen die physikalischen Eigenschaften des Fettes. Von anderen tierischen Fetten unterscheidet sich das Fett der Milch durch den höheren Anteil ungesättigter Fettsäuren. Die Membran der Fettkügelchen ist aus komplizierten chemischen Verbindungen aufgebaut und enthält unter anderem Membraneiweiße, Schwermetalle und Salze. Die Membranhülle entscheidet über das Aufrahmvermögen des Fettes und den Butterbildungsprozess.

Der *Eiweißgehalt* wird wesentlich durch das Tierfutter beeinflusst und schwankt zwischen drei und 3,6 Prozent. Es besteht aus zwei Fraktionen: 80 Prozent sind Caseine und 20 Prozent Molkenproteine. Jede Gruppe hat zahlreiche weitere Komponenten. Casein ist der Hauptbestandteil des Käses und verleiht Sauermilchprodukten die typische Konsistenz. Das Casein hat eine elektrische Ladung und ist daher sehr empfindlich gegen Ladungsänderungen (zum Beispiel Gewitter). Molkenproteine stammen vorwiegend aus dem Blut und setzen sich aus Immunoglobulinen und Albuminen zusammen – beides ernährungsphysiologisch wichtige Stoffe. Bei der Käseherstellung und der Ausfällung des Caseins bleiben sie in der Molke zurück. Sie denaturieren bei circa 70 Grad Celsius.

Der *Milchzucker* (Lactose) ist ein Disaccharid und besteht aus zwei Zuckerbausteinen (Glucose und Galactose). Er hat eine verglichen mit Rübenzucker geringere Süßkraft und dient bei allen Säuerungsprozessen als Nährsubstrat der Milchsäurebakterien.

Die Milch enthält zahlreiche *Stoffe* wie Natrium, Kalium, Magnesium und Phosphor. Der Salzgehalt kann sich, abhängig von der Rasse, dem Laktationsstadium der Kuh und ihrer Gesundheit, stark verändern. Wichtig ist Calcium, da es bei der Eiweißgerinnung (Käseherstellung) eine zentrale Rolle spielt.

Die *Enzyme* der Milch stammen teilweise aus dem Blut und kommen über die Milchbildungszellen des Euters in die Milch. Teilweise werden sie durch die Mikroorganismen der Milch neu gebildet. Ab 70 Grad Celsius beginnt eine Inaktivierung der Enzyme, ihr Wirk-Optimum liegt zwischen 30 und 40 Grad Celsius (= Körpertemperatur).

Die Milch enthält alle lebensnotwendigen *Vitamine*. Der Gehalt ist vom Futter abhängig und wird vom Gesundheitszustand der Tiere beeinflusst. Neben den fettlöslichen Vitaminen A und D sind besonders wasserlösliche Vitamine B2, B6 und C wichtige Vitaminquellen für den Menschen.

Als wässrige, nährstoffreiche Emulsion ist die Milch ein ideales Nährmedium für *Mikroorganismen (Keime)*. Drei Gruppen an Mikroorganismen sind für die Milchwirtschaft bedeutsam: die Bakterien, die Hefen und die

Schimmelpilze. Alle sind bei der Verarbeitung der Milch notwendig, zum Beispiel bei der Käseherstellung, der Fermentierung der Milch zu Sauermilcherzeugnissen und der Aromabildung der Butter – doch zugleich sind sie unerwünscht. So können Mikroorganismen Veränderungen bei den Verarbeitungsprozessen hervorrufen (wie etwa Geschmacksfehler, vorzeitiges Gerinnen der Milch oder Farbveränderungen). Sie können die Milch und ihre Produkte verderben. Sind sie Krankheiterreger, dann produzieren sie Toxine (Gifte) und diese führen zu gesundheitlichen Schädigungen.

Die Milch einer gesunden Kuh enthält unmittelbar nach Verlassen des Euters 100 bis 1000 Keime pro Milliliter. Durch die Umgebung können weitere 10 000 Keime pro Milliliter hinzukommen. Ungenügend gereinigte Melkanlagen fügen weitere 10 000 bis 1 Million Keime hinzu. Ursprünglich wird die Milch von säurebildenden Streptokokken und Lactobacillen (Milchsäurebakterien) besiedelt sowie von coliformen Bakterien und Clostridien. Durch die Kühllagerung verschiebt sich die Flora in Richtung kälteliebender Mikroorganismen. Zur Milchverarbeitung werden speziell gezüchtete Mikroorganismen, sogenannte Starterkulturen, eingesetzt.

Was geschieht mit der Milch?

Bei der *Homogenisierung* werden die Fettkügelchen mechanisch zerkleinert (bei 50 Grad Celsius und unter hohem Druck durch Düsen gepresst), damit die Milch bei längerem Stehen in der Verpackung nicht aufrahmt.

Das heute übliche Verfahren der *Pasteurisierung* erhitzt die Milch auf 71 bis 74 Grad Celsius und hält sie 30 Sekunden lang auf dieser Temperatur. Bei den früher auch üblichen Verfahren der Hocherhitzung waren es 85 Grad Celsius und bei der Dauererhitzung 62 bis 65 Grad für 30 Minuten. Damit werden Krankheitskeime und Verderbniskeime der Milch abgetötet.

Bei der *Ultrahocherhitzung* zur Herstellung von UHT- oder H-Milch wird die Milch bei einer Temperatur von 140 bis 160 Grad Celsius sechs Minuten lang erhitzt. Dabei karamellisiert der Milchzucker. Zusammen mit den Spuren des Kochgeschmacks ergibt sich für H-Milch ein ganz anderer Geschmack der Milch.

Seit den 1990er-Jahren gibt es mit der *ESL-Milch* eine länger haltbare Milch, die nicht den Kochgeschmack der H-Milch aufweist. Die längere Haltbarkeit kann erreicht werden, indem Verderbniserreger durch Mikrofiltrationsverfahren aus der Milch entfernt werden oder durch Dampfinjektion, ein der Ultrahocherhitzung vergleichbares, aber weniger den Geschmack der Milch veränderndes Verfahren. Beide Verfahren existieren, sie müssen nicht gekennzeichnet werden. Die Milch hält sich dadurch bis zu 30 Tage »frisch«.[1]

Grundrezept fürs Käsen

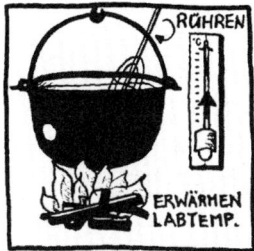
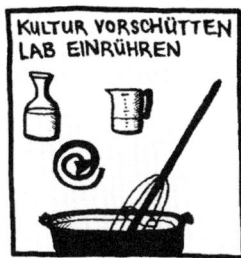
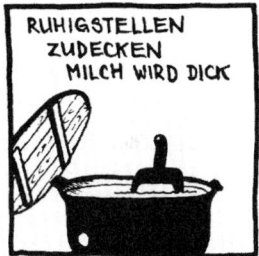
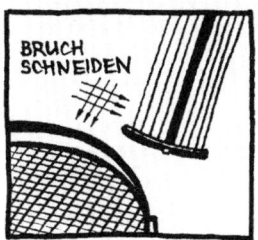
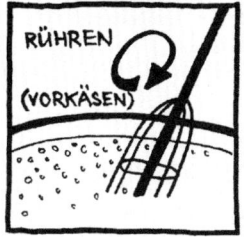
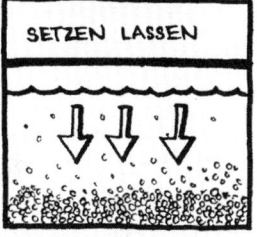
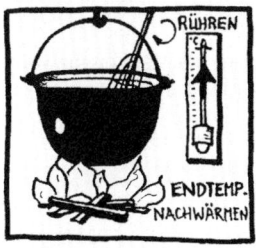
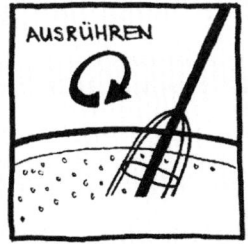
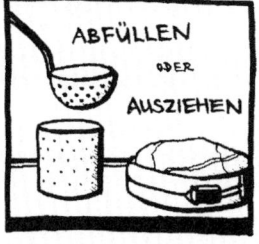
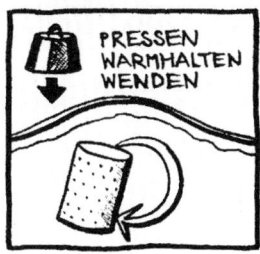
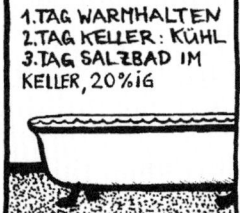
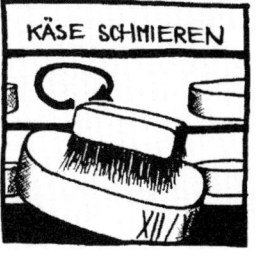

Anmerkungen

Kapitel I: *Quelle des Lebens – Die heilige Milch*

1. Vgl. Fortey 2002, Zitat aus: Neuhaus 1954, S. 6.
2. Dieses Kapitel beruht auf folgenden Quellen: Elida 1985, Göttner-Abendroth 1983, De Laet 1994, Bököny 1994, Reichholf 2010; Parau 1975, Negev 1991, Meiners 1807, dtv-Atlas Weltgeschichte 2007, Kramer 1967, Kräußlich 1981, Wyß 1914; Martiny 1871 und 1895.
3. Vgl. Tannahill 1979, S. 148, sowie www.hinduism.co.za/marriage.htm.
4. Es gab erfolglose Versuche, die Antilope oder das Wisent zu züchten. Weitere Quellen für diesen Abschnitt: Simoons 1971, Itan et al. 2009, Wilckens 1885, Bramanti et al. 2009, Schäfer 2012 (er referiert die Ergebnisse unter anderem von Ruth Bollonginos (Paris), Richard Evershed (Bristol) und Joachim Burger (Mainz)
5. Diese Art des Melkens wird in Innerasien bei den Skythen und Kirgisen, aber auch in Ost- und Südafrika sowie von den indogermanischen Stämmen, die um 2000 v Chr. aus dem iranischen Hochland nach Indien kamen, praktiziert. Vgl. Parau 1975, S. 16.
6. Vgl. Simoons 1971, S. 439.
7. Vgl. Kastilan 2009, S. 59.
8. Vgl. http://de.academic.ru/dic.nsf/dewiki/110975, sowie Kräußlich 1981, S. 26.
9. In Afrika wurden wenigstens vier verschiedene Gen-Allele gefunden, die auf eine Laktosetoleranz schließen lassen. Vgl. Itan et al. 2009, S. 7.
10. Itan et al. 2009 schätzen das Allel auf ein Alter zwischen 7450 bis 12 300 Jahre (maximal 20 650 Jahre). Dieses Allel findet sich auch nur in Populationen, die Milchwirtschaft praktizieren. Vgl. Schäfer 2012.
11. Wesentliche Quellen dieses Abschnitts: Eliade 1985, S. 118 ff., Martiny 1871 und 1891 a, Gonda 1978.
12. Mudrak 2003, S. 13 ff. An anderer Stelle heißt es, der Riese Ymir taute aus dem Eis auf, ebenso die Kuh Audhumbla sowie ein dritter Mann, den die Kuh aus dem Eis freileckte.
13. Vgl. Tannahill 1979, S. 142. Weitere Quellen: Hülsewiede 1986, Hintze 1934, S. 175 ff.
14. Auch weitere Produkte vom Rind wie Rinderurin, Rinderdung, Quark und die Milch selbst haben eine in diesem Sinne reinigende Wirkung.
15. Vgl. Hintze 1934, S. 180.
16. Vgl. Kramer 1967, Göttner-Abendroth 1983, S. 13–21 und S. 65 f.
17. Vgl. Wyß 1914, S. 14.
18. Vgl. Eliade 1985, S. 176, Mannhardt 1874/76, Bächtold-Stäubli 1935/1987, Weber-Kellermann 1965 zit. nach Patzel 2003, S. 94.
19. Vgl. Jacob 1954, S. 152.
20. Wesentliche Quellen des folgenden Abschnitts: Warner 1982, Grimm 1984, Beier 1996, Ebertshäuser 1997, Stadler 2005.
21. Die Bibelzitate sind unterschiedlichen Bibelübersetzungen entnommen.
22. Grimm 1984, S. 2185.
23. Vgl. Warner 1976, S. 195.
24. Nach Luthers Bibelübersetzung Fassung 1912.
25. Vgl. Gautier de Coincy (1223), zit. nach Warner 1976, S. 198.

Kapitel II: Frei und wild – Die Milch der Hirten und Nomaden

1. Ovid Fasti IV, Vers 731 ff., sinngemäß übersetzt nach der englischen Übersetzung in www.theoi.com/Text/OvidFasti4.html. Dort findet sich auch eine Beschreibung des Rituals.
2. Wesentliche Quellen dieses Abschnitts: dtv-Weltaltas 2007, Weber 2008, Diederich 2007, Flach 1990, André 1961, Varro 2006, Cato 2005, Reinhardt 1912, Storr-Best 1912, Weeber 2000, Martiny 1871, Ebert 1984, Rostovtzeff 1955/1998.
3. Vgl. Maeder und Kruker 1983, S. 139 ff.
4. Die Konflikte der Ackerbauern mit denen aus ihrer Sicht räuberischen Hirten werden im kollektiven Gedächtnis mit der Geschichte des Raubes der schönen Sabinerinnen durch Romulus festgehalten.
5. Aus Vergils Georgica 3. Gesang (übersetzt und kommentiert: Projekt-Gutenberg.de auf spiegel-online.de: www. gutenberg-spiegel.de).
6. http://www.ziege.ch/ziegenlinks/produkte/index.html [12.02.2012].
7. Bozzetti 2009, S. 102 – 128.
8. Wesentliche Quellen dieses Abschnitts: Schareika 2007, Fellmeth 2001, S. 16 ff., Weeber 2000, S. 129 f., André 1961, Herdi 1918.
9. Vgl. Gesner 1541/1966, S. 33 f.
10. Vgl. Kotzan 2006, S. 362.
11. Zit. nach Fellmeth 2001, S. 33, und André 1961, S. 155.
12. Vgl. Gesner 1541/1966, S. 30 ff.
13. Vgl. http://www.kurgestuet.de/.
14. Ebd., S. 49.
15. Vgl. Simek 2006, S. 40.
16. Vgl. Kotzan 2006, S. 473 und S. 475, Mielke 2005, S. 34.
17. Vgl. Braams 1913, S. 12 f.
18. Plinius, 77 n. Chr., in seiner Naturalis Historia wie zuvor schon Herodot (484 bis 425 v. Chr.), zit. nach Alcock 2001, S. 58.
19. Vgl. Hintze 1934, S. 206, Itan et al. 2009, S. 3, Schmoeckel 1982, S. 74.
20. Wesentliche Quelle: Hintze 1934.
21. Vgl. Stephens 2000, S. 478.
22. Zit. nach Martiny 1871, S. 9. Biographische Angaben zu Burkhardt aus: http://en.wikipedia.org/wiki/Johann_Ludwig_Burckhardt [08.11.2010].
23. Hintze 1934, S. 124 f. und 201 f.
24. Rubruk, zit. aus Tannahill 1979, S. 120.
25. Reisebericht von Marco Polo, zit. aus Hintze 1934, S. 210 f.
26. Vgl. Anm. 13.
27. Alle Angaben zu den Rendille stammen aus einem persönlichen Interview mit Dr. Brigitte Kaufmann/DITSL, Witzenhausen, und wurden ergänzt um Angaben aus: Stephens 2000, Schaaf 1997, Kaufmann und Hülsebusch 1997, Stahl 2005.
28. Vgl. Stahl 2005.
29. Eine israelische Studie der Ben-Gurion Universität des Negev aus dem Jahr 2005 fand heraus, dass selbst schwere Nahrungsmittelallergien mit Kamelmilch auskuriert werden können (http://www.planet-wissen.de/natur_technik/wildtiere/kamele/kamele_wissensfrage.jsp).

Kapitel III: Neue Heimat – die bäuerlich-häusliche Milch

1. Wesentliche Quellen dieses Abschnitts sind: Beck 1986 v.a. S. 45 f., 81 f., 117 f., 124 f., 146 f., 166 f. sowie Rösener 1991; Montanari 1993 und 1996; Duby 1981; Kapfer 2010 a und b; Hoops 1981–2002; Henning 1988 und 1994; Abel 1967 und 1978; Martiny 1871 und 1895.
2. Vgl. Ferber 1986, S. 85–114; Brüder Grimm 1990/1997, Nr. 36, S. 195–205; Mollat 1987, S. 156; Henning 1994, S. 106; von Olberg 1999, S. 616–620.
3. Vgl. Abel 1967, S. 103. Die Jahresleistung auf einer Schwaige betrug circa 1000 Liter abzüglich 200 Liter fürs Kalb.
4. Vgl. Beck 1986. Bei heute üblicher maschineller Entrahmung braucht es 20 Liter Milch für ein Kilogramm Butter.
5. Quellen für diesen Abschnitt: Rösener 1991, S. 133 ff.; Malanima 2010; dtv Weltaltas 2007; Simek 2006, S. 40 ff.; Anton 1799, S. 110 f.; Peters 1998, S. 56 f. und 289 f.; Pacher 1993,

S. 29 ff.; Abel 1967, S. 23 f.; Seidl 2006, S. 68; Mirow 1990, S. 177; Duby 1981, S. 91 ff.; Henning 1994, S. 234 f.; Tannahill 1979, S. 182–183; Montanari 1993, Ränk et al. 1981.
6. Vgl. Wiegelmann 1981, S. 289 f.; Martiny 1895, S. 38 f.
7. Vgl. Heyne 1901, S. 310 f.
8. Vgl. Lipold 1981, S. 288 f.
9. Vgl. Blackbourn 2007.
10. Vgl. Heyne 1901, S. 210–212.
11. Vgl. Tannahill 1979, S. 183 sowie Montanari 1993, S. 74 f.
12. Literatur dieses Abschnittes: v. a. Pacher 1993 und Stolz 1930, sowie Maeder und Kruker 1983, S. 26 f.; Huber 1988, S. 122 f.
13. 1350 endet der Siedlungsausbau der Alpen als Folge der Pest und der anschließenden Agrarkrise. Vgl. Bätzing 1991, S. 43 f.
14. Vgl. Pacher 1993, S. 121.
15. Diese Formulierung stammt von Stolz 1930, S. 76, weitere Quellen: Münster 1988, S. 87 und S. 134; Stolz 1930; Hösli und Schläpfer 2005, S. 236–243.
16. Quellen: Wiegelmann 1996 a; Heyne 1901, S. 203–213 sowie S. 305–323; Mollat 1987, S. 156; Henning 1994, S. 106; Dirlmeier und Fouquet 1993; Teuteberg 1986; Hauser 1973; Wiegelmann 2006, S. 31 ff.; Schmitz 1996, S. 263–265; Meyer-Renschhausen 2002, S. 7–41.
17. Vgl. Brüder Grimm 1980/1997, Märchen Nr. 103.
18. Vgl. van Putten 1994, S. 151–162.
19. Vgl. Hauser 1973, S. 16.
20. Vgl. Wiegelmann 2006, S. 31; Krwat/krhaut – kann sowohl allgemein Gemüse bedeuten (»Grünzeug«) als auch Sauerkraut (im Winter!).
21. Vgl. Wiegelmann 2006, S. 33.
22. Vgl. Wimschneider 2010, S. 153.
23. Vgl. Münster 1988, S. 81.
24. Vgl. Schmitz 1996, S. 249.
25. Vgl. Meyer-Renschhausen 2002, S. 336.
26. Vgl. Hauser 1973, S. 14 f., S. 38–44, S. 64 ff. und S. 126.
27. Quellen: Fritsch 2008; Montanari 1993; Reitemeier 2005; van Winter 1996; Hauser 1973; Ettlin 1977; Jürgens 1846; Petzold 1973.
28. Vgl. Mundt 1844, S. 262.
29. Vgl. Fritsch 2008, S. 97.
30. Vgl. Mundt 1844 S. 262,
31. Vgl. Hauser 1973, S. 65.
32. Vgl. Martiny 1895, S. 107.
33. Vgl. Jürgens 1846, S. 740.
34. Vgl. Petzold 1973, S. 147–164.
35. Vgl. Golinski 2010, S. 91.
36. Wesentliche Quellen: Henn 1996; Wiegelmann 1996b und c; Schoock 1664/2008; Panthaleonis de Conflentia 1477/1990; van Winter 1996; Martiny 1871; Kopsidis 2006.
37. Vgl. Henn 1996, S. 46.
38. Vgl. Schoock 1664/2008, S. 49 f.
39. Vgl. Panthaleonis de Conflentia (1477/1990), S. 43.
40. Vgl. Fussel 1966, S. 203 f.
41. Vgl. Schoock 1664/2008, S. 51.
42. Vgl. ebd., S. 59:»Boterke voor, Boterke naer, Maeckt de man leven hondert jaer«.
43. Vgl. ebd., S. 51 f.
44. Vgl. ebd. sowie Bätzing, S. 45 ff.; Maeder/Kruker 1983, S. 27 ff.
45. Quellen: de Vries 1974, ergänzt um Angaben aus dtv-Weltatlas Geschichte 2007; Wiese 1966; Dejongh und Thoen 1999; Bölts 1966.
46. Quelle: Löneke 1991, S. 13–22.
47. Wasserwege beschleunigten den Transport und waren, nicht nur in den Niederlanden, sondern überall im nördlichen Europa und vor allem in England eine wichtige Voraussetzung für die Entwicklung des Milchmarktes. Vgl. Fussell 1966, S. 260 f.
48. Mit dem Stoßbutterfass konnte eine Frau maximal 20 Liter Rahm verbuttern. Mit dem Rollbutterfass konnten bis zu 50 Kilogramm Butter erzeugt werden. Vgl. Martiny 1895, S. 38 und 112.

49. Quellen: Wiegelmann 1996 b und c, 2006; Schoock 1664/2008; Sandgruber 1982; Montanari 1993; van Winter 1996; Kleinspehn 1987.
50. Vgl. Sandgruber 1982 S. 171 f.
51. Vgl. Montanari 1993, S. 141.
52. Vgl. Marpergers 1716.
53. Quellen: Martiny 1891a; Enzyklopädie des Märchens 1999; Bächtold-Stäubli 1935/1987, Bd. 6 Stichwort »Milch«, »Milchhexen«, Bd. 1 »Butter«, Bd. 4 »Käse«; Jahn 1884/1977; Grimmsches Wörterbuch »Milch« 1984; Meyer-Renschhausen 2006; Eliade 1985; Verdier 1982; Kramer 2009; Beier de Haan 2002; Mannhardt 1869 und 1875/1877; Kramer 2009; Saatramp 1995; Erich und Beitl 1974, Gabriel 1989.
54. Vgl. Maeder und Kruker 1983, S. 27 f.
55. Vgl. Zedler Universallexikon 1731. Stichwort »Milch«.
56. Vgl. Martiny 1891a, S. 11.
57. Zit. nach Martiny 1891a.
58. Zit. nach Bächtold-Stäubli 1935/1987, S. 254.
59. Vgl. Maeder und Kruker 1983, S. 165.
60. Vgl. Salomonsson 1994, S. 193.
61. Vgl. Kramer 2009, S. 484.
62. Vgl. ebd., S. 587
63. Diesen Brauch beobachte Martiny noch Ende 19. Jahrhundert in Pinneberg, Hamburg. Nach Martiny 1891, S. 24 ff.
64. Geschichte Nr. 317, zit. nach Uther 2006.
65. Frischebier, zit. nach Martiny 1891a, S. 35. Frischebier ergänzte seine eigenen Erfahrungen mit den Erhebungen von Pisanski von 1756 aus Preußen.
66. Quellen: Enzyklopädie des Märchens 1999 Band 9, Stichwort »Milch«; Jegerlehner 1913; Uther 2004 und 2006; Grimm 1984, Brüder Grimm 1990/1997; Stadtler et al. 2005.
67. Vgl. Jegerlehner 1913, Geschichte Nr. 79 und 107, S. 187/205.
68. Vgl. Brüder Grimm 1990/1997, S. 85.
69. Vgl. Stadtler et al. 2005, Geschichte 602.
70. Quellen: Marpergers 1716; Meyer-Renschhausen 2006; Breuß 1999; Schoock 1664/2008; Panthaleonis 1477/2002; Zedler 1739; Gessner 1541; Bächtold-Stäubli 1935/1987; Ferris 1787; Parmentier und Deyeux 1788/1800.
71. Vgl. Schoock 1664/2008, S. 120.
72. Vgl. Schoock 1664/2008, S. 112 f.
73. Vgl. Parmentier und Deyeux 1788/1800, S. 180 ff.; Ferris 1787, S. 125 ff.
74. Vgl. Marpergers 1716.
75. Vgl. Zedler 1739: 126 ff.
76. Quellen: Gélis 1991/2000; Fauve-Schamoux 2000; Badinter 1991; deMause 1978; Kückens 2008, Ferris 1787; Zedler 1739; Neuhaus 1954.
77. Vgl. Parmentier und Deyeux 1788/1800, S. 26.
78. Vgl. Ferris 1787, S. 76.
79. Ferris 1787, S. 80 f.

Kapitel IV: Weißer Fortschritt – Die gewerbliche Milch

1. Quellen für diesen Abschnitt: Abel 1967 und 1978; Blackbourn 2007; Wehler 1987; Niemann 2009; Henning 1988; Winkler 1936b, Jürgens 2012; Haushofer 1963; Kopsidis 1993 und 2006.
2. Die 1652 von ihr gegründete Holländerei in Oranienburg, ihrem herrschaftlichen Sitz, wird später zur Versuchs- und Lehrmolkerei (1650 bis 1728) und ab 1946 zum milchwirtschaftlichen Institut der DDR (MLUA). Zur preußischen Landentwicklung vgl. Blackbourn 2007, S. 42–45.
3. Chemnitz 2007; Winkler 1936b, S. 614.
4. Fontane 1959–1975, http://gutenberg.spiegel.de/buch/4452/199, Kapitel 199.
5. Vgl. Abel 1978, S. 302.
6. Johann Gottlieb Eckhardts Vollständige Experimental Ökonomie von 1763, zit. nach Abel 1978, S. 252.
7. Vgl. Abel 1978, S. 257 f.

8. Vgl. Leopoldt 1759, S. 387 und 375.
9. Von Justi, zit. nach Abel 1978, S. 295.
10. Weitere Quellen für das Folgende: Schwerz 1836; Haushofer 1963; Zimmermann 1983; Kopsidis 1993; Prass 1997; Lindner 1955.
11. Schwerz, zititiert hier Christian Friedrich Germershausen, Oekonomisches Reallexikon 1795 bis 1799.
12. Schwerz 1836, S. 143.
13. Weitere Quellen (auch für den Kasten): Henning 1988, S. 84 f.; Oldach 1981; Oldenburger Herdbuchzucht 1956; Ferber 1986; Hackenschmied 1986; Friedeburg 2001; Westphal 1936; Kräußlich 1981, S. 35 f.
14. Vgl. Prass 1997, v. a. S. 357 ff. und 366 f.
15. Vgl. Lindner 1955.
16. Carlson 2001, S. 259. Weitere Quellen für diesen Abschnitt: DuPuis 2002; Vernon 2000; Henning 1988 und 1996; Niemann 2009; Nipperdey 1990; Fussell 1966.
17. Vgl. Henriken und Rourke 2004. 1908 kam neun Prozent des Nationaleinkommens Dänemarks aus den Erlösen des Butterexportes.
18. Weitere Quellen für diesen Abschnitt: Bielemann 1996; Henriken und Rourke 2004; Henning 1988; Nagelhard 1936; Fleischmann 1912; Schöner 1987; Fink 1991; Rabich 1974.
19. Diese Geschichte findet sich bei Winkler 1936b, S. 619, und bei Nagelhard 1936, S. 12.
20. Titel aus Otto Keune (1953) sowie die Personenangaben. Weitere Quellen für diesen Abschnitt: Schürmann 1996; Winkler 1936b; Fleischmann 1915; Schöner 1987; Oldach 1981, Schwarz 1936; Martiny 1871; Nitsch 1957.
21. Vgl. Schwarz 1936, S. 110; Teichmann 1915, S. 229.
22. Quellen für diesen Anschnitt: Valenze 1991 und 2000; Martiny 1904; Winkler 1936b; Fussell 1966.
23. Vgl. Altrock 1936a, S. 40.
24. Quellen für diesen Abschnitt: Martiny 1904; Keune 1952; Altrock 1936b; Parau 1973; Winkler 1936b; Hackenschmid 1986.
25. Nach Hackenschmid 1986, S. 1300; Vgl. Zeis 1880/2008; Mielke 2005; S. 78; Winkler 1936b, S. 634 f. und S. 686; www.verein-milch-und-kultur.de; Fleischmann 1915; Oldach 1981; Maeder und Kruker 1983, S. X.
26. Vgl. Martiny 1871, S. 2.
27. Altrock 1936b, S. 154 f.
28. Quellen für diesen Abschnitt: Heischkel-Artelt 1976; Meier 1982, Freudenthal 1986; Wiegelmann 1996a und 2006; Weber-Kellermann 1974; Teuteberg 1979 und 1986; Kleinschmidt 2008; Meier 1982; Günter 1992, Rachmanowa 2007; Meyer-Renschhausen 2002; Davidis 1845/1999.
29. Vgl. Henning 1988 S. 94.
30. Vgl. ebd., S. 87.
31. Vgl. Davidis 1845/1999, S. 11.
32. Vgl. Artelt 1976, S. 364.
33. Davidis 1844/1999, S. 362.
34. Vgl. hierzu Martiny 1891b, S. 20; von Friedeburg 2001, S. 145–172; Westphal 1936, S. 108; Robertson 1994, S. 64.
35. Vgl. Enquete-Ausschuss 1931, S. 8.
36. Vgl. Kucynski 1913, zit. nach Teuteberg 1986, S. 183.
37. Vgl. Wiegelmann 1976, S. 17.
38. Angaben aus Freudenthal 1986, S. 136 ff.
39. Vgl. ebd., S. 9–11.
40. Vgl. Westphal 1936, S. 107.
41. So beschreibt es Zedlers Universallexikon 1739. Weitere Quellen für diesen Abschnitt: Spiekermann 1994 und 1999; Robertson 1994; Hartley 1842; Schmid 2009; Reif und Pomp 1996.
42. Vgl. Arends 1818, S. 140 und S. 204.
43. Vgl. Westphal 1936, S. 109.
44. Alle Angaben aus: Hellmann 1966; Bahn und Milch 2010.
45. Alle weiteren Angaben zu Mannheim aus Witzenhausen 1915, zu München aus Spiekermann 1994, S. 84.

46. Vgl. Burchard 1932, S. 7.
47. Weitere Quellen für diesen Abschnitt: Fink 1991; Dornblüth 1880; Hartley 1842; Cnyrim 1879; Varrentrapp 1874, S. 190; Rodenstein 1988.
48. Vgl. Dornblüth 1880, S. 413–424.
49. Vgl. Cnyrim 1879, S. 443–467.
50. Vgl. Albu 1881; Fleischmann 1915, S. 200.
51. Quellen für diesen Abschnitt: Teuteberg und Wiegelmann 1972, S. 78 ff.; Orland 2001 und 2004; Strahlmann 1987; Schmauderer 1976; Krieg 1996; Hofmann 1879; Wasserfuhr 1869; Schlegel-Matthies 1987, S. 302 f.
52. Vgl. Krieg 1996, S. 313–324.
53. Vgl. Boelcke 1989, S. 157, sowie Teuteberg und Bernhard 1986, S. 400 f.
54. Vgl. Hofmann 1879, S. 91–106; Cnyrim 1879, S. 464.
55. Europaweit überlebte nur jedes zehnte Kind; vgl. Wasserfuhr 1869, S. 546.
56. Vgl. Latour 2002, S. 137–174; weitere Quellen für diesen Abschnitt: Ernst 1913, S. 156 und 204; Ring 1986; Dormann 1995; Hähner-Rombach 1995.
57. Vgl. Ring 1986, S. 121 f., sowie Atlas der deutschen Volkskunde.
58. Vgl. Roeder 1954, S. 382; Frieber 1924, S. 402; Ernst 1913, S. 114.
59. Vgl. Landesamt für Verbraucherschutz Sachsen-Anhalt (2008): Merkblatt zur Tuberkulose der Rinder vom 18. August 2008.
60. Vgl. Dormann 1995, S. 243.
61. Quellen für diesen Abschnitt: Schwarz 1936, S. 64 ff.; Sieveking 1903; Hartley 1842; Schmid 2009; DuPuis 2002; Ernst 1913; Fink 1991.
62. Molkereizeitung von 1888, zit. nach Gabriel 1989, S. 28.
63. Vgl. Sieveking 1903, S. 142.
64. Vgl. Schmid 2009, S. 51 ff.; DuPuis 2002, S. 75 ff.
65. Vgl. Ernst 1913, S. 238.
66. Vgl. Goldston 1951, zit. nach Schmid 2009, S. 43 ff.
67. Vgl. Lauterwald 1937, S. 130 f.
68. Quellen für diesen Abschnitt, inkl. Kasten: Fink 1991; Reichsgesundheitsamt 1878; Fleischmann 1915; Ellerbrock 1987; Arnoldi 1912; Scholz 1949; Ernst 1913.
69. Vgl. Reichsgesundheitsamt 1878, S. 400 f.
70. Vgl. Fleischmann 1915, S. 199 f.
71. Vgl. Ellerbrock 1987, S. 145. Nach Fleischmann 1915 belief sich die Einfuhr an Schmalz- und schmalzartigen Fetten sowie Talg 1901 noch auf 145 Millionen Kilogramm, 1906 sind es schon 177 Millionen Kilogramm. Exportiert wurden 0,53 Millionen Kilogramm.
72. Vgl. Scholz 1949, S. 115 f.
73. Ernst 1913, S. 254.
74. Zit. nach Arnoldi 1914; Fleischmanns Beitrag erschien in der Hildesheimer Molkereizeitung Nr. 15, S. 146 vom April 1912.
75. Vgl. Arnoldi 1914, S. 438 f.
76. Vgl. Scholz 1949, S. 115.
77. Vgl. Schöner 1987, S. 842. Für Käsereien hingegen zählt das »Nichtfett« mehr und daher stellten sich die Käsereien noch lange gegen eine Fettbezahlung der Milch beziehungsweise kontrollierten ihre Milch eher auf die Käsereitauglichkeit (Gärprobe).
78. Siehe hierzu die »Milchkriege« während dieser Jahre in der Schweiz, über die Moser und Brodbeck 2007, S. 54 f., berichten. – Weitere Quellen für diesen Abschnitt: Scholz 1949; Nonn 1996; Witzenhausen 1915; Meinert 1912.
79. Alle Angaben zu den Auseinandersetzungen in Mannheim aus: Witzenhausen 1915, S. 68–75; leider fehlen die Angaben zur Entwicklung der Erzeugerpreise ab 1911.

Kapitel V: *Moderne Massenware – Die industrielle Milch*

1. Quellen für diesen Abschnitt: Enquete-Ausschuss 1931; Berthold 1974; Henning 1988; Wehler 2003 Bd. IV; Poppinga 1975; Niemann 2009; Kleinschmidt 2008; Hentschel 1978; Altrock 1936 a–d; Mendelson 1930 und 1932; Sering 1932; Schürmann 1929; Wittwer 1930; Winkler 1936b; Mirow 1990; Haushofer 1963; Koch-Weser 1931; Reif und Pomp 1996; Rüße 1996; Westphal 1930; Reuter 1936 sowie Gesetze und Verordnungen über die Milchwirtschaft 1934.

2. Vgl. Henning 1988, S. 187. Die höhere Schätzung stammt aus: Sering 1932, S. 14 f.; vgl. auch Rubner 1918, S. 115 f.
3. Vgl. Wehler 2003, S. 231 f.; Nonn 1996, S. 33.
4. Enquete-Ausschuss 1931. Die Enquete befasste sich mit der gesamten deutschen Wirtschaft. Der zweite Unterausschuss Landwirtschaft befasste sich speziell mit der Milchwirtschaft.
5. Vgl. Sering 1932, Vorwort. Sering hat die Ergebnisse des nie erschienenen Enquete-Berichts zusammengefasst und ergänzt.
6. Vgl. Westphal 1930a, S. 98 ff. Wesentliche weitere Quellen: Enquete-Ausschuss 1931; Schürmann 1929; Reif und Pomp 1996; Rüße 1996; Koch-Weser 1931; Ohm 1956; Spiekermann 1999; Wittwer 1930.
7. Vgl. Rüße 1996, S. 140. Er rechnete mit einem Ertrag von 24 Tonnen Butter bei einer Anlieferungsmenge von 870 Tonnen Milch.
8. Enquete-Ausschuss 1931, S. 29 f. und 59 f.; vgl. auch Aussagen von Wittwer 1930; Altrock 1936a, S. 20.
9. Quellen für diesen Abschnitt: Altrock 1936c; Ritter 1926 und 1927; Sering 1932; Koch-Weser 1931; Efkes 1929.
10. Sie reisten u. a 1925 im Auftrag der Enquete-Kommission. Siehe Brinkmann 1927; Ritter und Ludwig 1931; Altmann 1932.
11. Vgl. Reuter 1936, S. 373 f.
12. Vgl. Westphal 1932, S. 344.
13. Vgl. Rüße 1996, S. 141; Ritter 1926, S. 59 f.; Altrock 1936c; Ritter 1927, S. 61 f.; Westphal 1930b, S. 142 f.; Westphal 1932. Weitere Quellen: Seelemann und Roth 1927; Bauer 1928; Behrens 1981.
14. Vgl. Westphal 1932, S. 343.
15. Weitere Quellen für diesen Abschnitt: Ertl 1936; Roeder 1954, S. 64 f.; Orland 2004; Du Puis 2002; Kamp 1915.
16. Westphal 1930 a, S. 122.
17. Vgl. Westphal 1930a, S. 116. Der Milchverbrauch pro Kopf lag in Süddeutschland fast 50 Prozent höher als in Norddeutschland.
18. Vgl. Kamp 1903, S. 22, zit. nach Orland 2004.
19. Vgl. Schürmann 1929.
20. Kamp 1915, S. 115 f.
21. Vgl. Westphal 1930 a, S. 122.
22. Vgl. Roeder 1954, S. 66.
23. Protokoll der 181. Sitzung des Deutschen Reichstages am 23. Juni 1930, S. 5688. Weitere Quellen: Nathusius und Nelson 1934; Rüße 2003; Gessner 1977.
24. Vgl. Reif und Pomp 1996, S. 98 f.
25. Vgl. Koch-Weser 1931, S. 19; Altrock 1930d, S. 542.
26. Vgl. Nathusius und Nelson 1934, S. 11.
27. Weitere Quellen für diesen Abschnitt: Kleinschmidt 2008, S. 110 ff.; Hanau und Plate 1949; Haushofer 1958; Schuette 1940; Gies 1979; Barkai 1977; Puppo 1988; Oldach 1981; Nitsch 1957; diverse Ausgaben des Reichsgesetzblattes siehe Fink 1991, S. 109 f.; Henning 1988, S. 224.
28. Vgl. Hitler 1982, S. 96.
29. Vgl. Niemeyer 1941, S. 132 f.; Stocker 1937, S. 448.
30. 183. Sitzung des Reichstages vom 25. Juni 1930, Protokoll der ersten Lesung zum Reichsmilchgesetz vom 1. Juni 1930, S. 3.
31. Golte 1937, S. 40.
32. Vgl. Hanau und Plate 1949, S. 124.
33. Quellen für diesen Abschnitt: Niemann 2009, S. 108 f.; Kleinschmidt 2008, S. 131 f.; Statistisches Jahrbuch BML div. Jahrgänge; Agrarbericht der Bundesregierung (Grüner Plan) div. Jahrgänge; Fink 1991; Plate 1970, S. 287 f.; Bundestags-Protokolle; Scharrer 1968; Hamann 1961; Holthöfer-Juckenack-Nüse 1963, 1970 und 1982; Abel und Welling 1956; Wehler 2008.
34. Vgl. Bundestags-Protokolle, 233. Sitzung 1. Wahlperiode, 9. Oktober 1952, S. 10685 ff.
35. Vgl. Teichmann 1953, S. 104 und 124.
36. Vgl. Scharrer 1968, S. 108.

37. Vgl. Fink 1991, S. 130 ff.; Hessischer Bauernverband 1953; Kolbeck 1985, S. 58 f. und 133 f.
38. Vgl. Versuchs- und Forschungsanstalt 1949 und 1954.
39. Siehe Grüner Plan 1958, Teil A: Stellung der Landwirtschaft in der Volkswirtschaft, Bonn.
40. Vgl. Parau 1975.
41. Quellen: BML Agrarbericht div. Jahrgänge; Keller 1998; Heeschen, Blüthgen, Nijhuis 1984; Deerberg 1999.
42. Vgl. Wittenberg 1988; Haiger 1989.
43. Keller 1998.
44. Vgl. Münster 1988 und o. J; Rosskamp 1971; Frassine 1976; Esche und Drews 1963; Rainer 1964; Wirths 1962.
45. Vgl. Abel und Welling 1956, S. 27.
46. Vgl. Markenmilch-Verordnung vom 31. Juli 1959.
47. Bereits 1931 war der Enquete-Ausschuss zu einer ähnlichen Schlussfolgerung gelangt: »Die Pasteurisierung übe keinen Einfluss auf die Höhe des Milchverbrauchs aus. Tradition und die bequeme Erreichbarkeit der Milchläden seien dafür bestimmender« (S. 32). Die Pasteurisierung wurde als »qualitätsverbessernde Maßnahme« betrachtet.
48. Vgl. Rosskamp 1971, S. 16 f.
49. Vgl. Maier 1971, S. 1262.
50. Vgl. Kleinschmidt 2008, S. 146; Esche und Drews 1963, S. 162 f.
51. Statist. Jahrbuch, BML div. Jahrgänge.
52. Wesentliche weitere Quellen: Münster o. J. und 1988; Kurzeck 2007
53. Kurzeck 2007, Track 09 »Billige Markenbutter«.
54. Münster o. J., S. 68 ff.
55. Ebd.
56. Vgl. Alvensleben und Siemes 1976, S. 10 f.
57. Weitere Quellen: Hellmann 1990; Kleinschmidt 2008, S. 122 f.
58. Niethammer 1986, S. 200, zit. nach Kleinschmidt 2008, S. 124.
59. Vgl. Böge 1992.
60. Vgl. Fink-Keßler 2002 sowie Daten aus: ZMP Bilanz Milch div. Jahrgänge; FAO Production Yearbook and Trade Yearbook; Agrarwirtschaft div. Jahrgänge, jeweils Heft 12 »Milchmärkte«; Agrarbericht der Bundesregierung; Statistisches Jahrbuch über Ernährung, Landwirtschaft und Forsten, Geschäftsberichte des Milchindustrieverbandes div. Jahrgänge.
61. Vgl. ZMP 2008.
62. Vgl. Agrar-Europe 29/1989 vom 17. Juli 1989, Sonderbeilage zum Agrar-Außenhandel, Tabelle 2.
63. Vgl. Bayerische Landesanstalt für Landwirtschaft 2009.
64. Vgl. Schöpe 1989 a, S. 19 und b, S. 18 f.
65. Vgl. Agra Europe Nr. 7 von 1991.
66. Vgl. KOM (1991) 100 vom 1. Februar 1991.
67. Als Hintergrund dazu die Arbeit von Mary Douglas 1988; Quellen in Fink-Keßler 1991 und 1996; div. Lehr- und Handbücher der Milchwirtschaft des 20. Jahrhunderts; Elias 1978.
68. Vgl. Douglas 1988, S. 166 f.
69. Vgl. Alfonsus 1934, S. 70 f.
70. Lauterwald 1937, S. 131.
71. Winkler 1936a, S. 329.
72. Ebd., S. 350.
73. Ebd., S. 356.
74. Seelemann 1937, S. 301.
75. Vgl. Lauterwald 1937, S. 139.
76. Vgl. Leber 1930, S. 36.
77. Vgl. Löhnis 1930, S. 171.
78. Vgl. Seelemann 1954, S. 1028 und 1052.
79. Vgl. Bundesgesundheitsrat 1987, S. 251, sowie Kielwein 1985, S. 122.
80. Quellen für diesen Abschnitt: Ertl 1936; Orland 2004; DuPuis 2002; Kiehnle 1925.
81. Bulletin of the national Research Council Nr. 75, Mai 1930, S. 205, Washington DC. Zit. nach Ertl 1936, S. 435.

82. Kiehnle 1925, S. 16.
83. Ebd., S. 10.
84. Vgl. Kiehnle 1960/1969, S. 12
85. Quelle für diesen Abschnitt: Fink 1991, S. 141 ff.
86. Roiner 1975, zit. Münster (o. J.), S. 95.
87. Alle Angaben aus Stöckl und Betz 1990.
88. Dirscherl 1989 hat diesen Prozess für den Freiburger Raum genau beschrieben.
89. Vgl. Busse 1971, S. 41; Kurzweil und Busse 1973, S. 430; Weber 1977.
90. Quellen für diesen Abschnitt: Fink 1991; Suhren, Heeschen und Tolle 1980; Heeschen, Suhren, Tolle 1979; Tolle und Heeschen 1978; Terplan 1967.
91. Die aktuell gültigen EU-Hygieneverordnungen 852 und 853/2004 änderten an dieser Definition der Güteklasse 1 für Milch nichts mehr.
92. Fehlerquellen 1954.
93. Vgl. Hermann 1954, S. 768.
94. Quellen für diesen Abschnitt: Spreer 2011; Bernhard 2011, S. 9 f.; Strahm und Eberhard 2009.
95. Vgl. Bornemann 1989; Busse 1988.
96. Vgl. Bernhard 2010
97. 1. Ausführungsverordnung zum Milchgesetz, § 1 Absatz 3, 2.b 9.
98. Milchverordnung sowie Durchführungsverordnung LMHV zur EU-Hygieneverordnung 852 und 853/2004.
99. Puhan 1982, S. 81, zitiert Klostermeyer ohne nähere Literaturangabe. Weitere Quellen: Puhan 1982; Suhren und Reichmuth 1988; Klostermeyer 1987; Puhan 1977; Grosserhode 1974 und 1976.
100. Martiny 1981, Bd. 2, S. 16.
101. Vgl. Roeder 1954, S. 304.
102. Vgl. Münster o. J., S. 92.
103. Vgl. Lotthammer 1988; Wittenberg 1989; EFSA 2009
104. Vgl. Pabst 1989; Pabst et al. 1988; Buchberger 1990; Frede et al. 1985 sowie 1986; Baumgartner und Brink 1988.
105. Vgl. Krusch 1990.
106. http://www.patent-de.com/19940331/DE4330256A1.html [03.02.2012].
107. Vgl. Tiemeyer 1985, S. 810; Schneider 1955/1961, S. 307.
108. Weitere Quellen: Löffler 1970, S. 17–21; Boehncke 1996.
109. Quellen für diesen Abschnitt: Angaben der AG Deutscher Rinderzüchter, zit. von Poppinga 2012; Milchindustrieverband 2011; LWK Schleswig-Holstein 2010; EFSA 2009; Poppinga 2010; Krutzinna und Koeppl 2002; Metzner et al. 1996; Lotthammer 1992; Statistisches Bundesamt 2011; Bundestaganfrage 2011; Walter et al. 1998.
110. Vgl. EFSA 2009.
111. Vgl. Hucklenbroich 2011a und b.
112. Vgl. Fink-Keßler 2009, S. 230.

Kapitel VI:
Rohstoff oder Lebensmittel – Die globale und die vielfältige Milch

1. Sofern nicht anders vermerkt beruht dieser Abschnitt (inkl. Kasten) auf folgenden Quellen; Eurostat, FAOSTAT (www.agrinet.de); Milchindustrieverband 2011; Wocken und Spiller 2007; Wocken et al. 2008; Fahlbusch et al. 2009, 2010 und 2011; Oxfam 2009; Reichert 2011; Thomsen 2007; ZMP 2008.
2. Vgl. Bundeskartellamt 2009, S. 99.
3. Vgl. EU-KOM 2010.
4. Vgl. Dusseldorf und Hans 2008.
5. Vgl. Korspeter 2009, S. 35.
6. Aufarbeitung vergleichbarer Konflikte in der Schweiz: Moser und Brodbeck 2007, S. 88.
7. Vgl. Rigert 2009.
8. Vgl. Reichert 2011.
9. Vgl. Milchindustrieverband 2011, S. 107 f.
10. Vgl. Oxfam 2009.

11. Weitere Quellen für diesen Abschnitt: Brosig 2009; Wilson 2008; http://en.wikipedia.org/wiki/2008_Chinese_milk_scandal Abruf 18.11.2011; FAO 2010.
12. 2009 waren es 250 000 Kühe, die China aus der ganzen Welt importierte. http://www.badische-zeitung.de/panorama/china-ist-auf-die-kuh-gekommen--59715125.html [21.05.2012].
13. Vgl. Wocken und Spiller 2007, S. 41.
14. Vgl. Caramaschi 2008.
15. 1916 werden erstmalig Ultrafiltrations- und Membranfilter entwickelt, 1945 wird erstmalig ein Mensch durch eine künstliche Niere und die Blutwäsche außerhalb des Körpers gerettet. Ultrafiltration wird vor allem zur Abwasserbehandlung eingesetzt, zur Klärung von Fruchtsäften etc. Seit 1988 wird Mikrofiltration in den USA zur Entfernung von Verderbniskeimen in Trinkmilch eingesetzt. – Weitere Quellen für diesen Abschnitt: Spreer 2011; Caramaschi 2008; Thust 2008; Herbertz, Schiegg, Westermair 2006; Ryser 2011.
16. Vgl. Spreer 2011, S. 112 ff. und 265 ff. § 3 Abs. 1e der Käseverordnung vom 14. Dezember 1986 (zuletzt geändert am 14. Dezember 2010) legt hierfür Obergrenzen fest (maximale Erhöhung des Eiweißgehaltes um drei Gramm je Kilogramm Käsereimilch!); vgl. Fink 1989.
17. Vgl. Spreer 2011, S. 459 f.; Allgemeine Fleischerzeitung Nr. 8, Februar 2012, S. 18; www.qmilk.eu
18. Siehe www.ziel.tum.de und www.mri.de.
19. Vgl. www.foodwatch.de.
20. Vgl. Fahlbusch et al. 2010, S. 46; ZMP 1997, S. 15.
21. Vgl. http://www.kerrygold.de/produkte/butter/halbfettbutter.html.
22. Vgl. Fanger 2011.
23. Vgl. BVL 2008, S. 85 ff.
24. Die Verordnung (EWG) Nr. 2092/91 des Rates vom 24. Juni 1991 über den ökologischen Landbau und die entsprechende Kennzeichnung der landwirtschaftlichen Erzeugnisse und Lebensmittel trat im Januar 1993 in Kraft. Erst seit Juli 1999 gibt es EU-weit verbindliche Vorschriften für tierische Erzeugnisse.
25. Mündliche Mitteilung Oktober 2007.
26. Vgl. Baßner 1999, S. 12.
27. So der Titel eines damaligen Bestsellers. Vgl. Katalyse 1981, S. 73 ff.
28. Vgl. Tolle et al. 1971, S. 415; Heeschen et al. 1984 und 1986; Tolle und Heeschen 1981.
29. Vgl. http://www.naturkost.de/basics/biogeschichte/70er.htm.
30. Vgl. Söbbeke 1991; Poppinga und Thomas 1993.
31. Quellen für diesen Abschnitt: Hamm und Rippin 2005; Schaack et al. 2011; Rippin 2006; Brügmann 2007; Wocken und Spiller 2007; www.bioland.de dort Angaben von www.biomilchpreis.de.
32. Totalrevision der Bio-Verordnungen 2005: VO 834/2007 EG-Öko-Basisverordnung und 889/2005 Durchführungsverordnung gelten ab 1. Juli 2009 und berücksichtigen stärker als zuvor Tierschutz. Neues Kennzeichnungsrecht ab 1. Juli 2010.
33. Vgl. DuPuis 2002, S. 210 f., sowie Green 2010.
34. Bei anderen Tierarten dürfen weiterhin bestimmte prozentuale Anteil des Futters aus konventioneller Erzeugung stammen. Allerdings gibt es dazu eine Positivliste, die alles andere ausschließt.
35. Vgl. Hofstetter 2004.
36. Brügmann 2007.
37. Vgl. Nestlé Deutschland AG 1987, Eberle et al. 2006; Hayn 2005.
38. Fink-Keßler 2007; www.milchundkaesestrasse.de; www.cheese.slowfood.it; sowie: www.slowfood.com
39. Siehe www.milchhandwerk.info
40. Vgl. Eberle et al. 2006, S. 93 f.; Dirschauer 2010.
41. Vgl. DGE 2009; DGE, ÖGE und SGE 2000.
42. Vgl. www.notmilk.com; www.milchlos.de.
43. Vgl. www.whymilk.com sowie http://www.facebook.com/MilkMustache
44. Vgl. Woolston 2010; Bruker und Jung 1994, S. 58 f.
45. Vgl. Plants 2000; Rollinger 2007; http://www.vegetarismus.ch/info/21.htm.
46. www.peta.de/milch
47. Zitiert nach Uhlmann 2009.

48. http://www.fda.gov/Food/FoodSafety/Product-SpecificInformation/MilkSafety/default.htm [06.01.2012].
49. Vgl. Schmid 2009, S. 411.
50. Zitiert nach Uhlmann 2009.
51. Albrecht-Seidel 1998.
52. Windler, mündliche Mitteilung am 6. Januar 2012.
53. Windler, mündliche Mitteilung am 6. Januar 2012.
54. Quellen für diesen Abschnitt: Rijkers et al. 2010; Friebe 2011; Sahm 2011; Hucklenbroich 2012.
55. www.mri.bund.de/no_cache/de/institute/sicherheit-und-qualitaet-bei-milch-und-fisch/forschungsprojekte/gesamtuebersicht-forschungsprojekte.html.
56. Vgl. Rijkers et al. 2010.
57. Vgl. Lenzen-Schulte 2012; Gebhardt 2012. Berichte von Studien an der Unversity of California, San Diego stammen von Lars Bode.
58. www.actimel.de
59. Vgl. DGE 2008; DGEinfo 1/2009.
60. Quellen für diesen Abschnitt: Schmid 2009, S. 234 f.; Kusche, Sahm und Baars 2009; Graman 2010; Baars et al. 2011; Baars und Kusche 2010; Baars 2011.
61. Vgl. Waser et al. 2006; Riedler et al. 2001; Pfefferle et al. 2008; Lenzen-Schulte 2009.
62. Wurminfektionen gelten inzwischen auch als »Wegbereiter eines gut funktionierenden Immunsystems«. Vgl. Lenzen-Schulte 2008.
63. Vgl. Blanc 1981 und 1993.
64. Vgl. Baars und Kusche 2009.
65. Vgl. Kusche, Rübesam und Baars 2010.
66. Zitierte PARSIVAL-Studie von Waser M. et al. (2006) lässt auch den Schluss zu, dass der Konsum von Butter, Vollmilch und Vollfettkäse die Häufigkeit von Asthma und Allergien reduzieren kann.
67. www.herzgut.de.

Alte Träume, neue Wege – ein Ausblick

1. Vgl. Schaber 2011.
2. Handschriftliche Unterlagen aus einem Melkkurs von Frau Weidenrieder aus Oberpfaffenhofen, 1938. Entnommen einem Exponat der Ausstellung »Milch! Nahrung – Mythos – Politikum« im Jexhof Bauernhofmuseum vom 10. Juni bis 6. November 2011, Fürstenfeldbruck.
3. Vgl. Baumgartner und Maurer 1977; Hucklenbroich 2011 c.
4. Vgl. Nordelbisches Kirchenamt 2005, S. 29.
5. Vgl. FAO 2006, insbes. S. 113, Tabelle 3.12.
6. WWF Deutschland 2007, S. 8.
7. Quellen für diesen Kasten: Keller 1998, S. 29 ff.; Löffler 1970, S. 237 und 261 ff.; Idel 2011, S. 17–21.
8. Vgl. Spreer 2010, S. 9; BMELV 2008, S. 19
9. Vgl. Kampschulte 2009.
10. Vgl. Idel 2011, S. 35 ff.
11. Vgl. Jürgens 2008 und 2012.
12. Vgl. www.ipsuisse.ch/Web/Wiesenmilch_id317.
13. Vgl. Pfeil 2010.
14. Vgl. www.bio-mit-gesicht.de.

Anhang: Steckbrief Kuhmilch

1. Vgl. Löffler 1970, S. 312 f. Alle weiteren Angaben entnommen aus Spreer 2010, S. 7–51 ergänzt durch Münster 1988, S. 45 f. und Bernhard 2010.

Literatur und Quellen

Literatur

Abel, Wilhelm: Geschichte der deutschen Landwirtschaft vom frühen Mittelalter bis zum 19. Jahrhundert (2., neub. Auflage). Stuttgart 1967.
Ders.: Geschichte der deutschen Landwirtschaft vom frühen Mittelalter bis zum 19. Jahrhundert (3., neub. Auflage). Stuttgart 1978.
Ders. und Franz Welling: Die Bedeutung der Milchwirtschaft in der deutschen Volkswirtschaft. Hildesheim 1956.
Albrecht, J. und S. Kastiln: Seid entziffert, Milliarden. In: Frankfurter Allgemeine Sonntagszeitung Nr. 7, 21. Februar 2010, S. 53 u. 55.
Albrecht-Seidel, Marc: Folgen der EHEC-Hysterie für die deutschen Rohmilcherzeuger und -verarbeiter. In: Arbeitsergebnisse. AG ländliche Entwicklung der Gesamthochschule Kassel (Hrsg.) Nr. 41, 1998, S. 17–20.
Albu, Isidor: Milchnahrung und Milchkuren. Berlin 1881.
Alcock, Joan P.: Food in Roman Britain. Gloucestershire 2001.
Alfonsus, Herbert: Der tüchtige Milchverkäufer. Wien 1934.
Altmann, Margarete: Zeitgemäße Milchgewinnung. Studien und Erfahrungen aus den Vereinigten Staaten von Amerika. In: Berichte über Landwirtschaft NF, 66. SH. Berlin 1932.
Altrock, W.: Das Molkereiwesen in den milchwirtschaftlichen bedeutsamen Ländern. In: W. Winkler (Hrsg.): Handbuch der deutschen Milchwirtschaft Bd. III.2. Wien 1936 a, S. 1–101.
Ders.: Entwicklung der milchwirtschaftlichen Organisationen in Deutschland. In: W. Winkler (Hrsg.): Handbuch der deutschen Milchwirtschaft Bd. III.2. Wien 1936 b, S. 154–163.
Ders.: Qualitätsmarken und Qualitätskontrolle. In: W. Winkler (Hrsg.): Handbuch der deutschen Milchwirtschaft Bd. III.2. Wien 1936 c, S. 473–524.
Ders.: Der Weltverkehr in Molkereiprodukten mit besonderer Berücksichtigung von Großbritannien und Deutschland. In: W. Winkler (Hrsg.): Handbuch der deutschen Milchwirtschaft Bd. III.2. Wien 1936 d, S. 540–587.
Alvensleben, R. von und J. Siemes: Bestimmungsgründe des Butter- und Margarineverbrauchs Bonner Haushalte. Institut für Betriebslehre der Universität Bonn, Bonn 1976.
André, Jacques: L'alimentation et la cuisine a rome. Paris 1961.
Anton, Karl Gottlieb: Geschichte der teuschten Landwirtschaft von ältesten Zeiten bis zum Ende des 15. Jahrhunderts. Görlitz 1799.
Arends, Fridrich: Ostfriesland und Jever. Bd. 1. Hannover 1818.
Arnoldi, W.: Die Milchversorgung der Stadt Königsberg i. Pr. In: Die Milchversorgung der Städte. Schriften des Vereins für Socialpolitik Bd. 140. München, Leipzig 1914, S. 321–560.
Artelt, Walter: Die deutsche Kochbuchliteratur des 19. Jahrhunderts. In: E. Heischkel-Artelt (Hrsg.): Ernährung und Ernährungskultur im 19. Jahrhundert. Göttingen 1976, S. 350–385.
Atlas der deutschen Volkskunde ADV. Bonn, zit. nach Ring 1986.
Baars, Ton et al.: Milchqualität biologisch-dynamisch. In: Lebendige Erde Nr. 1, 2011, S. 42–45.
Ders. (Ed.): Raw milk. Health or Hazard? Summeries of oral presentations of the First Internationale Raw Milk Conference, Prague, 20th May 2011. Ziegenhagen 2011.
Ders. und Daniel Kusche: Die Milch macht's nicht allein. Allergien und die Schlüsselrolle der Fette. In: Info 3 – Anthroposophie im Dialog Nr. 7–8, 2009, S. 32–37.
Dies.: Warum Ökomilch »grün« sein sollte. In: Ökologie und Landbau 156, 2010, S. 22–24.

Bächtold-Stäubli, Hanns (Hrsg.): Handwörterbuch des deutschen Aberglaubens, unter Mitw. von Eduard Hoffmann-Krayer. Berlin (1927–1942) 1987 (Unveränderter photomechanischer Nachdruck der Ausgabe von 1935).
Badinter, Elisabeth: Die Mutterliebe. München 1991.
Bahn und Milch: Die Milch kommt per Bahn. In: Eisenbahn-Journal 11, 2010, S. 30–55.
Barkai, Avraham: Das Wirtschaftssystem des Nationalsozialismus. Der historische und ideologische Hintergrund 1933–1936. Bibliothek Wissenschaft und Politik Bd. 18. Köln 1977.
Baßner, Siegfried: Wie entwickeln sich die Hofkäsereien heute? Ein Erfahrungsbericht. In: Arbeitsergebnisse. AG ländliche Entwicklung der Gesamthochschule Kassel (Hrsg.) Heft 44, 1999, S. 11–14.
Bätzing, Werner: Die Alpen. München 1991.
Bauer, H.: Gedanken zur Bewertung und Bezahlung von Milch nach Qualität. In: Deutsche Landwirtschaftliche Presse (55) 5, 1928, S. 71–72.
Baumgartner, H. und M. Maurer: Einfühlungsvermögen des Melkers nicht unterschätzen. In: Schweizer Milchzeitung 33, 1977, S. 239–240.
Baumgartner, Monika und Antje Brink: Landwirtschaft und Lebensmittelqualität. Arbeitsberichte der FB Stadtplanung Landschaftsplanung der GHK Nr. 78. Kassel 1988.
Bayerische Landesanstalt für Landwirtschaft (LfL): 25 Jahre Milchquotenregelung. Ein Rückblick. München 2009.
Beck, Rainer: Unterfinning: Bäuerliche Wirtschaft in einem oberbayerischen Dorf des frühen 18. Jahrhunderts. München 1986.
Behrens, H.: Geschichte und Aufgaben der deutschen Tiergesundheitsämter. In: Deutsche tierärztliche Wochenschrift 88, 1981, S. 325–332.
Beier, Rosemarie: Die Geschichte der Muttermilch. In: Universitas Heft 2, 1996, S. 252–265.
Beier de Haan, Rosemarie (Hrsg.): Hexenwahn. Deutsches Historisches Museum Berlin. Berlin 2002.
Beitl, Richard. In: Bächtold-Stäubli (Hrsg.): Handwörterbuch des deutschen Aberglaubens. Berlin 1927–1933.
Bernhard, Theresa: Die Etablierung der ESL-Milch in Deutschland und der einhergehende Kennzeichnungskonflikt. Bachelorarbeit. Universität Kassel, Witzenhausen 2011.
Berthold, Rudolf: Zur Entwicklung der deutschen Agrarproduktion und der Ernährungswirtschaft zwischen 1907 und 1925. In: Jahrbuch der Wirtschaftsgeschichte Bd. 4, Berlin Ost 1974, S. 83–120.
Beukemann, Wilhelm: Der Milchverbrauch der Städte. Hamburg 1903; zitiert nach W. Westphal: Statistik des Milchverbrauchs, in: W. Winckler (Hrsg.): Handbuch Milchwirtschaft Bd. II.1, Wien 1930, S. 98–127.
Bielemann, Jan: Dutch agriculture 1850–1925. Responding to changing markets. In: Jahrbuch für Wirtschaftsgeschichte Bd. 1: Nahrungsmittel und ihre Märkte. Berlin 1996, S. 11–21.
Blackbourn, David: Die Eroberung der Natur. Eine Geschichte der deutschen Landschaft. München 2007.
Blanc, Bernard: Unterschiede zwischen Roh- und H-Milch und ihre Folgen. In: Arbeitsergebnisse. AG Ländliche Entwicklung der Gesamthochschule Kassel (Hrsg.) Nr. 23, 1993, S. 5–10.
Ders.: Einfluß der thermischen Behandlung auf die physiologischen Eigenschaften der Milch. In: Kieler Milchwirtschaftliche Forschungsberichte 33 (1), 1981, S. 39–58.
BMELV: Klimaschutzbericht. Bonn 2008.
Boehncke, Engelhard: Artgerechte Milchviehhaltung: Haltung und Fütterung. In: Arbeitsergebnisse der AG Ländliche Entwicklung der Universität Kassel Heft Nr. 34, 1996, S. 20–27.
Boelcke, Willi A.: Sozialgeschichte Baden-Württembergs 1800–1989. Stuttgart 1989.
Böge, Stephanie: Erfassung und Bewertung von Transportwegen am Beispiel Milchprodukte. Diplomarbeit Uni Dortmund. Wuppertal Institut VE 102/93 1992.
Bököny, S.: Domestication of Animals from the Beginnings of Food Production up to About 5.000 Years Ago. In: De Laet (Ed.): History of Humanity Vol. 1: Prehistory and the Beginnings of Civilisation. London 1994, pp. 389–397.
Bolstad Skjelbred, Helene: Milk and Milk Products in a Woman's World. In: P. Lysaght (Ed.): Milk and Milkproducts from Medieval to Modern times. Proceedings of the 9th Intern. Conference on Ethnological Food Research 1992, Ireland. Edinburgh 1994, pp. 198–207.

Bölts, Johann: Die Rindviehhaltung im oldenburgisch-ostfriesischen Raum vom Ausgang des 16. Jahrhunderts bis zum Beginn des 19. Jahrhunderts. In: H. Wiese und J. Bölts: Rinderhandel und Rinderhaltung im nordwestlichen Küstengebiet vom 15. bis zum 19. Jahrhundert. Stuttgart 1966, S. 133–252.

Bornemann, Paul: Wann ist pasteurisierte Milch frisch? In: Welt der Milch (12) 43, 1989, S. 355–356.

Bozzetti, Vincenzo: Käse in Italien. In: Juliet Harbutt (Hrsg.): Käse der Welt. London, München 2009, S. 102–169.

Braams, Wilhelms: Zur Geschichte des Ammenwesens im klassischen Altertum. Jenaer medizin-historische Beiträge Heft Nr. 5. Jena 1913.

Bramanti B. et al.: Genetic Discontinuity Between Local Hunter-Gatherers and Central Europe First Farmers. In: Science 2 October 2009: Vol. 326. no. 5949, pp. 137–140, DOI: 10.1126/science.1176869.

Breuß, Renate: Das Maß im Kochen. Innsbruck 1999.

Brinkmann, Theodor: Aus dem Betrieb und der Organisation der amerikanischen Landwirtschaft (Studienreise 1925). In: Berichte über Landwirtschaft, NF, 5. SH. Berlin 1927.

Brosig, Monika: Rinderhaltung in China. FH Weihenstephan, Vortragsmanuskript. Weihenstephan 2009.

Brüder Grimm: Kinder und Hausmärchen. Hrsg. von Heinz Rölleke. Stuttgart 1990/1997.

Brügmann, Rüdiger: Ergebnisse Bio-Milchpreistrend 2006 und Ausblick 2007. Vortrag auf der Internationalen Milchviehtagung vom 26. bis 27. Februar 2007, in Kleve veranstaltet von Bioland e.V. und Landwirtschaftskammer NRW.

Bruker, M. O. und Mathias Jung: Der Murks mit der Milch. Lahnstein 1994.

Buchberger, J.: Beeinflusst die Züchtung den technologischen Wert der Milch? In: Deutsche Milchwirtschaft (111)3, 1990, S. 80–87.

Bundesamt für Verbraucherschutz und Lebensmittelsicherheit BVL: Bericht zur Lebensmittelsicherheit – bundesweiter Überwachungsplan 2007. Berlin 2008.

Bundesgesundheitsrat: Votum zur Milch-ab-Hof-AbgabeVO. In: Bundesgesundheitsblatt (30) 7, 1987, S. 250–251.

Bundeskartellamt: Sektoruntersuchung Milch. Zwischenbericht Dezember 2009. Bonn 2009, S. 99.

Bundestagsanfrage der GRÜNEN zur Weidehaltung in Deutschland. In: BT-Drucksache 11/7003 vom 19. September 2011.

Burchard, W.: Der Milchtransport. In: Schriftenreihe des Reichskuratoriums für Technik in der Landwirtschaft Heft 31 b. Kiel 1932.

Burkart: Die Stuttgarter Milchcuranstalt. In: DVföG 8(4), 1876, S. 673–684.

Busse, Martin: Die Auswirkungen hoher Keimzahlen in Rohmilch. In: Deutsche Molkereizeitung (92)2, 1971, S. 39–43.

Busse, Martin: Verwaltungsrechtstreit. Gutachten der süddeutschen Versuchs- und Forschungsanstalt für Milchwirtschaft Weihenstephan. Bakteriologisches Institut vom 19. August 1988. Manuskript.

Caramaschi, Adrian: Milchpulver wird heute in der Nahrungsmittelindustrie vielseitig eingesetzt. In: Kurier – Unternehmenszeitung der Hochdorf-Gruppe, Heft Nr. 85 vom Dezember 2008.

Carlson, Laurie Winn: Cattle. An Informal Social History. Chicago 2001.

Cato, Marcus Porcius: Über den Ackerbau. D. Flach (Hrsg. und Übers.). Wiesbaden 2005.

Chemnitz, Karel: Euter der Kühe und nicht Busen der Mägde. Vor 270 Jahren entstand eine preußische Butterakademie. In: Preußische Allgemeine Zeitung (32-07) vom 11. August 2007.

Cnyrim, Victor: Ueber die Production von Kinder- und Kurmilch in städtischen Milchcuranstalten. In: DVföG 11(3) 1879, S. 443–467.

Conflentia, Panthaleonis de: Summa Lacticiniorum – Summe der Milchprodukte Krefeld, 1477/2002 (Übersetzung und Neuauflage).

Davidis, Henriette: Praktisches Kochbuch für die gewöhnliche und feinere Küche. Nach der Originalausgabe bearbeitet von Kurt Hensch. Waltrop, Leipzig 1844/1999 (3. Neuauflage).

Deerberg, K.H.: Rinder Report 1999, Betriebswirtschaftliche Mitteilungen der Landwirtschaftskammer Schleswig-Holstein Nr. 530/31, 1999.

Dejongh, Guy und Erik Thoen: Arable Productivity in Flanders and the Former Territory of

Belgium in a Long-Term Perspective. In: Bas, van Bavel and Thoen (Eds.): Land Productivity and Agro-systems in the North Sea Area. Turnout 1999, pp. 30–64.

DGE (Deutsche Gesellschaft für Ernährung), ÖGE (Österreichische Gesellschaft für Ernährung) und SGE (Schweizerische Gesellschaft für Ernährung): Referenzwerte für die Nährstoffzufuhr. Frankfurt 2000.

DGE (Hrsg.): Ernährungsbericht 2008. Bonn 2008. DGEinfo 1/2009: http://www.dge.de/modules.php?name=News&file=article&sid=914.

Diederich, Silke: Römische Agrarhandbücher zwischen Fachwissenschaft, Literatur und Ideologie. Untersuchungen zur antiken Literatur und Geschichte, Band 88. Berlin, New York 2007.

Dirlmeier, Ulf und Gerhard Fouquet: Ernährung und Konsumgewohnheiten im spätmittelalterlichen Deutschland. In: Geschichte in Wissenschaft und Unterricht (GWU) 44, 1993, S. 504–526.

Dirschauer, Claudia: Mein Essen – unser Klima. AID (Hrsg.) Heft 1577. Bonn 2010.

Dirscherl, Clemens: Bäuerliche Freiheit und genossenschaftliche Koordination. Untersuchungen zur Landwirtschaft in der vertikalen Integration. Wiesbaden 1989.

Dormann, Michael: Das asiatische Ungeheuer. Die Cholera im 19. Jahrhundert. In: Das große Sterben. Seuchen machen Geschichte. H. Wilderotter (Hrsg.): Katalog zur Ausstellung des Deutschen Hygienemuseums vom 8. Dezember 1995 bis 10. März 1996. Dresden 1995, S. 204–252.

Dornblüth, Friedrich: Die Milchversorgung der Städte und ihre Reform. In: DVföG 12(3) 1880, S. 413–424.

Douglas, Mary: Reinheit und Gefährdung. Studie zu Vorstellungen von Verunreinigung und Tabu. Frankfurt am Main 1988.

dtv-Atlas Weltgeschichte Band 1 und Band 2. H. Kinder und W. Hilgemann (Hrsg.). München 2007 (39. Auflage).

Duby, Georges: Krieger und Bauern. Die Entwicklung von Wirtschaft und Gesellschaft im frühen Mittelalter. Frankfurt am Main 1981 (2. Auflage).

DuPuis, E. Melanie: Nature's Perfect Food. How Milk Became America's Drink. New York, London 2002.

Dusseldorf, Tom und Jeff Hans: EDF-Kongress 2008 in Groningen: New Reality – wie sieht die Zukunft der Milchproduktion aus? In: de lëtzebuerger Ziichter (25) 3, 2008, S. 38–41.

Eberle, Ulrike et al. (Hrsg.): Ernährungswende – Eine Herausforderung für Politik, Unternehmen und Gesellschaft. München 2006.

Ebert, Joachim et al.: Die Arbeitswelt der Antike. Halle-Wittenberg 1984.

Ebertshäuser, Caroline: Maria in der Kunst. In: Haag et al. (Hrsg.): Maria, Kunst, Brauchtum und Religion in Bild und Text. Freiburg 1997, S. 214–263.

Efkes, Ulrich: Die Rationalisierungsbestrebungen im Molkereigewerbe. Diss. Universität zu Köln. Bergisch Gladbach 1929.

EFSA (European Food Safety Authority): Scientific Opinion of the Panel on Animal Health and Welfare on a Request from the Commission on the Risk Assessement of the Impact of Housing, Feeding, Management and Genetic Selection on Behaviour, Fear and Pain Problems in Dairy Cows. In: The EFSA Journal 1139, 2009, pp. 1–66.

Eliade, Mircea: Die Religionen und das Heilige. Frankfurt 1985 (2. Auflage).

Elias, Norbert: Über den Prozess der Zivilisation. Ulm 1978.

Ellerbrock, Karl-Peter: Lebensmittelqualität vor dem Ersten Weltkrieg. Industrielle Produktion und staatliche Gesundheitspolitik In: H. J. Teuteberg (Hrsg.): Durchbruch zum modernen Massenkonsum. Münster 1987, S. 127–188.

Enquete-Ausschuss: Die Lage der deutschen Milchwirtschaft. In: Verhandlungen und Berichte des Unterausschusses für Landwirtschaft. Berichte über Landwirtschaft, Band 15, 1931.

Enzyklopädie des Märchens. Brednick, Rolf Wilhem und Hermann Bausinger (Hrsg.), Band 9. Berlin, New York 1999.

Ergebnisse des alten, Probleme der neuen Jahres. In: Molkerei- und Käsereizeitung (4)51/52, 1954, S. 1657–1661.

Erich, Oswald und Richard Beitl: Wörterbuch der deutschen Volkskunde. Stuttgart 1974 (3. neubearb. Auflage).

Ernst, Wilhelm: Milchhygiene für Tierärzte. Stuttgart 1913.

Ertl, Moritz: Die Milchpropaganda in den verschiedenen Staaten. In: W. Winkler (Hrsg.): Handbuch der deutschen Milchwirtschaft Bd. III.2, Wien 1936, S. 424–467.
Esche, E. und M. Drews: Der europäische Milchmarkt. Hamburg, Berlin 1963.
Ettlin, Erwin: Butterbriefe. Bern 1977.
EU-KOM: Vorschlag für eine Verordnung des Europäischen Parlaments und des Rates zur Änderung der Verordnung (EG) Nr. 1234/2007 des Rates im Hinblick auf Vertragsbeziehungen im Sektor Milch und Milcherzeugnisse. KOM (2010)728 vom 9. Dezember 2010. Brüssel 2010.
Fahlbusch, Markus et al.: Der Markt für Milch und Milcherzeugnisse. In: Agrarwirtschaft (58) 1, 2009, S. 36–47.
Dies.: Der Markt für Milch und Milcherzeugnisse. In: German Journal of Agricultural Economie (GJAE) 59, Supplement, 2010, pp. 45–62.
Dies.: Der Markt für Milch und Milcherzeugnisse. In: German Journal of Agricultural Economie (GJAE) 60, Supplement, 2011, pp. 52–71.
Fanger, Christian: Käseherstellung ohne Frischmilch – ist das möglich? In: Kurier – Unternehmenszeitung der Hochdorf-Gruppe, Heft Nr. 90 vom Juli 2011, S. 4.
FAO: Livestock's Long Shadow. Rome 2006.
FAO: Darstellung verschiedener Milchproduktionssysteme der Welt. FAO Bericht. In: Stallgeflüster, Nr. 31, 2010.
Fauve-Schamoux, Antoinette: Breast Milk and Artificial Infant Feeding. In: The Cambridge World History of Food. Kiple, Coneé Ornelas (Ed.). Cambridge 2000, pp. 626–634.
Fehlerquellen bei der Anlieferungsmilch und Qualitätsbezahlung. In: Molkerei- und Käsereizeitung (4) 49, 1954, S. 1599 und (4) 51, S. 1658.
Fellmeth, Ulrich: Brot und Politik. Tafelluxus und Hunger im antiken Rom. Stuttgart, Weimar 2001.
Ferber, Franz-Josef: Zu schwach um aufzustehen. Die Rinderhaltung. In: Dünnbeinig mit krummem Horn. Die Geschichte der Eifeler Kuh oder der lange Weg zum Butterberg. Arbeitskreis Eifeler Museen (Hrsg.). Meckenheim 1986, S. 85–114.
Ferris, Samuel: Über die Milch. Eine Harveyische gekrönte Preisschrift der königlichen Gesellschaft der Ärzte zu Edinburgh. Aus dem Englischen übersetzt von Dr. Christian F. Michaelis. Arzt am Johanns-Hospital zu Leipzig. Leipzig 1787.
Fink, Andrea: Über Speisequark-Qualität. In: Arbeitsergebnisse. AG ländliche Entwicklung Gesamthochschule Kassel (Hrsg.) Heft 7, 1989, S. 23–35.
Dies.: Von der Bauernmilch zur Industriemilch. Über die Bedeutung der Qualitätsnormen bei Milch. Diss. Universität/Gesamthochschule Kassel 1991.
Fink-Keßler, Andrea: Milch, Hygiene und Marktordnung. In: Die Wissenschaft und die Bauern. AG ländliche Entwicklung/Fachbereich Stadtplanung Landschaftsplanung der Gesamthochschule Kassel (Hrsg.), Bauernwissenschaft Band 2. Wissenschaftsreihe des AbL Bauernblatt Verlags. Rheda-Wiedenbrück 1996, S. 141–152.
Dies.: Geschichte der EU-Agrarpolitik und ihrer Reformen. Bericht für Umweltbundesamtprojekt. Unveröff. Manuskript, 2002.
Dies.: Impfung und Fliegenbekämpfung mit Nebenwirkungen – die Sicht der Impfgegner. In: Landwirtschaft 2009. Der kritische Agrarbericht. AgrarBündnis (Hrsg.). Hamm 2009, S. 230.
Flach, Dieter: Römische Agrargeschichte, München 1990.
Fleischmann, Wilhelm: Lehrbuch der Milchwirtschaft, Berlin 1915 (5. Auflage).
Ders.: Lehrbuch der Milchwirtschaft. Berlin 1932 (7., vollst. neu bearb. Auflage).
Fontane, Theodor: Sämtliche Werke. Bd. 1–25. Band 11: Wanderungen durch die Mark Brandenburg. München 1959–1975.
Fortey, Richard: Leben. Eine Biographie. Die ersten vier Milliarden Jahre. Frankfurt am Main 2002.
Frassine, Waltraud: Konzentration und Wettbewerb in der Molkereiwirtschaft der Bundesrepublik Deutschland. Giessener Schriften zur Agrar- und Ernährungswirtschaft, Heft 9. Franfurt am Main 1976.
Frede, E. et al.: Schnittfestigkeit und Streichfähigkeit von Butter. In: Deutsche Milchwirtschaft (36)30, 1985, S. 974–977.
Frede, E. und K. H. Peters: Zur gegenwärtigen Problematik der Butterkonsistenz. In: Deutsche Milchwirtschaft (37)49, 1986, S. 1643.

Freudenthal, Margarete: Gestaltwandel der städtischen, bürgerlichen und proletarischen Hauswirtschaft zwischen 1760 und 1910. Frankfurt am Main 1986.
Friebe, Richard: Viel mehr als nur ein Bauchgefühl. In: Frankfurter Allgemeine Sonntagszeitung 27 vom 10. Juli 2011, S. 55–57.
Frieber: Das Viehseuchengesetz und die Frage der Milchpasteurisierung nebst ihrer Bedeutung für die Käserei. In: Molkereizeitung (MoZ) (38) 1924, 21–23, S. 371 f., S. 401 f., S. 417 f.
Friedeburg, Robert von: Ländliche Gewerbe, Landgemeinde und Unterschichten in Deutschland vom späten 17. bis zum späten 19. Jahrhundert. In: Clemens Zimmermann (Hrsg.): Dorf und Stadt. Frankfurt am Main 2001, S. 145–172.
Fritsch, Susanne: Das Refektorium im Jahreskreis. Norm und Praxis des Essens in Klöstern des 14. Jahrhunderts. Wien 2008.
Fussell, George Edwin: The English Dairy Farmer 1500–1900. London 1966.
Gabriel, Harald: Mythos der Milch – oder wem gehört die Milch. Literaturrecherche zu Leitbildern in der Milchwirtschaft. Unveröff. Manuskript, Kassel 1989.
Gade, Daniel W.: Cattle, Goats, Sheep. In: K. Kiple and K. Coneé Ornelas (Eds.): The Cambridge World History of Food. Vol 1. Cambridge 2000, pp. 489–495, 531–536, 574–578.
Gebhardt, Ulrike: Mamas süßes Geheimnis. In: Frankfurter Allgemeine Sonntagszeitung Nr. 17 vom 1. Mai 2012, S. 66.
Gélis, Jacques: Die Individualisierung der Kindheit. In: R. Ariès und G. Duby (Hrsg.): Die Geschichte des privaten Lebens. Augsburg 1991/2000. Band 3, S. 313–333.
Germershausen, Christian Friedrich: Oeconomisches Reallexikon, 4 Bände. Leipzig 1795–1799.
Gesetze und Verordnungen über die Milchwirtschaft. Hildesheim 1934 (3. Auflage).
Gesner, Conrad: Büchlein von der Milch und den Milchprodukten. Zürich, Mönchengladbach 1541/1996.
Gessner, Dieter: Agrardepression und Präsidialregierungen in Deutschland 1930–1933. Düsseldorf 1977.
Gies, Horst: Aufgaben und Probleme der nationalsozialistischen Ernährungswirtschaft 1933–1939. In: Vierteljahrsschrift für Sozial- und Wirtschaftsgeschichte (66) 4, 1979, S. 466–499.
Golinski, Andreas: Dresden zum Weitererzählen. Norderstedt 2010 (3. Auflage).
Golte, Wilhelm (1937): Die Versorgung des rheinisch-westfälischen Industriegebietes mit Trinkmilch unter besonderer Berücksichtigung des Rohmilchproblems. In: Wissenschaftliche Berichte des XI. Milchwirtschaftlichen Weltkongresses 22. bis 28. August 1937 in Berlin, Band 3, Reichsminister für Ernährung und Landwirtschaft (Hrsg.). Hildesheim, S. 36–40.
Gonda, Jan: Die Religionen Indiens. 1. Veda und älterer Hinduismus. In: Christel Schröder, Matthias und Jan Gonda (Hrsg.): Die Religionen der Menschheit, Bd. 11. Stuttgart 1978.
Göttner-Abendroth, Heide: Die Göttin und ihr Heros. München 1983.
Graman, A. L.: Übeltäter Rohmilch? Diplomarbeit FG Biologisch-Dynamische Landwirtschaft, Universität Kassel, Witzenhausen 2010, zit. nach: Ton Baars et al.: Milchqualität biologisch-dynamisch. In: Lebendige Erde Nr. 1, 2011, S. 42–45.
Green, Cahterine: Organic Dairy Sector Evolves to Meet Changing Demand. In: AmberWaves, USDA (Hrsg.), Heft Nr 8 (1) pp. 28–33 (www.ers.usda/AmberWaves/March10/PDF/OrganicDairySector.pdf).
Grimm, Jacob und Wilhelm Grimm: Deutsches Wörterbuch. Band 2 und 12. München 1984.
Grosserhode, J.: Physikalisch-chemische Veränderungen der Milchinhaltsstoffe durch Tiefkühlung der Milch. In: Deutsche Milchwirtschaft (25)20, 1974, S. 686–693.
Grosserhode, J.: Rohstoffqualität von Milch aus chemisch-physikalischer Sicht. In: Deutsche Milchwirtschaft (27)4, 1976, S. 86–89.
Grüner Plan. Teil A: Stellung der Landwirtschaft in der Volkswirtschaft. BML (Hrsg.). Bonn 1958.
Günter, Bettina: Küchen vor dem Ersten Weltkrieg. Arbeiter- und Bürgerküchen in der Stadt. In: M. Andritzky (Hrsg.): Oikos. Von der Feuerstelle zur Mikrowelle. Haushalt und Wohnen im Wandel. Buch zur gleichen Ausstellung im Auftrag des Deutschen Werkbundes. Gießen 1992, S. 77–84.
Hackenschmied, D. W.: Der Molkereifachmann im Wandel der letzten 150 Jahre. In: Deut-

sche Milchwirtschaft 39, 1986, S. 1277 f.; Nr. 40, S. 1299–1304; Nr. 41, S. 1331–1334; Nr. 42, S. 1369–1375.
Hahn, Christian Diederich: Vom Pfennigartikel zum Milliardenprojekt. 100 Jahre Milchwirtschaft in Deutschland. Hildesheim 1972 (2. Auflage).
Hähner-Rombach, Sylvelyn: Künstlerlos und Armenschicksal. Von der unterschiedlichen Wahrnehmung der Tuberkulose. In: Das große Sterben. Seuchen machen Geschichte. H. Wilderotter (Hrsg.): Katalog zur Ausstellung des Deutschen Hygienemuseums vom 8. Dezember 1995 bis 10. März 1996. Dresden 1995, S. 278–288.
Haiger, A.: Landwirtschaftliche Nutztierhaltung. In: Umweltbericht – Tierwelt. Österreichisches Bundesinstitut für Gesundheitswesen (Hrsg.). 1989, S. 122–132.
Ders. und J. Sölkner: Der Einfluss verschiedener Futterniveaus auf die Lebensleistung kombinierter und milchbetonter Kühe. In: Züchtungskunde 4, 1995, S. 263–273.
Hamann, A.: Kommentar zum Milch- und Fettgesetz. Hildesheim 1961.
Hanau, A. und R. Plate: Die deutsche landwirtschaftliche Preis- und Marktpolitik im Zweiten Weltkrieg. In: K. Brandt (Hrsg.): Manuskript des Beitrages zu »Germany's agricultural and food policies in World War II«. Band 1. California 1949.
Hartley, Robert M.: An historical, scientific and practical Essay on Milk as an Article of Human Sustenance. New York 1842.
Hauser, Albert: Vom Essen und Trinken im alten Zürich. Zürich 1973 (3. Auflage).
Haushofer, Heinz: Ideengeschichte der Agrarwirtschaft und Agrarpolitik. 2 Bände. München (u. a.) 1958.
Ders.: Die deutsche Landwirtschaft im technischen Zeitalter. Stuttgart 1963.
Hayn, Doris: Ernährungsstile. In: Der kritischer Agrarbericht 2005. AgrarBündnis (Hrsg.). Hamm 2005, S. 284–288.
Heeschen, W., A. Blüthgen und H. Nijhuis: Entwicklungstendenzen in der rückstandshygienischen Situation der Milch. In: Kieler Milchwirtschaftliche Forschungsberichte (38)2, 1986, S. 131–145.
Dies.: Aktuelle Rückstandsfragen in Milch und Milchprodukten. In: Deutsche Milchwirtschaft (35)37, 1984, S. 1388–1395.
Heeschen, W., G. Suhren und A. Tolle: Der Bakteriengehalt der Rohmilch und seine Bewertung. In: Deutsche Milchwirtschaft (30)23, 1979, S. 849–855.
Heischkel-Artelt, Edith (Hrsg.): Ernährung und Ernährungslehre im 19. Jahrhundert. Vorträge eines Symposiums am 5. und 6. Januar 1973 in Frankfurt am Main. Göttingen 1976.
Hellmann, Ullrich: Künstliche Kälte. Werkbund Archiv Bd. 21, Gießen 1990.
Henkel, Theodor: Katechismus der Milchwirtschaft. Stuttgart 1933 (6. Auflage).
Henn, Volker: Der hansische Handel mit Nahrungsmitteln. In: G. Wiegelmann und R. Mohrmann (Hrsg.): Nahrung und Tischkultur im Hanseraum, Münster, New York 1996, S. 23–48.
Henning, Friedrich-Wilhelm: Landwirtschaft und ländliche Gesellschaft in Deutschland. 2 Bände. Paderborn, München, Wien, Zürich 1988 (2., erw. Auflage).
Henning, Friedrich-Wilhelm: Deutsche Agrargeschichte des Mittelalters 9. bis 15. Jahrhundert. Stuttgart 1994.
Henriken, Ingrid and Kevin H. O. Rourke: Incentives, Technology and the Year-Round Dairying in Late 19th Century Denmark. Vortrag auf 5. EHES-Kongress in Madrid Juli 2003. Trinity College Dublin, Dept. Economics, Papier Nr. 200311 2004 (http://ideas.repec.org/p/tcd/tcduee/200311.html).
Hentschel, Volker: Wirtschaft und Wirtschaftspolitik im wilhelminischen Deutschland. Stuttgart 1978.
Herbertz, Georg, Andrea Schiegg und Thomas Westermair: Milchserum – ein Rohstoff auch für Ihre Produkte. In: Deutsche Molkerei Zeitung (127) 1, 2006, S. 20–24.
Herdi, Ernst Paul: Die Herstellung und Verwertung von Käse im griechisch-römischen Altertum. Diss. an der Universität Bern. Frauenfeld 1918.
Hermann: Über die Tagung des Internationalen Milchwirtschaftsverbandes (IMV) in Paris vom 18. bis 22. Mai 1954. In: Molkerei- und Käsereizeitung (4)23, 1954, S. 768–770.
Hessischer Bauernverband: Stellungnahme. In: Landwirtschaftliches Wochenblatt von 1953, S. 1233.
Hintze, K.: Geographie und Geschichte der Ernährung. Leipzig 1934.
Hitler, Adolf: Monologe im Führerhauptquartier 1941–1944. Berlin 1982.

Hofmann, Franz : Ueber Ernährung und Nahrungsmittel der Kinder. In: DVföG 11(1), 1879, S. 91–106.

Hofstetter, Martin: Der Milchpreis im Spannungsfeld von Weltmarkt und politischem Gestaltungswillen. In: Landwirtschaft 2004. Der Kritische Agrarbericht. AgrarBündnis (Hrsg.). Hamm 2004, S. 129–133.

Hollricher, Karin: Was wären wir ohne die Mikroben? In: FAZ vom 5. Januar 2011, N2.

Holthöfer-Juckenack-Nüse: Deutsches Lebensmittelrecht. Berlin, Köln 1963 (4. Auflage), 1970 (5. Auflage), 1982 (6., neu bearb. Auflage).

Hoops, Johannes (Hrsg): Reallexikon der Germanischen Altertumskunde, 2., völlig neu bearb. Auflage, Berlin, Bd. 4, 1981 (Stichwort Butter), Bd. 16, 2001 (Stichwort Käse), Bd. 20, 2002 (Stichwort Milch).

Hösli, Giorgio und Chrigel Schläpfer: Zigern ist die Alchemie des Käsens. In: Neues Handbuch Alp. Mollis 2005, S. 236–243.

Huber, Franz: Unsere Tiere im alten Bayern, Pfaffenhofen 1988.

Hucklenbroich, Christina: Keime in Kühen. In: FAZ vom 1. Juni 2011 (a).

Dies.: Tote Kühe, kranke Höfe? Rätsel um eine neue Seuche: Chronischer Botulismus. In: FAZ vom 14. Februar 2011 (b).

Dies.: Brauchen wir einen neuen Betreuungsschlüssel? In: FAZ vom 9. Oktober 2011 (c).

Dies.: Schmutz als Schutz? Allergien: Die Hygiene-Hypothese wird gestützt. In: FAZ vom 28. März 2012.

Hülsewiede, Brigitte: Indiens heilige Kühe: religiöse, ökologische und entwicklungspolitische Perspektiven. Ergebnisse einer aktuellen Kontroverse. Ethnologische Studien Bd. 1. Ulrich Köhler (Hrsg.). Münster 1986.

Idel, Anita: Die Kuh ist kein Klima-Killer. Marburg 2011.

Itan, Y. et al.: The Origins of Lactase Persistence in Europe, August 2009, Vol. 5, Issue 8, e1000491, 2009, pp. 1–13.

Jacob, Heinrich Eduard: Sechstausend Jahre Brot. Hamburg 1954.

Jahn, Ulrich: Die deutschen Opfergebräuche bei Ackerbau und Viehzucht. Breslau/Nachdruck Hildesheim 1884/1977.

Jegerlehner, J.: Sagen und Märchen aus dem Oberwallis. Basel 1913.

Jürgens, Karin: Der Blick in den Stall fehlt. In: Landwirtschaft 2008. Der kritische Agrarbericht. AgrarBündnis (Hrsg.). Hamm 2008, S. 140–144.

Dies.: Milchbauern und ihre Wirtschaftsstile. Erfurt (im Erscheinen).

Jürgens, Karl-Heinrich: Luther von seiner Geburt bis zum Ablassstreit 1483–1517. 2 Bände. Leipzig 1846.

Kamp, Otto: Die Milch. Auch ein Volksnahrungsmittel. Berlin 1903.

Ders.: Der gemeinnützige öffentliche Milchausschank in Rheinland-Westfalen. In: Schriften des Vereins für Socialpolitik, Band 139. München Leipzig 1915, S. 111–164.

Kampschulte, Johanna: Doppelnutzung statt Hochleistung. In: Landwirtschaft 2009. Der kritische Agrarbericht. AgrarBündnis (Hrsg.). Hamm 2009, S. 136–141.

Kapfer, Alois: Beitrag zur Geschichte des Grünlands Mitteleuropas. In: Naturschutz- und Landschaftsplanung 42(5), 2010(a), S. 133–140.

Ders.: Mittelalterlich-frühzeitliche Beweidung der Wiesen Mitteleuropas. In: Naturschutz- und Landschaftsplanung 42(6), 2010(b), S. 180–187.

Karmasin, Helene: Die geheime Botschaft unserer Speisen. München 1999.

Kastilan, S.: Die Insel der Zurückgebliebenen. In: Frankfurter Allgemeine Sonntagszeitung Nr. 36 vom 9. September 2009, S. 59.

Ders.: Aufschlussreiche Fettflecken. In: Frankfurter Allgemeine Sonntagszeitung, Nr. 39 vom 28. September 2008, S. 66.

Katalyse-Institut: Chemie in Lebensmitteln. Köln 1981.

Kaufmann, B. und C. Hülsebusch: Dromedare in Afrika. In: Zeitschrift Lamas (5. Jg.), Heft 1, 1997, S. 38–43.

Keller, Bernd: Die Kuh, das Kraftfutter und die Wissenschaft. In ders.: Landwirtschaft, Umwelt und die Mythen der Wissenschaft. Rheda-Wiedenbrück 1998, S. 11–28.

Keune, Otto (Hrsg.): Männer die Nahrung schufen. Hannover 1952.

Kiehnle, Hermine: Kiehnle-Kochbuch. Stuttgart 1925 (28.–30. Tausende Auflage).

Kielwein, G.: Leitfaden der Milchkunde und Milchhygiene. Berlin 1985 (2., neu bearb. Auflage).

Kleinschmidt, Christian: Konsumgesellschaft. Göttingen 2008.
Kleinspehn, Thomas: Warum sind wir so unersättlich? Frankfurt am Main 1987.
Klostermeyer, H.: Gewollte und ungewollte Proteolyse in Milch und Molke – Ergebnisse und Wirkungen. In: Deutsche Milchwirtschaft (38)24, 1987, S. 778–785 .
Koch-Weser, Geert: Die Standardisierung in der Milchwirtschaft. Diss. Landwirtschaftliche Hochschule in Berlin. Berlin 1931.
Kolbeck, Thekla: Landfrauen und Direktvermarktung. Gesamthochschule Kassel 1985.
Kopsidis, Michael: Liberale Wirtschaftspolitik im Zeitalter der Industrialisierung. In: Richard H. Tilly (Hrsg): Geschichte der Wirtschaftspolitik. München, Wien 1993, S. 34–68.
Ders.: Agrarentwicklung. Stuttgart 2006.
Korf, Jan-Frederik: Von der Konsumgenossenschaftsbewegung zum Gemeinschaftswerk der Deutschen Arbeitsfront. Norderstedt 2008.
Korspeter, Sonja: Milchlieferboykott bewegt Europa. In: Landwirtschaft 2009. Der Kritische Agrarbericht. AgrarBündnis (Hrsg.). Hamm, 2009, S. 34–37.
Kotzan, Silke: Untersuchungen zur Ernährungs- und Gesundheitslage der Menschen in urbanen Zentren Mittelitaliens während der Kaiserzeit. Diss. Regensburg. Bremen und Oldenburg 2006.
Kramer, Heinrich: Der Hexenhammer. Neuübersetzung, München 2009 (7., revidierte Auflage).
Kramer, Samuel Noah: Shulgi of Ur: A Royal Hymn and a Divine Blessing. In: Jewish Quarterly Review, New Series 57, 1967, pp. 371–380.
Kräußlich, Horst: Vom Auerochse zum modernen Hausrind. In ders. (Hrsg.): Rinderzucht. Stuttgart 1981 (6., neu bearb. Auflage).
Krieg, Beate: Nichts geht über Bärenmarke – Zur Geschichte der Kondensmilch am Beispiel der Allgäuer Alpenmilch AG in Biessenhofen. In: H. Ottenjann und K.-H. Ziessow (Hrsg.): Die Milch. Geschichte und Zukunft eines Lebensmittel. Cloppenburg 1996, S. 313–324.
Krug-Richter, Barbara: Zwischen Hafergrütze und Hirsebrei? Regionale, soziale und funktionale Differenzierung in der frühneuzeitlichen Hospitalverpflegung Nordwestdeutschlands. In: G. Wiegelmann und R. Mohrmann (Hrsg.): Nahrung und Tischkultur im Hanseraum, Münster, New York 1996, S. 179–210.
Krusch, U.: Entwicklung von *Bacillus sereus* in keimarmer Milch. In: Deutsche Milchwirtschaft (111) 4, 1990, S. 89–93.
Krutzinna, Christian und Franziska Koeppl: Kraftfuttereinsatz im Hinblick auf Leistung und Gesundheit. In: Arbeitsergebnisse. AG Land- und Regionalentwicklung (Hrsg.) Heft 54, 2002, S. 5–8.
Kückens, Johannes: Rousseau – Entdecker der Kindheit. In: Geokompakt Heft Nr. 17, 2008.
Kurzeck, Peter: Ein Sommer der bleibt. Peter Kurzeck erzählt das Dorf seiner Kindheit. 4 Audio-CDs, c+p 2007 supposé Berlin 2007 (Schriftliche Übertragung aus CD 2, Tracks 08 »Die Autobahn« und 09 »Billige Markenbutter).
Kurzweil, R. und M. Busse: Keimgehalt und Florazusammensetzung der frisch ermolkenen Milch. In: Milchwissenschaft (28)7, 1973, S. 427–431.
Kusche, Daniel, Karin Rübesam und Ton Baars: Fatty Acid and Antioxidant Profiles in Summer Milk from Different Biodynamic and Conventional Systems in Southern Germany. In: Grassland in a Changing World. Hans Schnyder et al. (Eds.): Grassland Science in Europe 15, Duderstadt 2010, pp. 604–606.
Kusche, D., H. Sahm und T. Baars: Konsum ökologischer Milch aus gesundheitlichen Gründen. Eine qualitative Erhebung auf deutschen Demeter Milchviehbetrieben und bei ihren Kunden. In: J. Mayer et al. (Hrsg.): Werte-Wege-Wirkungen. Beiträge zur 10. Wissenschaftstagung Ökologischer Landbau. Zürich 2009, Bd. 2, S. 420–421.
De Laet, Siegfried Jan: From the Beginnings of Food Production to the First State. In: De Laet (Ed.): History of Humanity, Vol. 1: Prehistory and the Beginnings of Civilisation. London 1994, pp. 366–388.
Landesamt für Verbraucherschutz Sachsen-Anhalt: Merkblatt zur Tuberkulose der Rinder vom 18. August 2008.
Landsteiner, Erich: Landwirtschaft und wirtschaftliche Entwicklung 1500–1800. In: German, M., I. Steffelbauer und S. Tost (Hrsg.): Agrarrevolutionen. Innsbruck, Wien, Bozen 2008, S. 173–205.

Latour, Bruno: Die Hoffnung der Pandora. Kap. 4: Von der Fabrikation zur Realität. Pasteur und sein Milchsäureferment. Frankfurt am Main 2002, S. 137–174.
Lauterwald, Franz: Lehrbuch der Milchwirtschaft. Hannover 1937 (3., neubearb. Auflage).
Leber, M.: Leitfaden der Milchkunde und Milchbehandlung nebst Untersuchungsmethoden. Hannover 1930.
Lenzen-Schulte, Martina: Fragwürdige Abhärtung. Frühe Infektionen kein Schutz vor Allergien und Krebs. In: Frankfurter Allgemeine Zeitung vom 26. März 2008, S. N1.
Dies.: Frühzeitig an Allergene gewöhnen. In: Frankfurter Allgemeine Zeitung vom 12. August 2009.
Dies.: Stillen gegen alle Widerstände. In: Frankfurter Allgemeine Zeitung vom 9. Mai 2012, S. N1.
Leopoldt, Johann Georg: Nützliche und auf die Erfahrung gegründete Einleitung zur Landwirthschaft, 5 Teile. Berlin (u. a.) 1759.
Lexikon der Antike. Leipzig 1978 (3. Auflage).
Lichtenfelt, Hans: Die Geschichte der Ernährung. Berlin 1913.
Lindner, K.: Geschichte der Allgäuer Milchwirtschaft. Kempten 1955.
Lipold, G.: Butter. Bedeutungsgeschichte. In: J. Hoops (Hrsg.): Reallexikon der Germanischen Altertumskunde, Band 4. Berlin 1981 (2., völlig neu bearb. Auflage), S. 287–288.
Lloyd Storr-Best: Varro on Farming. M. Terenti Varronis rerum resticarum libri tres. Translated in english. London 1912 (http://www.archive.org/details/varroonfarmingmtoovarr).
LMG Anlage A: Materialien zur technischen Begründung eines Gesetzesentwurfes gegen die Verfälschung von Nahrungs- und Genussmittel. Vorlagen ans Reichsgesundheitsamt 1878. In: DVföG 10 (3) 1878.
Löffler, Klaus: Anatomie und Physiologie der Haustiere. Stuttgart 1970 (2. Auflage).
Löhnis, Felix: Mykologie der Milch. In: W. Winkler (Hrsg.): Handbuch der deutschen Milchwirtschaft, Band I.1. Wien 1930, S. 139–194.
Löneke, Regina: Leben und Arbeit der Meiereimädchen in der ostholsteinischen Gutswirtschaft des 19. Jahrhunderts. In: Meiereimädchen. Arbeits- und Lebensformen im 19. Jahrhundert. Schleswig-Holsteinisches Landesmuseum (Hrsg.), Kiel 1991, S. 13–22.
Lotthammer, K.-H.: Stoffwechselstörungen und Zellgehalt der Milch. In: Landwirtschaftliches Wochenblatt Weser-Ems Nr. 23, 1988, S. 6–7.
Ders.: Epidemiologische Untersuchungen über das Vorkommen von Labmagenverlagerung in Milchrinderbeständen. In: Tierärztliche Umschau, Heft 5, 1992, S. 320–328.
LWK Schleswig-Holstein: Ergebnisse der Vollkostenauswertung der Rinderspezialberatungsringe in Schleswig-Holstein 2008/2009. Kiel 2010.
Maeder, Herbert und Robert Kruker: Hirten und Herden. Alpkultur in der Schweiz. Oltern 1983.
Maier, J.: Ein Vierteljahrhundert technische Entwicklung der Milchbe- und verarbeitung. In: Welt der Milch (25) 41, 1971, S. 1258–1264.
Malanima, Paolo: Europäische Wirtschaftsgeschichte 10.–19. Jahrhundert. Wien, Köln, Weimar 2010.
Mannhardt, Wilhelm: Der Volksaberglaube der Gegenwart. Berlin 1869 (2. Auflage).
Ders.: Wald- und Feldkulte. Band 1 und 2. Berlin 1875 und 1877.
Marpergers, Paul Jacob: Vollständiges Küch- und Keller Dictionarium. Hamburg 1716.
Martiny, Benno: Die Milch, ihr Wesen und ihre Verwertung. 2 Bände. Danzig 1871.
Ders.: Kirne und Girbe. Berlin 1895.
Ders.: Aberglaube im Molkereiwesen. Ein Beitrag zum Verständnis des Aberglaubens und zur Geschichte des Molkereiwesens. Bremen 1891(a).
Ders.: Die Versorgung Berlins mit Vorzugs-Milch. Bremen 1891(b).
Ders.: Vor 100 Jahren. Milchwirtschaft in Britannien und Schottland. Hildesheim 1904.
de Mause, Lloyd: Hört ihr die Kinder weinen? Frankfurt 1978.
McMurray, Sally (1995): Transforming Rural Life: Dairying Families and Agricultural Change, 1820–1885. Baltimore, zitiert nach: E. Melanie DuPuis: Nature's Perfect Food. How Milk Became America's Drink. New York, London 2002, p. 152.
Meier, Sibylle: Das Theater mit der Hausarbeit. Bürgerliche Repräsentation in der Familie der wilhelminischen Zeit. Frankfurt am Main 1982.
Meiners, Christoph: Allgemeine kritische Geschichte der Religionen. Vol. 2. Hannover 1807.

Meinert, C.: Die Milchversorgung von Hamburg und Nachbarstädten. In: Die Milchversorgung der Städte. Schriften des Vereins für Socialpolitik, Bd. 140. München, Leipzig, 1914, S. 1–39.
Mendelson, Franz: Bedeutung, Lage und Aussichten der deutschen Milchwirtschaft. In: M. Sering (1932), S. 502–509.
Metzner et al. 1996. Zit. nach: M. Fürli: Zu fette Kühe sind häufig krank. Fütterung der 10.000-Liter-Kuh. Frankfurt am Main 1999, S. 193–197.
Meyer, Erna: Der Haushalt eines höheren Justizbeamten. In: Schriften des Vereins für Socialpolitik, Band 145. München, Leipzig 1918.
Meyer-Renschhausen, Elisabeth: Von der schwarzen zur weißen Küche. In: Natur der Gesellschaft. Verhandlungen des 33. Kongresses der Deutschen Gesellschaft für Soziologie in Kassel 2006. Karl-Siegbert (Hrsg.). Frankfurt am Main 2006, S. 5965–5975.
Dies.: Der Streit um den heißen Brei. Herbolzheim 2002.
Mielke, Heinz-Peter: Milchstraße. Auf der Wanderung durch die Kulturgeschichte der Milch. In: Beiträge zur Milchwirtschaft, Band 3, Verein Milch und Kultur Rheinland und Westfalen e.V. (Hrsg.). Köln 2005.
Milchindustrieverband (Hrsg.): Beilage zum Geschäftsbericht 2010/11. Berlin 2011.
Mirow, Jürgen: Geschichte des deutschen Volkes. Gernsbach 1990.
Mollat, Michel: Die Armen im Mittelalter. München 1987.
Montanari, Massimo: Der Hunger und der Überfluß. München 1993.
Ders.: Structures de production et systèmes alimentaires. In: Jean Louis Flandrin et Massimo Montanari (Eds.): Histoire de l'alimentation. Paris 1996, pp. 283–293.
Moser, Peter und Beat Brodbeck: Milch für alle. Baden 2007.
Mudrak, Edmund (Hrsg.): Nordische Götter- und Heldensagen. Würzburg 2003 (23. Auflage).
Mundt, Theodor: Luther und die Idee der christlichen Freiheit. In: Der Freihafen, Band 8, 1844, S. 234–266.
Münster, Walter: Milch und Milchprodukte. Fulda 1988.
Ders.: Milchwirtschaft im Zwang der Zwänge. Unveröff. Manuskript. Neumünster 1986.
Nagalhard, Karl: Männer um Martiny. Hildesheim 1936.
Nathusius, W. und H. Nelson: Milchgesetz nebst Ausführungsbestimmungen. Berlin 1934.
Negev, A. (Hrsg.): Archäologisches Bibel-Lexikon. Neuhausen-Stuttgart 1991 (2. Auflage).
Nestlé Deutschland AG: 42 Thesen. Mensch und Ernährung 2000. Frankfurt am Main 1987.
Neuhaus, Ulrich: Des Lebens weiße Quellen. Berlin 1954.
Niemann, Hans-Werner: Europäische Wirtschaftsgeschichte. Darmstadt 2009.
Niemeyer, H: Der Obermeier. Lehrbuch und Handbuch für Molkereifachleute. Hildesheim 1941 (3. Auflage 1951).
Nipperdey, Thomas: Deutsche Geschichte 1866–1914, Band 1: Arbeitswelt und Bürgergeist. München 1990.
Nitsch, Gerhard: Das deutsche Molkereigenossenschaftswesen. Marburg 1957.
Nitsch, Meinolf: Private Wohltätigkeitsvereine im Kaiserreich. Berlin, New York. Dissertation 1999.
Nonn, Christoph: Verbraucherprotest und Parteiensystem im wilhelminischen Deutschland. In: Friedrich-Wilhelm Henning (Hrsg.): Handbuch der Wirtschafts- und Sozialgeschichte Deutschlands. Band 2: Deutsche Wirtschafts- und Sozialgeschichte im 19. Jahrhundert. Paderborn u. a. 1996.
Nordelbisches Kirchenamt (Hrsg.): Zum verantwortlichen Umgang mit Tiere. Stellungnahme der Kirchenleitung der Nordelbischen Evangelisch-Lutherischen Kirche. Kiel 2005.
Ohm Hans: Konsumgesellschaften. In: Handwörterbuch der Sozialwissenschaften. Band 6. Erwin von Beckerath (Hrsg.). Göttingen 1956, S. 153–161.
Olberg, G. von: Hirten und Hirtenbräuche. In: J. Hoops (Hrsg): Reallexikon der Germanischen Altertumskunde, Band 14. Berlin 1999 (2., völlig neu bearb. Auflage), S. 616–620.
Oldach: Die strukturelle Entwicklung der Molkereiwirtschaft im Wandel der Wirtschaftssysteme. Teil 1. In: Die Molkerei-Zeitung WdM (35) 50, 51/52, 1981 S. 1578–1584, S. 1614–1619.
Oldenburger Herdbuchzucht 1880–1955, Band 1. Oldenburg 1956.
Onken, Björn: Wirtschaft an der Grenze. Studien zum Wirtschaftsleben in den römischen Militärlagern im Norden Britanniens. Dissertation Universität Kassel. Kassel 2003.

Orland, Barbara: Handeln in Zeiten der Ungewissheit. Tuberkulose, Milch und Tierseuchenbekämpfung im 19. und 20. Jahrhundert. In: Internationaler Arbeitskreis für Kulturforschung des Essens, Mittlg. Heft 8, Mai 2001 (http://www.tg.ethz.ch).
Dies.: Wissenschaft, Markt und Erfahrung. »Natürliche« versus »künstliche« Säuglingsernährung im 19. Jahrhundert. In: Margeurite Bos, Bettina Vincenz und Tanja Wirz (Hrsg): Erfahrung: Alles nur Diskurs? Zürich 2004, S. 291–305.
Dies.: Milchpropaganda vor und nach dem Ersten Weltkrieg. Konvergenzen zwischen Wissenschaft, Wirtschaft und Ernährungsreform. In: Technikgeschichte im Ruhrgebiet – Technikgeschichte für das Ruhrgebiet. Manfred Rasch und Dietmar Bleidick (Hrsg.). Essen 2004, S. 909–933.
Oxfam Deutschland: »Abgedrängt«. Niedrige Milchpreises treffen die Ärmsten. Berlin 2009.
Pabst, K.: Einflüsse der Fütterung auf die Milchqualität insbesondere unter dem Aspekt des Fetteinsatzes. In: Betriebswirtschaftliche Mitteilungen der Landwirtschaftskammer Schleswig-Holstein, Nr. 410, 1989, S. 3–21.
Pabst, K. et al: : Einfluss der Milcherzeugung auf die Streichfähigkeit der Butter. Vortrag Kieler Milchtage 3.–4. Mai 1988.
Pacher, Susanne: Die Schwaighofkolonisation im Alpenraum. Forschungen zur deutschen Landeskunde, Band 23. Trier 1993.
Parau, D.: 50 Jahre Süddeutsche Versuchs- und Forschungsanstalt für Milchwirtschaft in Weihenstephan. Kempten 1973.
Ders.: Studien zur Kulturgeschichte des Milchentzugs. Kempten 1975.
Parmentier, A. und R. Deyeux: Neueste Untersuchungen und Bemerkungen über die verschiedenen Arten der Milch in Beziehung auf die Chemie, die Arzneykunde und die Landwirtschaft. Hrsg. Dr. A. Scherer, Professor zu Halle. Jena 1788/1800.
Patzel, Nikola: Bodenwissenschaften und das Unbewußte. München 2003.
Peters, Joris: Römische Tierhaltung und Tierzucht. Passauer Universitätsschriften zur Archäologie, Band 5. Passau 1998.
Petzold, Helmut: Der Streit um die Freiberger Butterbriefe.In: Das Hochstift Meißen (Franz Lau, Hrsg.). Berlin 1973, S. 147–164.
Pfefferle et al.: Cord Blood Allergen-specific IgE is Associated with Reduced IFN-gamma-production by Cord Blood Cells: The Protection against Allergy-Study in Rural Environments Study (PASTURE Studie). In: Journal Allergy Clinical Immunology 122(4), 2008, pp. 711–716.
Pfeil, Markus: Kühe würden Lely kaufen. In: Brand eins, Nr. 7, 2010, S. 93–97.
Plant, Jane: Dein Leben in Deiner Hand. München 2000.
Plate, Roderich: Agrarmarktpolitik. Band 2. Basel, Wien 1970.
Poppinga, Onno: Bauern und Politik. Frankfurt am Main 1975.
Ders.: Wissenschaftliche Rinderzucht. In: Landwirtschaft 2010. Der kritische Agrarbericht. AgrarBündnis (Hrsg.). Hamm 2010, S. 141–145.
Ders.: Jahresrückblick Produktion und Markt. In: Landwirtschaft 2012. Der kritische Agrarbericht. AgrarBündnis (Hrsg.). Hamm 2012, S. 105–114.
Ders. und Frieder Thomas: Produktion, Märkte und Agrobusiness. In: Landwirtschaft 1993. Der kritische Agrarbericht. AgrarBündnis (Hrsg.). Hamm 1993, S. 35–50.
Prass, Reiner: Reformprogramm und bäuerliche Interessen. Die Auflösung der traditionellen Gemeindeökonomie im südlichen Niedersachsen, 1750 – 1883. Göttingen 1997.
Puhan, Z.: Die Milch als Rohstoff zur Herstellung von Qualitätsprodukten. Schweiz. Milchzeitung (103)8, 1977, S. 53, Nr. 10, S. 64 f.; Nr. 12, S. 64.
Ders.: Die Eignung tiefgekühlter Milch zur Verarbeitung in der Molkerei – Erkenntnisse und Erfahrungen in der Schweizer Milchwirtschaft. In: Rohmilchfragen als Informationsgrundlage für die Molkerei. Kongress in Füssen, Hopfen am See 1982, S. 77–102.
Puppo, R.: Die wirtschaftsrechtliche Gesetzgebung des Dritten Reiches. Dissertation Universität Konstanz. Konstanz 1988.
Putten, Jozien Jobse van: Porridge Consumption in the Netherlands: Changes in Function and Significance. In P. Lysaght (Ed.): Milk and Milkproducts from Medieval to Modern times. Proceedings of the 9th Intern. Conference on Ethnological Food Research 1992, Ireland. Edinburgh 1994, pp. 151–162.
Quast, H.: Die Milchwirtschaft im Landwirtschaftsbetrieb. In: W. Winkler (Hrsg.): Handbuch der deutschen Milchwirtschaft, Band III.1. Wien 1935, S. 1–20.

Rabich, Adalbert: Ein Jahrhundert Molkereiwesen. In: Deutsche Milchwirtschaft im Wandel der Zeit. Hildesheim 1974.
Rachmanowa, Alja: Milchfrau in Ottakring. Tagebuch aus den dreißiger Jahren. Wien 2007 (2. Auflage).
Rainer, W.: Die Veränderung der Absatzwege bei der Vermarktung von Milch, Zucker, Wein in der BRD zwischen 1950 und 1960. Stuttgart 1964.
Ränk, G. et. al.: Butter. In: J. Hoops (Hrsg): Reallexikon der Germanischen Altertumskunde, 2., völlig neu bearb. Auflage, Band 4. Berlin 1981, S. 285–290.
Reichert, Tobias: Wer ernährt die Welt. Misereor (Hrsg.). Aachen 2011.
Reichholf, Josef H.: Warum die Menschen sesshaft wurden. Berlin 2010.
Reichsgesundheitsamt: Vorlagen des Reichsgesundheitsamtes: A) Denkschrift über die Aufgaben und Ziele, die das Kaiserliche Gesundheitsamt sich gestellt hat und über die Wege auf denen es dieselben zu erreichen hofft. B) Verkehr mit Nahrungsmitteln, Genussmitteln und Gebrauchsgegenständen. 1. Gesetz, 2. Motive. Anlage A: Materialien zur technischen Begründung eines Gesetzesentwurfs gegen die Verfälschung der Nahrungs- und Genussmittel. DVföG (10)3, 1878, S. 385–430.
Reif, Heinz und Rainer Pomp: Milchproduktion und Milchvermarktung im Ruhrgebiet 1870–1930, In: Jahrbuch für Wirtschaftsgeschichte. Nahrungsmittel und ihre Märkte im 19. und 20. Jahrhundert. Berlin 1996, S. 77–110.
Reinhardt, L.: Kulturgeschichte der Nutztiere. München 1912, S. 47–93.
Reitemeier, Arnd: Pfarrkirchen in der Stadt des späten Mittelalters. Stuttgart 2005.
Reuter, C.: Milchgesetz und Milchregulative. In: W. Winkler (Hrsg.): Handbuch der deutschen Milchwirtschaft, Band III.2. Wien 1936, S. 366–423.
Riedler J. et al.: Exposure to Farming in Early Life and Development of Asthma and Allergy: a Crosssectional Survey (ALEX Studie). In: Lancet 358, 2001, pp. 1129–33.
Rigert, Rolf: Milchpulverexport eine Notwendigkeit. In: Kurier- Unternehmenszeitung der Hochdorf-Gruppe, Heft Nr. 86, Juni 2009, S. 8.
Rijkers, von et al.: Guidance for Substantiating the Evidence for Beneficial Effects of Probiotics. In: Journal of Nutrition 3, 2010, pp. 671S–676S (online published).
Ring, Klaus: Brigida und Wendelinus. Hilfe für das kranke Rind. In: Arbeitskreis Eifeler Museen (AEM) Hrsg.: Dünnbeinig mit krummem Horn. Die Geschichte der Eifeler Kuh oder der lange Weg zum Butterberg. Meckenheim, 1986, S. 115–143.
Rippin, Markus und Ulrich Hamm: Ungleiches Wachstum. Der Ökomarkt in Deutschland. In: Landwirtschaft 2005. Der kritische Agrarbericht. AgrarBündnis (Hrsg.). Hamm 2005, S. 120–125.
Rippin, Markus und ZMP: Auf Bio umstellen. Vortrag 2007 (http://www.oekolandbau.nrw. de/pdf/aktuelles/ZMP_Rippin_Tagung_01_03_07.pdf).
Ritter, Kurt: Absatz und Standardisierung landwirtschaftlicher Produkte. Agrarpolitische Aufsätze und Vorträge, Heft 7. Berlin 1926 (2. Auflage).
Ders.: Qualitätskontrolle und Standardisierung landwirtschaftlicher Produkte. Agrarpolitische Aufsätze und Vorträge, Heft 8. Berlin 1927.
Ritter, Kurt und Werner Ludwig: Die Standardisierung landwirtschaftlicher und gartenbaulicher Erzeugnisse in den Vereinigten Staaten von Amerika und in Kanada. In: Berichte über Landwirtschaft NF, 43. SH. Berlin 1931.
Robertson, Una A.: The Supply and Sale of Milk in 19th century Edinburgh. In: P. Lysaght (Ed.): Milk and Milkproducts from Medieval to Modern times. Proceedings of the 9th Intern. Conference on Ethnological Food Research 1992, Ireland, Edinburgh 1994, pp. 64–70.
Rodenstein, Marianne: »Mehr Licht, mehr Luft«. Gesundheitskonzepte im Städtebau seit 1750. Frankfurt am Main, New York 1988.
Roeder, Georg: Grundzüge der Milchwirtschaft und des Molkereiwesens. Hamburg 1954.
Roiner, Franz: Vortrag auf milchwirtschaftlicher Tagung. In: Deutsche Milchwirtschaft Heft Nr. 45, 1975. Zit nach Walter Münster (o.J.) S. 95.
Rollinger, Maria: Milch besser nicht. Erfurt 2007 (2., aktualisierte Auflage).
Rösener, Werner: Bauern im Mittelalter. München 1991 (4. Auflage).
Rosskamp, Robert: Der Funktionswandel bei Agrargenossenschaften unter dem Einfluss der Veränderungen in der Agrarstruktur. Dargestellt am Beispiel der Umstellung des Milcherfassungssystems. Dissertation Universität Hohenheim. Stuttgart 1971.

Rostovtzeff, Michael: Gesellschafts- und Wirtschaftsgeschichte der hellenistischen Welt. Bände 1–3. Darmstadt 1941, 1955, 1998 (Reprint).

Rubner, Max: Die Ernährung des deutschen Volkes. In: F. Freiherr Edler von Braun und H. Dade (Hrsg.): Arbeitsziele der deutschen Landwirtschaft nach dem Kriege. Berlin 1918, S. 115–142.

Rüße, Norwich: Absatzkrisen und Marketingkonzepte der deutschen Landwirtschaft nach dem Ersten Weltkrieg. In: Jahrbuch der Wirtschaftsgeschichte 1996/1. Nahrungsmittel und ihre Märkte im 19. und 20. Jahrhundert. Berlin 1996, S. 129–162.

Ryser, Bruno: HOCHDORF achtet auf schonende Produktionsweise. In: Kurier –Unternehmenszeitung der Hochdorf-Gruppe, Heft Nr. 90 vom Juli 2011, S. 3.

Saatramp, Marielies: Die Geschichte der Hexenverfolgungen, dargestellt an Beispielen aus dem Münsterland. In: Van Hexen un Düvelslüden. M. Saatkamp und D. Schlüter (Hrsg.). Ibbenbüren 1995, S. 15–32.

Sahm, Stephan: Der Darm ist unser zweites Gehirn. In: Frankfurter Allgemeine Zeitung vom 21. September 2011.

Salomonsson, Andres: Milk and Folk belief: with examples from Sweden. In: P. Lysaght (Ed.): Milk and Milkproducts from Medieval to Modern times. Proceedings of the 9th Intern. Conference on Ethnological Food Research 1992, Ireland, Edinburgh 1994, pp. 191–197.

Sandgruber, Roman (1982): Die Anfänge der Konsumgesellschaft. München 1982.

Schaack, Diana et al.: Analyse der Entwicklung des ausländischen Angebots bei Bioprodukten mit Relevanz für den deutschen Biomarkt. Schlussbericht des Projektes 09OE065, Bundesprogramm Ökologischer Landbau. Bonn 2011.

Schaaf, J.: Kamelmilch. Ihre Bedeutung in der Ernährung und als Heilmittel. In: Zeitschrift Lamas 5. Jg., Heft 1, 1997, S. 32–33.

Schaber, Romuald: Wir können die Dinge nur gemeinsam anpacken. In: Landwirtschaft 2012. Der kritische Agrarbericht. AgrarBündnis (Hrsg.). Hamm 2012, S. 47–51.

Schäfer, Mike: Am Anfang war der Käse. Als der Mensch das Melken erfand, vertrug er noch gar keine Frischmilch – erst durch Gärung wurde sie bekömmlich. In: Süddeutsche Zeitung Nr. 133 vom 12. Juni 2012, S. 18.

Schareika, Helmut: Weizenbrei und Pfauenauge. Die alten Römer bitten zu Tisch. Stuttgart 2007.

Scharrer, Hans Werner: Die Ordnung des Marktes für Milch und Milchprodukte in der Bundesrepublik Deutschland. Dissertation Universität Erlangen-Nürnberg. Erlangen 1968.

Schlegel-Matthies, Kirsten : Anfänge der modernen Lebens- und Genußmittelwerbung. In: H. J. Teuteberg (Hrsg.): Durchbruch zum modernen Massenkonsum. Münster 1987, S. 277–208.

Schmauderer, Eberhard: Die Beziehungen zwischen Lebensmittelwissenschaft, Lebensmittelrecht und Lebensmittelversorgung im 19. Jahrhundert, problemgeschichtlich betrachtet. In: E. Heischkel-Artelt (Hrsg.): Ernährung und Ernährungskultur im 19. Jahrhundert. Göttingen, 1976, S. 131–197.

Schmid, Ron: The Untold Story of Milk. Washington DC 2009.

Schmidt, Leopold: Volksnahrung in Österreich. Ein volkskundlicher Überblick. In: Neue Ordnung. Monatsschrift für Gesellschaftsfragen 16, 1, ZDB-ID 549199-x, 1947, S. 17–27.

Schmitz, Gerda: Ländliche Speiseordnungen aus Westfalen vom Ende des 17. Jahrhunderts bis Mitte des 19. Jahrhunderts. In: G. Wiegelmann und R. Mohrmann (Hrsg.): Nahrung und Tischkultur im Hanseraum. Münster, New York 1996, S. 263–265.

Schmoeckel, Reinhard: Hirten, die die Welt veränderten. Reinbeck bei Hamburg 1982.

Schneider, Ernst: Nutze die Heilkraft unserer Nahrung. Hamburg 1955/1961 (12. Auflage).

Scholz, Bernhard: Mein Leben für den Milchhandel. Hamburg 1949.

Schöne, W.: Die Milchversorgung der Stadt Leipzig. In: Die Milchversorgung der Städte. Schriften des Vereins für Socialpolitik Bd. 140. München, Leipzig 1914, S. 89–264.

Schöner, H.: Gang durch 100 Jahre Milchwirtschaft. In: Deutsche Milchwirtschaft 25, 26, 1987, S. 836–849 und S. 916–920.

Schoock, Martin: Traktat von der Butter. Groningen, Köln 1664/2008.

Schöpe, M.: Fünf Jahre Anwendungspraxis der »Garantiemengenregelung« für den EG-Milchmarkt. In: Ifo-Schnelldienst Nr. 4, 1989 (a), S. 11–21.

Schöpe, M.: Strukturwandel in der Milcherzeugung erhält neue Akzente durch Quotenregelung. In: Ifo-Schnelldienst Nr. 26–27, 1989(b), S. 18–28.

Schuette, H. : Die Marktordnung der deutschen Milch- und Fettwirtschaft. Düsseldorf 1940.
Schulz, Matthias: Im Reich der Milchbubis. In: Der Spiegel Heft 41, 2010, S. 178–182.
Schürmann, Artur: Die Milchversorgung des Ruhrkohlegebiets. In: Berichte über Landwirtschaft NF, 18. SH. Berlin 1929.
Schürmann, Thomas: Milch – Geschichte eines Nahrungsmittels. In: H. Ottenjann und K.-H. Ziessow (Hrsg.): Die Milch. Geschichte und Zukunft eines Lebensmittel. Cloppenburg 1996, S. 19–52.
Schwarz, Carl: Deutsches Molkereiwesen einst und jetzt. Hildesheim 1936.
Schweizer, M. : Fettschädigung und daraus herrührende Qualitätsprobleme. In: Deutsche Milchwirtschaft (37)41, 1986, S. 1335–1338.
Schwerz, Johann Nepumuk: Beschreibung der Landwirtschaft in Westfalen und Rheinpreußen, Band 1. Stuttgart 1836, S. 143 (http://www.digitalis.uni-koeln.de/Schwerz/schwerz_index.html).
Seelemann, M.: In: Wissenschaftliche Berichte des XI. Milchwirtschaftlichen Weltkongresses 22. bis 28. August 1937 in Berlin, Band 2. Reichsminister für Ernährung und Landwirtschaft (Hrsg.). Hildesheim 1937, S. 299–301.
Ders.: Trinkmilch pasteurisiert – oder auch roh? In: Molkerei- und Käserei-Zeitung Heft 32 und 33, 1954, S. 1026–1028 und 1052–1054.
Ders. und L. Roth: Die praktische Durchführung der Milchkontrolle auf Grund eigener Erfahrungen, eine Grundlage zur Qualitätsbezahlung. In: Molkerei-Zeitung (41) 63, 1927, S. 1181–1185.
Seidl, Alois: Deutsche Agrargeschichte. Frankfurt 2006.
Sering, Max: Die deutsche Landwirtschaft unter volks- und weltwirtschaftlichen Gesichtspunkten. In: Berichte über Landwirtschaft, NF, SH 50, Berlin 1932.
Sieveking, G. H.: Welche Rolle spielt die Milch bei der Verbreitung von Typhus, Diphterie und Scharlach? In: Die Milch und ihre Bedeutung für Volkswirtschaft und Volksgesundheit. Hamburg 1903, S. 139–161.
Simek, Rudolf: Die Germanen. Stuttgart 2006.
Simoons, Frederick J.: The Antiquity of Dairying in Asia and Africa. In: Geographical review 61, 1971, pp. 431–439.
Söbbeke, Paul (1991): Biomilchvermarktung: Erfahrungen einer Molkerei. In: Arbeitsergebnisse der AG ländliche Entwicklung, Heft Nr. 15. Kassel 1991, S. 28–37.
Spiekermann, Uwe: Basis der Konsumgesellschaft. Entstehung und Geschichte des modernen Kleinhandels in Deutschland 1850–1914. München 1999.
Ders.: The Retail Milk Trade in Transition: a Case-study of Munich, 1840–1913. In: P. Lysaght (Ed.): Milk and Milkproducts from Medieval to Modern times. Proceedings of the 9th Intern. Conference on Ethnological Food Research 1992, Ireland. Edinburgh 1994, pp. 71–93.
Spreer, Edgar: Technologie der Milchverarbeitung, Hamburg 2011 (10., vollst. überarb. Auflage).
Stadtler, Johann Evangelist (Hrsg.): Vollständiges Heiligen-Lexikon. Neusatz und Faksimile der Ausgabe Augsburg 1858–1882, Digitale Bibliothek. Berlin 2005.
Stahl, Thomas: Vitamingehalte und Fettsäuremuster der Kamelmilch. Dissertation Tierärztliche Hochschule Hannover 2005.
Statistisches Bundesamt. Viehbestand und Tierische Erzeugung. Fachserie 3, Reihe 4. Wiesbaden 2011 (www.destatis.de) sowie weitere div. Jahrgänge.
Stephens, Elizabeth: Camels. In: K. Kiple and K. Coneé Ornelas (Eds.): The Cambridge World History of Food. Vol. 1. Cambridge 2000, pp. 467–479.
Stocker, W.: Die Bezahlung der Milch nach Fettgehalt und Qualität. In: Wissenschaftliche Berichte des XI. Milchwirtschaftlichen Weltkongresses 22. bis 28. August 1937 in Berlin, Band 2. Reichsminister für Ernährung und Landwirtschaft (Hrsg.). Hildesheim 1937, S. 448–451.
Stöckl, J. P. und J. Betz: Zur Situation der Milcherfassung in der Bundesrepublik Deutschland – eine aktuelle Analyse. In: Welt der Milch (44) 22, 23, 1990, S. 623–630.
Stolz, Otto: Die Schwaighöfe in Tirol. Wiss. Abhandlg. D. D. u.Oe. Alpenvereins, Heft 5, Innsbruck 1930.
Strahlmann, Bernd: Lebensmittelverarbeitung im 19. Jahrhundert – neue technische Verfahren und chemische Zusätze. In: E. Heischkel-Artelt, E. (Hrsg.): Ernährung und Ernährungskultur im 19. Jahrhundert. Göttingen, 1976, S. 198–204.

Strahm, W. und P. Eberhard: Trinkmilchtechnologien – eine Übersicht. ALP Forum. Forschungsanstalt ALP. Bern 2009.

Suhren, G., W. Heeschen und A. Tolle: Zur hygienischen Beschaffenheit von Roh- und Trinkmilch in der Bundesrepublik Deutschland – Eine Situationsanalyse. In: Kieler Milchwirtschaftliche Forschungsberichte (32) 2, 1980, S. 165–185.

Ders. und J. Reichmuth: Felderhebungen zum Gehalt der Rohmilch an freien Fettsäuren. In: Deutsche Milchwirtschaft (39) 15, 1988, S. 487–490.

Tannahill, Reay: Kulturgeschichte des Essens. Nördlingen 1979.

Tanner, Jakob: Fabrikmahlzeit: Ernährungswissenschaft, Industriearbeit und Volksnährung in der Schweiz, 1890–1950. Zürich 1999.

Teichmann, U.: Probleme westdeutscher Agrarpolitik. Köln 1953.

Teichmann, Wilhelm: Lehrbuch der Milchwirtschaft. Berlin 1915 (5., neu bearb. Auflage).

Terplan, G.: Hygiene bei der Milchgewinnung. In: Archiv für Lebensmittelhygiene (18) 11, 1967, S. 250–254.

Teuteberg, Hans J. und Günter Wiegelmann: Der Wandel der Nahrungsgewohnheiten unter dem Einfluß der Industrialisierung. Göttingen 1972.

Ders.: Der Verzehr von Nahrungsmitteln in Deutschland pro Kopf und Jahr seit Beginn der Industrialisierung (1850–1975). Versuch einer quantitativen Landzeitanalyse. In: Archiv für Sozialgeschichte Bd. 19, 1979, S. 331–388.

Ders.: Anfänge des modernen Milchzeitalters in Deutschland. In: Ders. und G. Wiegelmann (Hrsg.): Unsere tägliche Kost. Münster 1986, S. 163–184.

Ders. und Annegret Bernhard: Zur Entwicklung der Säuglings- und Kinderernährung. In: Ders. und G. Wiegelmann (Hrsg.): Unsere tägliche Kost. Münster 1986, S. 379–406.

Thomsen, Berit: Strategie billige Milch. AbL, Misereor (Hrsg.). Aachen 2007.

Thust, Imke: Milchpulver ist nicht gleich Milchpulver. In: Kurier – Unternehmenszeitung der Hochdorf-Gruppe Nr. 85 vom Dezember 2008, S. 3.

Tiemeyer, W.: Purin und Pyrimidine in Milch. In: Deutsche Milchwirtschaft (36) 24, 1985, S. 807–810.

Tolle, A. et al.: Trinkmilch in der Bundesrepublik Deutschland. Ihr bakteriologischer, biochemischer und rückstandsanalytischer Status. In: Kieler Milchwirtschaftliche Forschungsberichte (23) 4, 1971, S. 339–456.

Tolle A. und W. Heeschen: Die hygienische Beschaffenheit von Roh- und Trinkmilch in der BRD. Gutachten für den Bundesverband der Marktmolkereien e.V. Bonn, Kiel 1978.

Dies.: Chemische Rückstände in Milch und Milchprodukten – derzeitige Situation. In: Welt der Milch (WdM) (36) 11, 1981, S. 295–300.

Tost, Sven: Agrarverhältnisse der hellenistischen Zeit. In: M. German, I. Steffelbauer und S. Tost (Hrsg.): Agrarrevolutionen. Innsbruck, Wien, Bozen 2008, S. 86–102.

Uekötter, Frank: Die Wahrheit ist auf dem Feld. Göttingen 2010.

Uhlmann, Berit: Unbehandelte Milch. Roh und riskant. In: www.sueddeutsche.de/wissen/unbehandelte-milch-roh-und-riskant-1.970254 vom 6. Juli 2009.

Uther, Hans-Jörg: The Types of International Folktales. Helsinki 2004.

Ders. (Hrsg.): Märchen der Welt. Berlin 2006.

Valenze, Deborah: The Art of Women and the Business of Men: Women's Work and the Dairy Industry 1740–1840: Past and Presence 130, Febr. 1991, S. 142–169.

Dies.: Milk. A Local and Global History. New Haven, London 2011.

Varrentrapp, G: Die Wirksamkeit des ärztlichen Gesundheitsbeamten in englischen Städten. In: DVföG 5 (2), 1874, S. 190–191.

Varro, Marcus Terentius: Über die Landwirtschaft. Darmstadt 2006.

Verdier, Yvonne: Drei Frauen. Das Leben auf dem Dorf. Stuttgart 1982.

Vernon, Keith: Milk and Dairy Products. In: K. Kiple and K. Coneé Ornelas (Eds.): The Cambridge World History of Food. Vol. 1. Cambridge 2000, S. 692–702.

Versuchs- und Forschungsanstalt für Milchwirtschaft in Kiel: Zur derzeitigen Lage und künftigen Gestaltung der deutschen Milchwirtschaft. Stellungnahme der Institute. Hildesheim 1949.

Versuchs- und Forschungsanstalt für Milchwirtschaft in Kiel: Denkschrift. Möglichkeiten zur Rationalisierung der Milchwirtschaft. In: Kieler Milchwirtschaftliche Forschungsberichte (6) 4, 1954 S. 3–39.

Vries, Jan de: The Dutch Rural Economy in the Golden Age 1500–1700. New Haven, London 1974.
Waldherr, G.: Antike Transhumanz im Mediterran. In: P. Herz und G. Waldherr (Hrsg.): Landwirtschaft im Imperium Romanum. St. Katharinen 2001, S. 331–357.
Walter, K., I. Heinrich und U. Böckmann: Entwicklung des Einsatzes und der Preise von Grund- und Kraftfutter in der Rinderhaltung. In: Berichte über Landwirtschaft 76, 1998, S. 87–104.
Warner, Maria: Alone of all her Sex. The Myth and the Cult of the Virgin Mary. London 1976.
Waser M. et al.: Inverse Association of Farm Milk Consumption with Asthma and Allergy in Rural and Suburban Populations Across Europe (PARSIVAL Studie). In: Clinical and Experimental Allergy 37, 2006, pp. 661–670.
Wasserfuhr, Hermann: Ueber die Sterblichkeit der Neugeborenen und Säuglinge in Deutschland. In: DVföG Bd. 1. Braunschweig 1869, S. 533–552.
Weber, E.: Zur römischen Landwirtschaft. In: Markus German, Iljia Steffelbauer und Sven Tost (Hrsg.): Agrarrevolutionen. Innsbruck 2008, S. 101–151.
Weber, Günter: Stand und mögliche Entwicklung der Automatisierung in Molkereibetrieben. In: Die Molkerei-Zeitung. Welt der Milch (31) 44, 1977, S. 1433–1442.
Weber-Kellermann, Ingeborg: Die deutsche Familie. Frankfurt am Main 1974.
Dies.: Erntebrauch in der ländlichen Arbeitswelt des 19. Jahrhunderts auf Grund der Mannhardt-Befragung in Deutschland. Marburg 1965.
Weeber, Karl-Wilhelm: Alltag im Alten Rom. Das Landleben. Düsseldorf 2000.
Wehler, Hans-Ulrich: Deutsche Gesellschaftsgeschichte, 5 Bände. München 1987–2008.
Weigmann, Hermann: Hygiene der Milchversorgung. In: W. Winkler (Hrsg.): Handbuch der deutschen Milchwirtschaft, Band II.1. Wien 1930, S. 255–283.
Westphal, W.: Statistik des Milchverbrauchs, In: W. Winkler (Hrsg.): Handbuch Milchwirtschaft, Band II.1. Wien 1930(a), S. 98–127.
Ders.: Organisation der städtischen Milchversorgung und des Milchverkehrs. In: W. Winkler (Hrsg.): Handbuch der deutschen Milchwirtschaft, Band II.1. Wien 1930(b), S. 128–161.
Ders.: Theoretisches und Praktisches zur Frage der Qualitätsbezahlung. In: 10 Jahre Preußische Versuchs- und Forschungsanstalt für Milchwirtschaft Kiel 1922–1932. Hildesheim 1932, S. 343–355.
Wiegelmann, Günter: Butter: Wort- und Sachdiffusionen. In: J. Hoops (Hrsg): Reallexikon der Germanischen Altertumskunde, Band 4. Berlin 1981 (2., völlig neu bearb. Auflage), S. 288–290.
Ders.: Thesen und Fragen zur Nahrung und Tischkultur im Hanseraum. In: Ders. und R. Mohrmann (Hrsg.): Nahrung und Tischkultur im Hanseraum. Münster, New York 1996(a), S. 1–22.
Ders.: Butterbrot und Butterkonservierung im Hanseraum. In: Ders. und R. Mohrmann (Hrsg.): Nahrung und Tischkultur im Hanseraum. Münster, New York 1996(b), S. 463–499.
Ders.: Aus der Geschichte der Butter-Brot-Speisen. In: H. Ottenjann und K.-H. Ziessow (Hrsg.): Die Milch. Geschichte und Zukunft eines Lebensmittel. Cloppenburg 1996(c), S. 53–74.
Ders.: Alltags- und Festspeisen in Mitteleuropa. Münster u. a. 2006 (2., erw. Auflage).
Wiese, H.: Der Rinderhandel im nordwestlichen Küstengebiet von 15. Jahrhundert bis zum Beginn des 19. Jahrhunderts. In: Wiese und Bölts (Hrsg.): Rinderhandel und Rinderhaltung im nordwestlichen Küstengebiet vom 15. bis zum 19. Jahrhundert. Stuttgart 1966, S. 1–125.
Wilckens, M.: Die Rinderrassen Mittel-Europas. Grundzüge einer Naturgeschichte des Hausrindes. Berlin 1885.
Wilson, Bee: The Swill is Gone. In: New York Times vom 20. September 2008.
Wimschneider, Anna: Herbstmilch. Lebenserinnerungen einer Bäuerin. München 2010 (37. Auflage).
Windler, Gerhard: Vorsitzender des Verbandes Deutscher Vorzugsmilcherzeuger, mündliche Mitteilung am 6. Januar 2012.
Winkler, Willibald: Qualitätsförderung. In: Ders. (Hrsg.): Handbuch der Milchwirtschaft, Bd. III.2. Wien 1936(a), S. 327–365.
Ders.: Geschichte der Milchwirtschaft. In: Ders. (Hrsg.): Handbuch der Milchwirtschaft, Bd. III.2. Wien 1936(b), S. 593–704.

Winter, Johanna Maria van: Nahrungsmittel in den Niederlanden im 15. und 16. Jahrhundert. In: G. Wiegelmann und R. Mohrmann (Hrsg.): Nahrung und Tischkultur im Hanseraum, Münster, New York 1996, S. 303–318.

Wirths, W.: Milchverbrauch in der Bundesrepublik. In: Milch und Milchprodukte. Vorträge und Diskussionen des 6. Symposiums in Weihenstephan 27. bis 28. April 1991. Darmstadt 1962, S. 144–163.

Wittenberg, K.: Milchviehzucht – wohin und wie weiter? In: Mitteilungen der Genossenschaft zur Bekämpfung der Zuchtkrankheiten und Besamungsstation Hündersen eG, 1988, Nr. 45, S. 4–6.

Wittwer, L.: Die Lage der deutschen Milchwirtschaft. In: Molkereizeitung 56, 1930, S. 1022–1026.

Witzenhausen, Anna (1915): Die Milchversorgung der Stadt Mannheim. In: Die gemeinnützige Milchversorgung in Deutschland. Verein für Sozialpolitik (Hrsg.). München, Leipzig 1915, S. 1–119.

Wocken, Christian und Achim Spiller: Der Markt für Milch und Milcherzeugnisse. In: Agrarwirtschaft (56) 1, 2007, S. 26–47.

Wocken, Chr. et al.: Der Markt für Milch und Milcherzeugnisse. In: Agrarwirtschaft (57) 1, 2008, S. 36–57.

Woolston, Chris: Too Much Milk? Studies Abound, but There's no Clear Conclusion as to Whether Milk is Good or Bad for Us. Special to The Los Angeles Times vom 12. Juli 2010.

WWF Deutschland: Methan und Lachgas, die vergessenen Klimagase. Frankfurt am Main 2008.

Wyß, Karl: Die Milch im Kultus der Griechen und Römer. Dissertation an der Philosophischen Fakultät Bern. Naumburg 1914.

Zedler, Johann Heinrich: Grosses vollständiges Universallexicon aller Wissenschafften und Künste. Leipzig 1732–1754 (Abschnitt Milch von 1739).

Zeis, Agathe: Die Milch und die Butter. Ein Lehrbuch. Milch und Kultur Rheinland und Westfalen e.V. (Hrsg.), Vorwort von J. Kammerlehner. Köln 1880/2008.

ZMP: ZMP-Bilanz Milch 97. Bonn 1997.

ZMP (Hrsg.): 40 Jahre EU-Milchmarktordnung. Bonn 2008.

Quellen

Agrarbericht der Bundesregierung. BML/BMELV Hrsg. Bonn div. Jahrgänge.

BT-Protokolle (Protokolle des Deutschen Bundestages).

EUROSTAT.

FAO (http://www.agrinet.de).

FAO Production yearbook.

FAO Trade yearbook.

FAOSTAT (http://faostat.fao.org).

Geschäftsberichte des Milchindustrieverbandes. Bonn div. Jahrgänge.

Protokolle des Deutschen Reichstages (http://www.reichstagsprotokolle.de/index.html).

Statistisches Bundesamt (http://www.destatis.de).

Statistisches Jahrbuch über Ernährung, Landwirtschaft und Forsten. BML/BMELV Hrsg. Bonn div. Jahrgänge.

Statistisches Reichsamt, div. Jahrgänge.

Zeitschrift »Agrarwirtschaft«, div. Jahrgänge jeweils Heft 12 »Die Märkte für Milch und Fette«.

ZMP Bilanz Milch, div. Jahrgänge.

Bildnachweise

Einleitung
Abb. 1	shutterstock, © tratong
Abb. 2	shutterstock, © Elena Yakusheva

Kapitel I
Einstieg	fotolia © Aleksandar Todorovic
Abb. 1	picture-alliance/akg-images
Abb. 2	wikimedia commons, Roweromaniak
Abb. 3	Altrock: Handbuch der Milchwirtschaft, Wien 1936, S. 598 (Niedersächsische Staats- und Universitätsbibliothek Göttingen)
Abb. 4	The Bridgeman Art Library; Alonso Cano, Prado/Madrid
Abb. 5	Hans Sebald Beham, Nationalgallery of Art, Washington D.C./USA

Kapitel II
Einstieg	shutterstock © Eric Isselée
Abb. 1	picture-alliance/ZB, © dpa-Report
Abb. 2	© Brigitte Kaufmann, Witzenhausen

Kapitel III
Einstieg	Volkskunde Museum Schleswig, Stiftung Schleswig-Holsteinische Landesmuseen Schloss Gottorf
Abb. 1	dto.
Abb. 2	picture-alliance/akg-images
Abb. 3	Universitäts- und Landesbibliothek Darmstadt, Gerster Z 23, Teil 1, Tafel II

Kapitel IV
Einstieg	fotolia © womue
Abb. 1	fotolia, © Riccardo Spinella
Abb. 2	Bildarchiv Reichsverkehrsministerium, Slg Gerhard
Abb. 3	shutterstock, © ChipPix
Abb. 4	picture-alliance/akg-images
Abb. 5	Allgäuer Alpenmilch GmbH

Kapitel V
Einstieg	wikimedia commons, Gunnar Richter namenlos.net
Abb. 1	Reichart: Die deutsche Milchwirtschaft, Kempten, 1937, S. 152 (Niedersächsische Staats- und Universitätsbibliothek Göttingen)
Abb. 2	Archiv Rheinischer Landwirtschafts-Verlag GmbH
Abb. 3	Reichart, Die deutsche Milchwirtschaft, Kempten, 1937, S. 152 (Niedersächsische Staats- und Univiversitätsbibl. Göttingen)
Abb. 4	picture alliance/Everett Collection/Old Visuals
Abb. 5	picture-alliance/ZB, © dpa-Report

Kapitel VI
Einstieg	fotolia © manipulateur
Abb. 1	Luxembourg Dairy Board (LDB)
Abb. 2	© Fred Dott, Hamburg
Abb. 3	picture-alliance/dpa, © dpa
Abb. 4	Kurt Schubert, © Schweisfurth-Stiftung
Abb. 5	Martin Bienerth, Neues Handbuch Alp, Zalpverlag 2012
Abb. 6	fotolia, © peppi18
Abb. 7	Kurt Schubert, © Schweisfurth-Stiftung

Ausblick
Abb. 1	fotolia, © Liane Remmler
Abb. 2	shutterstock, © Jaroslav Pachy

Anhang
S. 253	Donat Rade, Neues Handbuch Alp, Zalpverlag 2012

Dank

Der oekom verlag gab mir dankenswerterweise die Gelegenheit, meine teilweise über viele Jahre zurückliegenden, verstreuten Arbeiten über Milch, Milchqualität und Milchpolitik zusammenzufassen, zu aktualisieren und zu vertiefen. Viele davon waren im Kontext des Schwerpunktes »Milch« entstanden, den die Kollegen und Kolleginnen der AG Ländliche Entwicklung der Universität Kassel beharrlich verfolgten, vorneweg Onno Poppinga, Bernd Keller und Karin Jürgens. Viele Gedanken und kritische Betrachtungen zur aktuellen Entwicklung des Produktionssystems »Milch« habe ich ihnen zu verdanken. Meine langjährige fachliche Zuarbeit für die Arbeitsgemeinschaft bäuerliche Landwirtschaft (AbL) und meine gutachterliche Tätigkeit für die GRÜNEN im Europaparlament gaben mir immer wieder entscheidende Möglichkeiten eines tieferen Einblicks in die europäische Agrar- und Milchpolitik, die ich in vielen Gesprächen mit Friedrich Wilhelm Graefe zu Baringdorf, Josef Jacobi, Maria Heubuch und Berit Thomsen vertiefen konnte. Für den Ablauf der Milchgeschichte und den Aspekt der heiligen Milch kam eine entscheidende Anregung durch Harald Gabriel. Auf die Bedeutung des Breis und der schwarzen Küche machte mich Elisabeth Meyer-Renschhausen aufmerksam und Anregungen zur neuen Diskussion um die Milchqualität erhielt ich von Ton Baars, Daniel Kusche und Nikolai Fuchs. Ihnen allen sei an dieser Stelle ebenso gedankt wie meinem Lektor Manuel Schneider, der mit großer Geduld die Entstehung dieses Buches begleitete, und meiner Familie, die sich mit Langmut meine zahllosen »Milch-Vorträge« bei Tisch anhörte. Bedanken möchte ich mich auch bei Elke Bockhorst und Heidrun Fink, die als aufmerksame und kritische Leserinnen die Entstehung des Manuskriptes verfolgten und nicht zuletzt gilt mein Dank Max Schupbach und Barbara Burkhardt, die mich bei diesem langjährigen Projekt so wunderbar unterstützt haben.

Über die Autorin

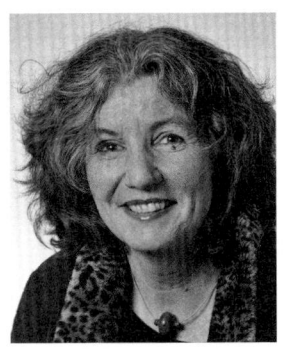

Seit über 30 Jahren befasst sich Andrea Fink-Keßler als freiberufliche Autorin mit europäischer Agrarpolitik und Fragen der Lebensmittelqualität. Die Milch spielt hierbei immer wieder eine herausragende Rolle – in ihrer Dissertation befasste sich die Agrarwissenschaftlerin intensiv mit den »Qualitätsnormen der Milchproduktion«. Heute leitet Andrea Fink-Keßler das Büro für Agrar- und Regionalentwicklung in Kassel und ist Redakteurin des »Kritischen Agrarberichts«.

Reihe Stoffgeschichten

Stoffe, die Geschichte schreiben

Täglich haben wir mit ihnen zu tun: Staub, Holz oder Kaffee sind Stoffe, die unser Leben prägen. Und doch wissen wir meist wenig über sie und ihre Bedeutung für unsere gesellschaftliche, wirtschaftliche und ökologische Entwicklung. Die Reihe Stoffgeschichten erzählt die Biographien von Materialien, die Geschichte geschrieben haben – und heute noch schreiben

> Der Anspruch, einem breiten Publikum Aufklärung und Unterhaltung zu bieten, wird überzeugend erfüllt.
> Neue Zürcher Zeitung

Stoffgeschichten ...
... ist eine Buchreihe des Wissenschaftszentrums Umwelt der Universität Augsburg (WZU) in Kooperation mit dem oekom e.V. Sie wird herausgegeben von Prof. Dr. Armin Reller und Dr. Jens Soentgen.

Kakao

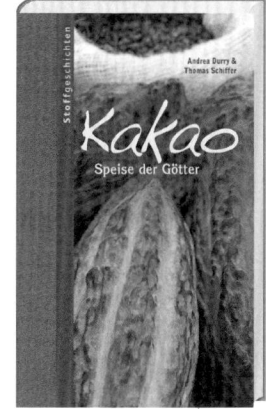

Ob als modisches Getränk im Supermarktregal oder edles Praliné aus der Schokoladen-Manufaktur: Kakao ist buchstäblich in aller Munde. Doch bis uns die Kakaobohne in veredelter Form das Leben versüßt, hat sie einen weiten Weg hinter sich. Band 7 der Reihe »Stoffgeschichten« zeichnet diese Reise nach und illustriert die Metamorphosen des Kakaos mit einer Fülle exzellenter Bilder und historischer Darstellungen. Erzählt wird die bittersüße Geschichte des Kakaos – von den Ursprüngen seiner Kultivierung in Mittelamerika bis hin zu den Chocolaterien der Moderne.

> O, süßer Trunk, Geschenk der Sterne,
> Du kannst nur ein Trank der Götter sein.
> Farronius, spanischer Jesuit, 1664

Andrea Durry, Thomas Schiffer
Kakao – Speise der Götter
Reihe Stoffgeschichten Band 7
352 Seiten, Hardcover, mit zahlreichen Abbildungen,
29,95 EUR, ISBN 978-3-86581-137-0

Holz

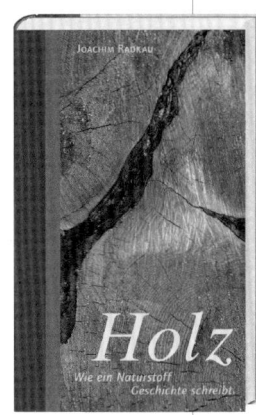

»Ötzi«, der Mann aus dem Eis, konnte bei seiner Gletscher-besteigung ebenso wenig darauf verzichten wie die Baumeister mittelalterlicher Kathedralen oder die Energieunternehmen unserer Tage: Holz ist als Werk-, Bau- und Brennstoff unentbehrlich.
Dieser Band erzählt die Kulturgeschichte des Holzes und verschafft überraschende Einblicke in die Beziehung zwischen dem Naturstoff und seinem Nutznießer Mensch.

> Zu keiner Zeit frönt Radkau einem hölzernen Wissenschaftsjargon. Am Ende hat der Leser einen faszinierenden kulturgeschichtlichen Überblick erhalten.
> Florian Welle, Süddeutsche Zeitung

Joachim Radkau
Holz – Wie ein Naturstoff Geschichte schreibt
Reihe Stoffgeschichten Band 3
352 Seiten, Hardcover mit vielen Fotos und Abbildungen,
22,95 EUR, ISBN 978-3-86581-321-3

Dreck

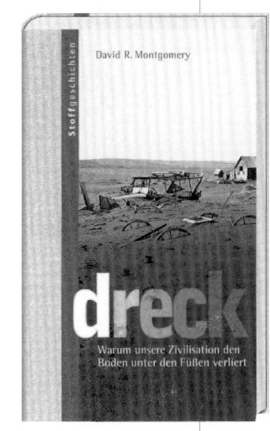

Wir treten ihn, kehren ihn als Schmutz aus dem Haus und nennen ihn abwertend »Dreck«: den Boden unter unseren Füßen. Dabei ist fruchtbarer Boden die Grundlage unseres Lebens. Von Anbeginn seiner Geschichte hat der Mensch ihn genutzt und gebraucht, aber auch zerstört und verwüstet. Das Buch geht diesem Aderlass auf den Grund – in einer brillanten Synthese aus Archäologie, Geschichte und Geologie.

> Wir können es uns nicht leisten, die Aussagen dieses Buches zu ignorieren. Eine Geschichte des Drecks – kenntnisreich und brillant erzählt.
> Financial Times

David R. Montgomery
Dreck – Warum unsere Zivilisation den Boden unter den Füßen verliert
Reihe Stoffgeschichten Band 6
352 Seiten, Hardcover, mit vielen Fotos und Abbildungen,
24,90 EUR, ISBN 978-3-86581-197-4

Erhältlich bei www.oekom.de
oekom@verlegerdienst.de

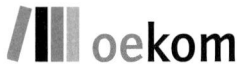